摂食障害から回復するための8つの秘訣

回復者としての個人的な体験と
摂食障害治療専門家として学んだ効果的な方法

著
キャロリン・コスティン　グエン・シューベルト・グラブ
訳
安田真佐枝

星和書店

8 Keys to Recovery from An Eating Disorder

Effective Strategies from Therapeutic Practice and Personal Experience

by
Carolyn Costin
Gwen Schubert Grabb

Translated from English
by
Masae Yasuda

English Edition Copyright © 2012 by Carolyn Costin and Gwen Schubert Grabb
All rights reserved.
Japanese translation rights arranged with W. W. Norton & Company, Inc.
through Japan UNI Agency, Inc., Tokyo
Japanese Edition Copyright © 2015 by Seiwa Shoten Publishers, Tokyo

献　　辞

　グエン：この本を，私が回復するのを助けてくれたみなさん，私を心から信頼してくれる勇気あるクライエントさんたち，そしてこの破壊的な病に苦しむすべてのみなさんに捧げます。

　キャロリン：上記のグエンの想いはまさに私の想いと同じです。それに加えて，2011年に引退を表明されたダライ・ラマ14世，私の家族の一番新しいメンバーのアメリア・ローズ，そしてリタにこの本を捧げます。

《専門家のみなさんへ》

本書は患者さんに向けて書かれていますが，本書で紹介する情報や課題は，摂食障害の治療に当たるみなさんの日頃の実践でも活用していただけるのではないかと思います。私たちが日々実践している，役に立つ課題を8つの秘訣の中に含めました。

《連絡先》

さらに詳しい情報や専門的なトレーニングについて興味のある方は，www.montenido.com のウェブサイトにアクセスし，キャロリン・コスティンまでご連絡ください。また，ツイッターでも Carolyn_Costin をフォローしていただけます。グエン・グラブは，www.gwenschubertgrabb.com からご連絡ください。

日本語版への序

　この本を日本語に訳して出版することになったと安田真佐枝さんから聞いたときには，私はとても嬉しく，光栄に思いました。ここアメリカ，ロサンジェルスで日本人の女性の治療にもあたってきましたが，その過程のなかで，日本では，ご本人にとって，またご家族や医療従事者にとっても，摂食障害治療に関して入手できる情報が非常に限られていることを実感してきていました。私の治療を受けに来たクライエントさんたちは英語を堪能に話されましたが，そのご家族はほとんど英語を話すことができず，ご家族に病気や治療について理解してもらう方法に限界を感じていたものでした。

　この3年間，日本の団体，日本のテレビ局，また日本の一般の方々から，私のこれまでの摂食障害治療に関する経験，知識を共有，取材させてもらえないかと問い合わせが来ていました。どのようにして日本において摂食障害についての正しい知識を広め，摂食障害の治療を改善，向上させていったらいいのだろうか，そのためにどうしたらいいのかという情報をみなさん模索しているということでした。

　かつて日本とは，独自の文化を持ち，西洋化に影響を受けることはないだろうと思われていたものの，最近では，ダイエットに励む人口が増え，摂食障害を患う患者数も増加の一途をたどっているということです。1988年から1992年のほんの4年間で，摂食障害と診断された患者数は4倍にも増加したそうです。

　摂食障害を引き起こす危険因子は多くあると言われ，それらが一気に嵐のように押し寄せてきたときに，摂食障害が発症すると私は考えています。日本独自の文化的な要因，個人の特性，また日本特有の家族内の力動も，それぞれ影響し合っていると考えられます。それゆえに，日本の摂食障害

のクライエントさんには，アメリカでは見られないような違いがあるかもしれません。摂食障害のクライエントさんを治療するときには，これらの日本特有の違いを考慮し，その違いを理解していく必要もあるでしょう。

　ただ原因が何であるにしろ，この『摂食障害から回復するための8つの秘訣』という本は，ご本人が自分の摂食障害についての理解を深め，回復するために何に取り組めばいいのかを明らかにするために，とても役立つものであろうと個人的には信じています。なぜ摂食障害になってしまったのか，なぜ発症したのかという根底の理解を深めていくことも大切なことですが，それだけでは往々にして十分ではなく，多くの人はそれを見極めようと躍起になり，そこで身動きが取れなくなってしまいます。私のこれまでの経験では，摂食障害から回復するために，「なぜ」摂食障害になってしまったのかを完全に明らかにする必要はないと思っています。私がよくクライエントさんたちにお伝えするのは，私自身，どうして摂食障害を発症してしまったのかということを自分自身で理解する前に，拒食症から回復できたということです。「どのように」摂食障害から回復できるかということをお伝えするガイドとして，この本をお使いいただければ幸いです。

　私はこれまで心理セラピストとして私の経営するモンテ・ニードという施設で多くのクライエントさんたちと向き合うなかで，この本の中でご紹介した内容と課題を用いて，何千人もの方々を回復へと導いてくることができました。これらの内容や課題は，私たちをも含めて摂食障害を患ったことのある，また今患っている多くの人たちに共通するテーマに取り組めるように考えられたものなのです。

　この本を手に取り，実際に読んでくださった世界中の人々から，この本が回復過程において大変役に立ったという感想が寄せられています。そんな多くの方からのご要望を受け，この本に沿ってご本人なりに課題をこなすことのできるワークブックを現在準備しており，アメリカにおいては英語版が2016年に出版される予定となっています。

最後になりましたが，この本をお読みくださっている日本の読者のみなさんへ，もしもあなた自身が摂食障害に苦しんでいるにせよ，あるいはご家族や医療従事者としてクライエントさんを支えようとしているにせよ，この本の中から何かしらの回復への希望を見出すことができ，この本が回復へのお手伝いとなることが私の心からの願いです。そして「完全に摂食障害から回復する」ということは，現実に可能であるということをぜひお伝えできたらと思っています。きっとみなさんも完全に回復できますように。そして，みなさんの中に眠っている内なる回復への力を私は信じています。

　2015 年 7 月

モンテ・ニード＆アフィリエート

キャロリン・コスティン

謝　辞

　本書のような大がかりな企画の場合，本来でしたら感謝を伝えたい人の数は膨大で，全員の名前を記すには紙幅が足りません。それでも，直接かかわってくれた何人かの方々には，やはりこの場でしっかりとお礼を言いたいと思います。本書を出版するすばらしい機会を与え，道をつくってくださったベベット・ロスチャイルドさんに感謝しています。企画を支え，実際に出版されるまで支援し続けてくれたノートン社のみなさんにも感謝申し上げます。ジェニファー・デールさんは最初の原稿を熱心に読み，貴重なフィードバックを与えてくれました。ティム・ブルーワートンさん，ラルフ・カーソンさん，デブラ・ゲルバートさん，ジェニー・ナッシュさん，ケート・シュルツァーさんは，事実確認と原稿整理を手伝ってくださいました。ありがとうございました。そして私たちそれぞれからの個人的な感謝の言葉は以下の通りです。

キャロリン

　この本の出版に際して，また私の人生においても，私は多くの人に支えられてきましたが，そのほとんどの人にお礼を言えないままになっています。これらの人々がいなければ，今の私はいなかったでしょうし，今のこの活動をすることもできなかったでしょう。以下の方々に，言い尽くすことのできない感謝とお礼の言葉と愛を捧げたいと思います。

- 常に愛と癒しと希望という使命を持ち続け，一緒に働いてくれているスタッフのみなさんへ。
- 常に私の中の可能性を見出してくれるブルースへ。
- お世話になった何人もの私の先生方へ。本文の中で触れた方もいます。

- 涙と月がいかに神聖かを知っている私の心の姉妹たちへ。きっとあなたのことだと，ピンとくるでしょう。
- 私を理解し，心にも身体にも栄養を与え，本当に大切なものを思い出させてくれる私の愛する人たちへ。
- この15年の間にクライエントから同僚へ，さらに友人へと変わっていったグエンへ。あなたは何年も前に回復することに同意し，今度もまたこの本を一緒に書くことに同意してくれました。

グエン

　何もかもを深い愛情で包み，助けの手を差し伸べながら忍耐強く受け止めてくれた夫のアルバート。真に大切なものを毎日思い出させてくれる子どもたちのアリ，ジェイコブ，そしてクロエ。大好きな友人たち，散歩を一緒に楽しむ仲間，すべてを打ち明けて話ができる心の友たち。これらの人々には感謝してもしきれません。いつも身近にいて，進んで話を聞いてくれてありがとう。

　摂食障害から回復する過程で助けてくれた方々にも深く感謝しています。特に，ソコロウ・ナンシーさんは揺るぎない優しさ，すばらしいケアと熱意で私とかかわってくれました。ナイミ・エレンさんは，食べ物を制限する以外にも自由への道があることを教えてくれました。そして，コスティン・キャロリンさんは，いつでも私のことを大切にして，信じてくれました。キャロリンさんの勇気と知恵とかぎりない思いやりからは，今でもひらめきを受け続けています。

　最後になりましたが，本書を出版するにあたっては，何よりもクライエントさんたちに最大の感謝を申し上げます。私たち二人は，クライエントさんたちから多くを学び，信頼してもらい，深い洞察をたくさん得ながら心理セラピストとして成長してきました。心理療法の場でも，この本の中でも，快く経験を話してくださったことに深くお礼申し上げます。

本書に寄せて

　8つの秘訣シリーズは，心理療法はなんとなく受けたくない，健康保険でカバーされないから受けられない，といった方々にも手に取りやすく，豊富な情報を提供できるように企画されています。シリーズに含まれるひとつひとつの本が，そのテーマの分野の専門家によって書かれており，さまざまな症状に苦しんでいる患者さんが読めば，すぐにも回復に向けて応用できる情報を紹介することを狙いとしています。どの本も，患者さんが自分で活用することができますし，専門家が行う心理療法の延長としても使えるでしょう。私自身が書いたシリーズ第一巻の『心的外傷から安全に回復するための8つの秘訣（*8 Keys to Safe Trauma Recovery*)』は，実際にこのふたつの使われ方をしてきました。このことはたくさんの読者からの感想に書かれていました。また，どの本でも基盤となる理論を紹介して，患者さんと治療の専門家の双方が参考にできるように工夫されています。しっかりとした知識があれば，患者さん自身も何が自分にとって役に立ち，何は役に立たないかがわかり，より良い意思決定ができるでしょう。つまり，心の健康と人間としての成長を望む人には，治療の専門家と同じ情報が提供されるべきなのです。心理療法で用いる理論やテクニックは，専門家だけで抱え込むべきではないと思うのです。

　拒食症および関連障害の全米協会（National Association of Anorexia Nervosa and Associated Disorders, ANAD）のウェブページによると，摂食障害に苦しむ人はアメリカだけで2千万人以上います。さらに，同協会によれば，摂食障害は「死に至る率が一番高い精神疾患」だとも報告されています。8つの秘訣シリーズを企画し始めたときから，摂食障害に苦しむ患者さんのための一冊をぜひとも含めたいと考えていました。これだけたくさんの患者さんがいるのですから，その方たちのための本を視野に

入れないわけにはいきませんでした。また，治療の専門家なら，目の前のさまざまな症状に向き合っていくうちに，必ずと言っていいほど摂食障害の問題にも直面します。うつ病や不安症などの診断の根底に摂食障害が中心的問題として潜んでいることは珍しいことではありません。患者さんも専門家も，摂食障害が果たしている役割を，摂食障害そのものとしてだけでなく，他の症状と合併した状態としても考える必要があるでしょう。経験を積んでいるかどうかにかかわらず，また摂食障害を単独で扱う場合であれ合併症としてとらえる場合であれ，専門家には，治療のガイドラインと，論理的な枠組み，そして治療を行うための手法が必要です。さらに，患者さんにも専門家にも，別な専門家に相談することが適切かどうかを判断するための指針が必要です。

『摂食障害から回復するための8つの秘訣』は，同僚同士の二人の心理療法家コスティン・キャロリン氏とグラブ・グエン氏によって執筆され，こうした基準のすべてを見事に満たしています。コスティン氏は摂食障害の専門家として何十年にもわたって大きな役割を果たしてきています。著書の『ダイエットをやめられない娘がいるあなたへ（*Your Dieting Daughter*）』と『摂食障害がわかる本（*Eating Disorders Sourcebook*）』は，どちらもこの分野ではよく知られており，高く評価されています。本書の執筆に当たり，コスティン氏は機転を利かせ，元クライエントで今では同僚になったグラブ氏を共著者に選ぶというユニークな手法をとりました。摂食障害の本の分野に限らず，心理療法の本全般においても，とても独特と言えるでしょう。本書がセラピストとクライエントの両視点の考えを含んでいるという点で，読者の中にはヤロムの『毎日少しずつ近づいて（*Every Day Gets a Little Closer*）』を思い出される方もいるかもしれません。ヤロムの本にはない本書の強みは，クライエントが治療の専門家になった点です。かつては摂食障害を患い，今では専門家になった著者自身が，「治療者の椅子とクライエントさんの椅子」の両面からの事情を把握して，はっきりと複眼的に貴重なメッセージを伝えているのです。『摂食障害か

ら回復するための8つの秘訣』の中でコスティン氏とグラブ氏は，勇敢にも自ら摂食障害に苦しんだ経歴を明らかにします。さらに，ときに治療が辛い場面に直面しながらも，グラブ氏が乗り越えていくまでにコスティン氏と交わしたいくつかの対話も紹介しています。一人の人間として，また治療者として交わすそうした対話の中には，摂食障害を抱えながらも癒され回復しようとする際のとても繊細ゆえに難しくもある心の機微が描かれています。二人の著者は，成功だけでなく失敗からも何を学んでいるのかを，文字通り当事者の視点から伝えてくれています。

　摂食障害に苦しんでいるクライエントさんとその家族や友人たちも，この本を読むと心が落ち着くでしょう。実際に摂食障害に苦しんで，そこから回復してきた著者たちの言葉は，説得力があり信頼できます。また，専門家のみなさんにとっては，しっかりとした情報にあふれ，回復する過程の道筋が論理的に，そして実用的に紹介されているので参考になるでしょう。

　書き上がったばかりの原稿を真っ先に読むことができるということは，シリーズ編者としての冥利に尽きます。コスティン氏とグラブ氏の原稿を初めて見たときから，読み進めるごとにその内容にどんどん引き込まれていきました。この本が特別なものになることは企画の段階からすでにわかっていましたが，二人の著者と一緒に進める出版までの作業もとても楽しいものでした。本書を読めばしっかりとした知識が得られ，心が楽になり，優しく語りかけられている気持ちになり，実際に安心することができるでしょう。一度にこれだけの条件を満たしてくれる本は，初めてだと言えるのではないでしょうか。読者のみなさんにも同じように感じていただければ幸いです。

シリーズ編者
ベベット・ロスチャイルド

もくじ

献　辞　*iii*
日本語版への序　*v*
謝　辞　*ix*
本書に寄せて　*xi*

はじめに ……………………………………………………………………… 1
キャロリンの物語　*4*
グエンの物語　*7*

秘訣 1　回復への動機，忍耐，そして希望 ……………………… 13
練習　摂食障害症状が一番ひどかった日　*16*
摂食障害から回復する段階　*17*
「回復した」って，どんな状態だろう　*19*
練習　どの段階にいるでしょうか　*21*
行動を変えるための理由は変わる　*21*
心の準備ができていても，いなくても　*23*
行動変容を動機づける5段階　*24*
回復への動機の段階：自分自身に大切な質問をしてみる　*25*
練習　回復への動機を認識し，探究し，強化してみよう　*28*
私たちの振り返り　*29*
何度でも挑戦しよう　*32*
回復への道はまっすぐではない　*34*
私たちも実際に経験してきました　*36*
実際に回復した誰かと一緒に取り組むということ　*37*
未来を見つめて　*38*
練習　回復したときの私の一日　*39*
私たちの振り返り　*40*
回復した仲間たちからのメッセージ　*41*
秘訣1の終わりに　*44*

秘訣 2　自分の中の摂食障害の部分を癒すのは健康な部分 ……… 47

自分の中の摂食障害の部分と健康な部分　47
自分の中のふたつの部分に気づいて受け容れて，取り組んでいこう　49
摂食障害の部分もあなたの一部なのです　51
📖 練習　摂食障害の部分にお礼の手紙を書こう　52
摂食障害の部分と健康な部分を区別しよう　52
摂食障害の部分を癒すのは健康な部分　55
私たちの振り返り　56
健康な部分を強くする　60
効果的で健康的な「私への言葉」　60
摂食障害の部分の存在に気づき，変化を起こす　62
摂食障害思考に反論する　63
📖 練習　摂食障害の部分の思考　65
摂食障害の部分と健康な部分を対話させよう　66
📖 練習　ふたつの部分を対話させよう　69
ロールプレイ：声に出して対話する　70
摂食障害の部分と健康な部分をひとつに統合する　71
統合までの段階　71
秘訣 2 の終わりに　75
📖 練習　あなたの健康な部分からの言葉　76
📖 練習　摂食障害の部分にお別れの手紙を書こう　76

秘訣 3　食べ物の問題ではありません ……………………………… 79

なぜ「食べ物の問題」ではないのか　81
📖 練習　ボディイメージを探ろう　88
私たちの振り返り　91
私たちの振り返り　96
特性はマイナスにもプラスにもなる　100
📖 練習　あなたの特性はプラスかそれともマイナスか　101
📖 練習　食べ物との関係と人間関係は似ている　102
あなた独自の摂食障害を発症した要因　103
さらに深く見つめて，あなたの摂食障害の症状を引き起こし続けている
　要因を知ろう　104

📖 練習　本当の問題を見極めよう　*108*
摂食障害の声から批判的な声へ　*112*
秘訣3の終わりに　*115*
📖 練習　あなたの摂食障害のジグソーパズルを探ろう　*115*

🔑 秘訣4　気持ちを感じて，自分の考えに抵抗してみよう……*117*

体重に対処していたはずが，いつの間にか他の問題に対処している　*118*
思考‐気持ち‐衝動‐行動の連鎖　*120*
バランスの悪い歪んだ考え方　*124*
📖 練習　歪んだ考え方について理解を深める　*127*
自分の思考や歪んだ考え方に抵抗してみよう　*129*
📖 練習　歪んだ思考と対話してみよう　*131*
あなたの気持ち　*133*
感情のシグナルを吟味してみよう　*134*
気持ちを感じよう　*134*
📖 練習　どんな気持ちがあるでしょう　*135*
「太っている気がする」は本当に気持ち？　*136*
📖 練習　「太っている気がする」　*138*
気持ちを理解し，調整してみよう　*138*
私たちの振り返り　*139*
名前をつけて，手なずけよう　*144*
📖 練習　「気持ち日記」　*144*
気持ちを評価しない　*145*
感情とは，自分の思考に身体が反応して引き起こされるものである　*146*
気持ちを身体の外に出す：反対の行動　*148*
「反対の行動」の例　*149*
ソマティック・セラピー　*149*
身体感覚に対処する有効な方法　*150*
ときにはただ自分を気遣うだけでよいのです　*151*
💡 創作的な練習　「自分のための救急箱」　*153*
💡 追加の練習　インターネットを使った練習：「AWARENESS—気づきアプリ」　*154*
秘訣4の終わりに　*155*

秘訣 5　やはり食べ物の問題なのです　……………………………… 157

束縛されすぎているか，滅茶苦茶か，それとも両方か？　158
「痩せの十戒」　159
食べ物の決まり　160
練習　あなたの食べ物の決まりを見つけてみよう　161
食べ物とのつきあい方を変えよう　162
練習　食べ物とのつきあい方の最終目標を見つけよう　163
「良い食べ物」と「悪い食べ物」のレッテル貼りをやめる　165
練習　良い食べ物と悪い食べ物　165
意識した食べ方　167
食事日記をつけよう　173
空腹感の尺度　176
練習　空腹感と満腹感を感じてみよう　178
食事プラン　179
食事プランをつくろう　180
私たちの振り返り　182
体重を量らないで，自然な体重を受け容れる　185
自然な体重を受け容れられるようになる　186
体重を減らすという目標をあきらめる　188
練習　体重を減らすことばかりに執着することをやめる　190
体重測定　191
私たちの振り返り——体重測定　195
キャロリンとグエンの治療場面から　196
秘訣 5 の終わりに　200

秘訣 6　自分の行動を変えるということ　……………………………… 201

「明らかな」摂食障害行動を変えよう　202
食べ物に関する明らかな行動——拒食する　202
練習　食べることを許す　204
過食——原因を探り，やめるための方法を考えよう　205
練習　過食する前に，どんな感覚があるのかを探ってみる　209
代償行為　210
回復を妨げる行動　215

📖 練習　あなたの運動を評価してみよう　219
　　📖 練習　あなたの運動は健康的ですか？ それとも強迫的ですか？　224
　　📖 練習　あなたの「回復を妨げる行動」　228
　　取り組みやすくする　228
　　変わりたくないと思うのはよくあること　230
　　行動を変えるための3つのステップ　230
　　📖 練習　小さな一歩を踏み出す　236
　　📖 練習　経験を分析しよう　237
　　自分へのご褒美と問題行動をしてしまったときの決まり　237
　　前進しているかが重要で，完璧でなくてもいい　238
　　自分への思いやりと変わること　239
　　思いやりと，ありのままを受け容れることの関係　239
　　秘訣6の終わりに　240

🗝 秘訣7　摂食障害にではなく人々に助けを求めよう　243

　　回復に向かうときは辛いもの。助けを求めよう　245
　　📖 練習　回復に向かうことはなぜこれほどまで辛いことなのでしょう　245
　　周りの人に助けを求めると摂食障害の出番がなくなる　248
　　助けを求めたくない　249
　　📖 練習　助けを求めない理由を探ってみよう　250
　　自分の中の助けを求めない理由に反論してみる　250
　　📖 練習　助けを求めないあなたの理由に反論してみよう　259
　　人間関係を役立てるための提案と方法　260
　　ショートメッセージを送ってつながり合おう　261
　　助けてくれる人を思い出させてくれるもの　262
　　📖 練習　移行対象になるものを探そう　264
　　回復した人にメンターとして助けてもらう　264
　　回復に向けて一緒に励んでいる仲間たちに助けてもらう　265
　　私たちの振り返り　266
　　📖 練習　誰にどのように助けを求めるかを考えよう　270
　　自分自身に助けを求めよう　270
　　自分自身と向き合うための方法　273
　　📖 練習　あなたの内側からの導き　275
　　秘訣7の終わりに　277

秘訣 8　人生の意味と目的を見つける　279

炭鉱のカナリア　281
目に見える表面上のものから精神的なものへ　282
4つの方法：精神性に関する簡単な原理　284
　練習　呼吸に注目する練習をしてみよう　294
私たちの振り返り　297
　練習　魂に触れる瞬間　301
　練習　朝陽が昇るとき，また夕陽が沈むときを初心者の視点で眺めて
　　みよう　302
　練習　リンゴの発見　303
　練習　第1部　花を描写する　304
　練習　第2部　自分の身体を描写してみる　305
　練習　魂の部分からあなたの身体へ手紙を書いてみよう　308
　練習　批判せずありのままに話をする練習　311
　練習　特別な場所をつくろう　317
私たちから最後に　322
　練習　回復したある日　324

エピローグ　327

文　献　337
訳者あとがき　341

… は じ め に

　この本は，摂食障害からの回復について書かれたものであり，私たち著者がどのように回復することができたのか，これまでに何千人もの人たちをどのように回復へと導いてきたのか，また読者のみなさんの回復をどのようにお手伝いできるのか，をお伝えするものです。これまでに私たちが学んできたこと，本当に有効な実践方法や実践例を紹介し，私たち自身とクライエントさんたちの経験を交えながら，みなさんが回復する過程に少しでも役立ててもらいたいと，この本の企画を引き受けました。みなさんが摂食障害またはボディイメージの問題に苦しんでいるのでしたら，『摂食障害から回復するための８つの秘訣―回復者としての個人的な体験と摂食障害治療専門家として学んだ効果的な方法』はきっと役に立つでしょう。摂食障害の基準をきちんと満たしていないために，正式には摂食障害と診断されていないという方にもきっと役に立つと思います。食事を制限する，過食する，嘔吐する，極端に体重を気にしてダイエットを繰り返す，運動をやめられない，またそれ以外にも食べ物や体重に関連して強迫的に繰り返してしまう行動があるのでしたら，本書で紹介する８つの秘訣は，回復を意識し，回復への努力をし続けるときに，きっと助けになるはずです。これは摂食障害に苦しむ人のために書かれたいわゆるセルフヘルプの本ですが，クライエントさんを周りで支える家族や友人の方々，また治療の専門家にとっても何らかの助けになるのではないかと思います。

　みなさんが摂食障害から回復したいと思ったときにぜひこの本を活用してください。８つの秘訣を読む順番は，最初から読み進めてもかまいませんし，順不同に読んでも，一番興味を感じる項目から読んでもかまいません。私たちは，みなさんがなぜ摂食障害になってしまったのかを理解でき

るようにし，今までの状態から何かを打ち破って癒されるための練習方法を伝えていきます。この本では，摂食障害の診断基準，複雑な医学的，身体的問題，多様な治療法にはあえてふれませんでした。また，この本は，医師，精神科医，臨床心理士といった専門家が提供する治療の代わりになるものではありません。そうした治療をまだ受けていないのでしたら，ぜひ摂食障害の専門家からきちんとした診察を受けることをお勧めします。摂食障害には，一見見逃しやすい身体上危険な合併症がたくさんあるからです。読者のみなさんの中には，専門家を受診する代わりにこの本を手にした方もいるかもしれません。そうだとしたら，まずは回復への道を一緒に歩き始めてみましょう。そうするなかで，あなたにとって必要な診察を受けようと思うきっかけになるかもしれません。

　この本の至るところに，以前は摂食障害に苦しんでいたけれども今は回復したという，私たちも含めた多くの方々からの思いがたくさんちりばめられています。摂食障害に現在苦しんでいる人が，回復した人と一緒に治療に取り組むことで，元気づけられて治療効果が上がるという結果が研究により示されています。一緒に取り組むといっても，回復した人が治療の専門家でないといけないわけではありません。そうではなくとも，同じ苦しみを味わい，今は回復した誰かに実際に出会うことが何よりも大切なのです。ただ，これに関して言えば，治療する側の私たちが「自分も回復した」とクライエントさんに話すには実は賛否両論がいくらかあり，治療者が自らの経歴を明かすやり方に賛成しない人たちがいることも事実です。そうした慎重な意見は理解できますし，自分の過去を公表することには大きな責任が伴い，専門家としての鋭い判断が必要な点もわかっています。しかし，摂食障害に苦しんでそれを乗り越えてきた個人的な経験の中にこそ，同じ病に苦しんでいる他の人を助けるときに何よりも役立つ知恵があると私たちは思っています。またクライエントさんたちも，治療を提供する私たち自身が以前は摂食障害に苦しんでいたのだと知ることで，治療を継続するときの大きな励みになると，日頃からよく話してくれます。この本の

中で語る私たち著者二人の経験は，包み隠さずありのままにしてありますが，クライエントさんたちの言葉の引用や紹介は，プライバシーを守るため，多少混ぜ合わせたり細かい部分を変更したりしています。

　本文では，私たち著者の個人的な物語を所々で紹介するだけでなく，私たちが治療者とクライエントとして一緒に取り組んだときのやりとりも紹介しています。そうした場面からは，ひとつの治療プロセスが，治療者とクライエントの両方の視点からそれぞれどう見えるかがわかるでしょう。著者の一人グエン・グラブは，モンテ・ニード摂食障害治療施設が1996年に開設されたときの最初のクライエントさんたちの一人でした。もう一人の著者キャロリン・コスティンは，この治療施設の経営者であり，最高責任者で，家族や夫婦を専門に扱う心理セラピストです。こうした治療場面の物語を含めたのは，治療のプロセスをわかりやすくし，みなさん自身の心の中にある抵抗や恐れを理解しやすくし，問題点をはっきりさせ，回復への効果を高めるためです。また，今まで何かが怖くて治療を受けそびれているのでしたら，私たちの取り組みのやりとりから勇気を得て，受診してみようと思えるようになるかもしれません。ふたつの違った立場から見た回復へのプロセスを読むことによって，きっと，恥ずかしいという気持ちは和らぎ，周囲の人たちをさらに信頼できるようになるでしょう。あなたも病から自由になり，平穏で充実した人生を歩んでいけるようになるのです。

　ここからは私たちの自己紹介です。私たちのことを知ってもらうことで，摂食障害から回復するための8つの秘訣と，「私たちの振り返り」の部分がよりわかりやすくなるでしょう。私たちの経過を簡単に紹介し，本書の「はじめに」を締めくくりたいと思います。

● キャロリンの物語

　私が摂食障害を発症したのは15歳の頃です。友達何人かと一緒にダイエットをしたのがきっかけで，そのまま高校生になっても，私だけ中断することなく続けていました。16歳で大学に進学したときには（そう，普通より早く大学へ行きました）ダイエットを始めたときと比べて体重が20キロ近く落ち，心の中は，体重と反比例して20倍くらい混乱していました。まさか病を抱えているとは思ってもいませんでした。当時は食事の問題について取り扱った本も，テレビ番組の特集も，専門治療施設もありませんでしたから，まさか病気だとは気づきもしなかったのです。母は，どこが悪いのかを診てもらうために私を医師のところへ連れて行きました。しかし検査結果はすべて正常で，まるで私には何の問題もなく，「周りのみんなも私の食行動には口を挟まないように」という私の信念を裏づけているかのようでした。私は，体重が減っていくのを誇らしく感じていました。私にとって，それは成功している証で，私には空腹感がコントロールでき，「太りそう」な食べ物は口に入れないだけの意志の強さがあることを示していたのです。しかし，実際のところは，むしろ食べ物のことが頭から離れずに明けても暮れても食べ物のことばかり考えていたのです。摂食障害ではよくありがちですが，私の場合も，やがて食べ物という食べ物すべてが私を太らせるもののように思え，とうとう食べる行動そのものが弱さや失敗と感じられるようになりました。そんな状態になってもなお，厳しくコントロールすることをやめたらどんな結果が我が身に降りかかるのかと思うと，食べることが非常に怖く，私はダイエットを続けたのでした。今にして思うと，あのときの私は体重が増えることに対して恐怖症になっていたというのが一番適切な表現でしょう。痩せれば痩せるほど，なぜか太ってしまったような気分でし

た。体重がいくら減っても，お腹が突き出ているのが気になって，太ももがやたらに太く見えました。食べる量をできるだけ少なくするのが毎日の目標になりました。そのうち，その基準を何もかもに当てはめるようになって，切手の裏側の糊さえ「余分な」カロリーを摂ってはいけないからという理由でなめなくなりました。一度，ノンカロリーのダイエット飲料だと思い込んで普通の炭酸飲料を飲んでしまったときには，そうと気がついた瞬間にパニックになりました。まるで，汚れてしまったようで，罪を犯したような気分でした。私の心は，強迫的なまでにカロリーと体重と食べ物に完全に支配されていました。クライエントさんたちにこの頃の状態を説明するときには，まるで洗脳されていたかのようだと伝えています。しかし，洗脳された状態からは抜け出せるのだということも一緒に伝えています。クライエントさんたちに知ってもらいたいのは，当時の私には，回復できるなんて想像もできなかったという点です。この完全に支配された状況をどうにかできるとはとても思えず，この病気の症状が過去のものになる日が来るとは，とても想像できませんでした。パスタやピザ，ケーキやお菓子，その他何でも食べたいと思ったものを迷いなく口にできる日が来るとは想像もできませんでした。カロリーを数えることをやめて，体重計にも乗らないですむようになるなんて，その当時の私には絶対に信じられなかったのです。しかし，最終的にはそれらすべてが実現したのです。みなさんにもきっとそういう日が訪れるでしょう。

　私も以前，摂食障害に苦しんでいたのだと話すと，「どうしたらよくなったのですか？」とか，「何がきっかけで回復に向かい始めたのですか？」と必ず聞かれます。摂食障害を発症するときにたくさんの細かい要因がたまたま重なるのと同じように，私が回復し始めようと思ったきっかけも，いろいろなことが重なったと思います。その中でも，際立った決定的な瞬間がいくつか思い当たります。そのひとつとして，大学の寮にいたときのある朝のことがあります。その頃私は，

体重は増やしたくないけれども，**これ以上減らしもしないぞ**，と自分に言い聞かせていました。体重を保つために必要な量は食べているという自信はありました。ところが，いつもの朝の習慣で体重計に乗ってみると，またもや，減らすつもりはないのに体重が減っていたのです。自分の心の声が聞こえました。それは，「もう私は体重をコントロールできていない。体重が私をコントロールしている」と言っていました。そのときに，これはもう絶対に誰かの助けが必要だと思い知らされました。ところが当時は，摂食障害の症状について聞いたことがある人はおろか，摂食障害で苦しむ人を治療したことのある専門家も見つけることはできませんでした。回復しようにも，私は一人きりで，助けを求められる人は誰もいなかったのです。そこから，とても長くて辛い回復への道のりが始まったのです。体重を増やしたくはありませんでした。しかし，私は充実した人生を歩みたいとは思っていましたので，その過程ではどうしても体重を増やさざるを得ませんでした。実際に体重が増えてくると，今度はまるで何かに取りつかれたかのように運動をし始めました。この強迫的な行動もまた，真正面から向き合い，対処し，手放していくことが必要になりました。

　私が回復への道をたどるときに助けになった要因はたくさんありました。心理学を勉強していましたので，自分の心を理解しようと試みましたし，行動を変えるための計画を立て，私自身を変えるきっかけをつくりました。母からの愛情と無条件の支えを感じることができていましたので，私はどこか芯の部分では自分自身を信頼することができており，希望を失いそうなったときにもどうにか望みを失わずにすみました。本当のことを誰かに話してみると，その人は私を嫌いにならずにもっと好意を寄せてくれるということを学び，たくさんの人に助けを求めてみました。私の教師としての仕事は，日常に生きる目的を与えてくれました。そして，哲学や精神性のことを学んでみると，自分の興味を外見から内的なものへ移すことができ，より深い魂の部

分で，人生に新しい意味を見つけられるようになりました。こうした要素がどれも回復への道のりで私を支え，今でも「わたし」という存在の一部になっていると思います。1977年に，私は心理セラピストになりました。そのときに出会った数人の摂食障害の患者さんには，すぐに，私も摂食障害に苦しんでいたのだと打ち明け始めました。私も苦しんだので，あなたが何を経験しているのかがよくわかる，と伝えました。そうした自己開示は本来なら慎重にするべきだったのですが，そうだと知る前に，私はすでに公表していたのです。今では，私も摂食障害に苦しみ，そこから回復したのだと打ち明けたうえで患者さんと一緒に取り組んでいく方法が，私の治療哲学の大きな特徴になりました。私は，摂食障害の治療に関連して，以下ふたつの点でパイオニアになったと言えます。ひとつ目は，完全に回復できると考える点。ふたつ目は，心理セラピスト自身にも摂食障害から完全に回復した経験があるのなら，それを共有することで，それを治療に応用することができ，また回復者としての見本になれるという点です。

● グエンの物語

　初めてダイエットをしたのは，まだ11歳のときでした。その日までは，食べ物に体重や体型を関連づけて考えたことはあまりありませんでした。母は，ダイエットをする大切さや太っていると社会的にどれほど不利なのかについて，いつも私に話をしていました。もちろん，よかれと思って話してくれていたのですが，そうした背景があったため，私自身と食べ物や身体との関係は，ダイエットを始めた瞬間からとても否定的で，最終的には破滅的になっていきました。それからの7年というもの，体重を減らすことばかりを考えていましたが，私はなかなか思い通りに体重を減らすことができずにとてもみじめな思いをしていました。ダイエットに失敗するたびに自制心のなさを思い知

らされるようで，罪責感と絶望が強まるばかりでした。18歳のときには，大学へ行くために実家を出て遠い見知らぬ場所へ引っ越しをしました。そのときの私は，これまでの人生で一番太っていたのです。周りから拒絶されることが怖く，人と会う，サークルに参加する，パーティーに行く，大学で行われるいろいろな活動に参加する，といったことをことごとく避けていました。一人でいたかったわけではないのですが，どうしても自分から外へ出ていくことができなかったのです。孤独なのは体重のせいだと信じ込み，自分自身に向けられた怒りが無性に心の中で渦巻いていました。どうしたらいいのかまったくわかりませんでした。そして，母に相談してみると，とても深い愛情で私を心底助けようとし，やはり体重を減らして自尊心を高めるのがいいと勧め，母自身のダイエットプランを送ってきました。私も母も，体重は表面化している症状にすぎず，本当の問題は別にあるということが見えていなかったのです。友達もおらず，抑うつ気分も強い状態でしたので，この時期に始めたダイエットは私をすっかり魅了し，虜にしてしまいました。こうして，私は完全な摂食障害へと突き進んでいったのです。体重はあっという間に減り，食事は，ほとんど摂らず，融通が利かなくなり，儀式的にさえなりました。運動がやめられなくなって，体重が増えていないのを確かめるために四六時中体重計に乗るようになっていました。

　自分の心と身体がどのように変化しているのかについてもまったくわかっていませんでしたし，それが取り返しのつかない影響を与えると知るすべもありませんでした。1980年当時は，摂食障害についての情報がほとんどなかったのです。拒食症や過食症という言葉さえ聞いたことがありませんでした。それからの2年間は，摂食障害の症状はだんだん強まってきていましたが，周りの人にはまだ気づかれず，痩せたのではないかと心配してくれる人に対しても何の問題もないと取り繕うことができました。それどころか，周りの人に痩せすぎだと

言われると，たまらなく嬉しく，他の人が心配してくれたり気遣ってくれたりすると，まるで温かく抱きしめてもらっているかのような気分でした。それまで何年も自分の身体を恥ずかしいと思っていたので，そんなふうに心配されることはとても心地よく，嬉しかったのです。でもだんだんと，身体面に不調が伴うようになりました。多様な症状を訴え，感染症も繰り返して大学の健康センターに毎週のように通い続けていると，ついに医師から面と向かって「拒食症」だと告げられました。ショックで，頭が混乱して，この先生は私を怖がらせようとしているだけじゃないかと考えました。その診察以来，自分の健康状態にとても不安になる瞬間が何度もありました。それでも，その頃はまだ健康面での心配よりも体重が増えることの不安のほうが上回っていました。でもとうとう，拒食症の診断をした同じ先生から，しっかりした治療を受けるまでひとまず学校を休んだほうがいい，自分から休学できないのなら「医師による休学命令」を出さざるを得ない，と言い渡されました。途方に暮れ，まずは実家に帰りましたが，家族や友人たちには何も話しませんでした。それまでの食生活を変えること，体重を少しでも増やすことがとても怖かったのを覚えています。食べようとしても，不安が一気に高まってきて，いてもたってもいられない気持ちになり，食べ物をどうにかして避ける方法を見つけるまでは不安がおさまりませんでした。それでも，実家で昔からの友達の近くにいられるのはそれだけでありがたくも感じられました。寂しさをそれほど感じないですむことで，食べる量が増えて，自分の身体をもう少し優しく扱えるようになっていきました。そうして，私はまた大学に戻りましたが，体調が良いとはとても言える状態ではありませんでした。

　アルバートと出会ったのはそれからわりとすぐで，私たちはやがて結婚しました。身体の状態やいろいろな兆候から妊娠は難しいかもしれないと言われていましたが，結婚してすぐに妊娠しました。そして

妊娠期間中は，束の間ですが，体重についての強迫的な思考からは解放されていました。しかし，子どもたちを出産してしまうと，元通りの儀式的な食事と，食べ物と身体についての恐怖があっという間に戻ってきました。三人目の子どもを産むと，摂食障害症状がいよいよ強く再燃しました。そしてある日，ランニングをしたあとにジムでけいれんを起こして倒れたのです。それがきっかけで，私はやっと受診しようと思い始めました。アルバートにも初めてすべてを打ち明けて，夫を心に受け容れ始めました。そうしたものの，当時は受診できる場所があまりありませんでした。私はセラピーを受けた経験がなく，どんな助けが必要なのかを自分でもよくわかっていませんでした。外来での治療は効果がなく，どこかに入院して治療を受けることは，考えるだけでぞっとしました。ほとんどあきらめかけていた頃に，人づてに，キャロリンのことを聞いたのです。心理セラピストで，自ら摂食障害から回復し，今はマリブに滞在型の治療施設を構えて摂食障害のクライエントさんたちを助けている人だと。希望の光が少し差したようで，キャロリンを訪ねてみようと思いました。そのときの私は，摂食障害から回復することと，それに伴ういろいろな変化をとても恐れていました。しかし，キャロリンに会った途端，安心することができ，理解してもらえた気がして，希望が湧いてきました。私は，治療を受けようと決めることができたのです。今振り返るとわかりますが，あのときの決断は私の人生において大きな転機となりました。私が回復への道を本当に歩み始めた瞬間だったと言えるでしょう。それからの旅は，ゆっくりとしていて，何度も後戻りしながら，たくさんの紆余曲折もありました。乗り越えなければいけない恐怖は無限のように思えました。しかし，あきらめることだけはしたくありませんでした。「回復しつつある」から「回復した」へといつ変わったのかははっきりとは言えませんが，私は完全に回復できたのです。今の私なら，自分自身と良い関係が築けていると言えますし，周りの人たちとも心か

ら打ち解けられるようになりました。こんなに深刻な病に苦しんだあとで回復し，心が癒されてみると，以前には想像もできなかったくらい自分のことを大切にできるようになり，とても幸せな人間となることができました。そんな私が心理セラピストの道を選んだのは，こうした経験からの自然な成り行きです。摂食障害からの回復のお手伝いをすることは，私にとっては大きな喜びであり，大切な仕事だと思っています。これまでの人生でたくさん経験して学んできたことを，本書を読むみなさんにこうして伝えることができるのは，とても光栄で，何よりの幸せです。私の言葉がみなさんにいくらかでも希望をもたらし，癒しとなりますように。

練習：書き出してみよう

　この見出しが出てきたら，それまでの内容をじっくりと見直すためにちょっと立ち止まってみてください。ぜひ，ノートを用意して，時間をかけて書き出してみましょう。そうすると，内容がしっかり身について，あなた自身のものとして使いこなせるようになります。ついつい読むことを優先して，先に進みたくなってしまう気持ちはよくわかります。しかし，実際に書き出してみると，ただ読むだけよりも，この本から得られるものが計り知れないほど大きくなります。ノートに実際に書き出すことで，自分の考えや気持ちが整理され，自分についてよくわかるようになり，何かのきっかけであふれ出てくる圧倒されそうな感情にも流されることなく，その気持ちを上手に扱えるようになります。強い感情を呼び起こす状況についてノートに書くと，感情の強さが和らぐことがわかっています。たとえ誰に見せるわけでなくても，書くだけで効果があるのです。考えや気持ちを書き出してみると，それを心の中から引っ張り出すことができますし，あとから振り返って読んでみることもできます。苦しい状況で身動きが取

れなくなったときに，回復への道をどれほど進んできたか，自分がどの位置に立っているのかが見えるようになります。そのノートを誰かに見せて，フィードバックを与えてもらったり，整理してもらったり，助けてもらったりもしやすくもなるでしょう。そして何と言っても，ノートを書く作業は，私たちのクライエントさんの中でも，実際に回復したほとんどの人たちが実践していた３つの行動のひとつなのです。あとのふたつは，体重を量らないことと，つまずきそうだと感じたらすぐに助けを求めることでした。回復したクライエントさんたちが共通してこの取り組みをしていたということは，データとしてはとても意味深いことと言えるでしょう。これらの結果を踏まえて，私たちは，ノートに書き出す練習の大切さをクライエントさん全員に必ず伝えています。体重を量らないことと助けを求めることについても，これから紹介する８つの秘訣の中で詳しく見ていきます。

　８つの秘訣のそれぞれには，「練習：書き出してみよう」という課題をいくつか入れました。みなさんをあまりにも手一杯にしてしまったり，読んでいるときの流れを妨げたりしないために，秘訣を紹介し終わってから，最後に課題をまとめた箇所もあります。課題をするための時間をとることはとても重要で，それだけの価値は必ずあります。しかし，心の準備ができていなかったり，どうしてもする気になれなかったりしても，心配しないでください。読み通すだけでも，この８つの秘訣から何かしら得るものが必ずあるでしょう。

秘訣 1
回復への動機，忍耐，そして希望

　もしもあなたがあることをできると思ったとしても，あるいはできないと思ったとしても，どちらも正しいのだ。

――ヘンリー・フォード

　希望を持つことは，回復しようと思う気持ちを何よりも高めてくれました。あきらめなかったのは，希望を持ち続けていたからです。使い慣れた古い習慣に甘んじたくなったときにも，踏みとどまって回復への道を進み続けられたのは，希望を持ち続けたおかげです。何年か後には，きっともっと幸せで充実した人生を歩んでいるはずだという希望がありました。苦しみと病の世界には戻りたくありませんでした。私が夢見て望んでいるものをもたらしてくれるものは，摂食障害ではないとわかっていました。

――KK

　摂食障害から回復することは簡単ではありませんし，時間もかかります。希望が見えてどんどん進もうと思う時期もあるでしょう。たとえば，この本を読んでいるときにそんな瞬間が訪れるかもしれません。しかし，逆に何もかもを投げ出したくなり，気持ちが落ち込んであきらめてしまいそうになる瞬間も必ずあるはずです。著者の私たちも，回復する途中では，も

う二度とよくならないだろうと何度も考えたことがありました。進み続けることがあまりに辛いときもあるでしょうし，回復なんて元から不可能なのではと感じるときもあるでしょう。しかし，それは誤りなのです。とても長い時間がかかり，乗り越えなければいけない課題もたくさんありますが，あきらめずに進み続けてみると，回復はあなたのこれまでの人生で経験したこともない勝利となって待ち受けているのです。すっかり回復した今の私たちを見てください。私たちがまさに病気と闘っていたそれぞれの時期を知っている人たちは，いったいどうやってここまで回復できたのかと驚くはずです。人はこれだけ回復できるのですから，今の状態や気持ちを越えて，もっと先を見据えることがとても大切なのです。希望を感じられる何かが身近にないのでしたら，私たち著者の個人的な物語を読んでみると，きっとあなたも元気になれるでしょう。また，今のあなたと同じように以前苦しみ，そこから回復できた人たちに，この本の中でたくさん出会えるでしょう。あなたも，他のみなさんと同じようにきっと回復できます。そのための1つ目の秘訣として，回復への動機，忍耐，そして希望についてお話ししていきます。

　あなたがこの本を手にし，買ってみよう，または読んでみようと思ったのはなぜでしょう。摂食障害と向き合って治療に取り組むための心の準備ができたと感じたから，積極的にインターネットで調べたり，書店の医学書コーナーを探したりしたのでしょうか。それとも，たまたま見つけて，いずれ心の準備ができたときにどんなふうに取り組んでいくようになるのか，少し興味があったのでしょうか。あなた自身はそんな大きな問題を抱えているとは思っていないけれど，周りの誰かが心配してともかく読むようにと本を薦めてくれたのでしょうか。あるいは，これらとはまったく異なる理由でこの本を手に取られたのでしょうか。あなたの気持ちとしては，心の準備ができているのか，回復したいと自分で本当に思っているのかが今ひとつはっきりしないかもしれません。しかし，心のまた別などこかでは，食べ物と体重についてばかり考える状態には，もう疲れたと感じてい

るかもしれません。食べ物にまつわるこだわりのせいで，社交の場や友達と会う機会を逃すのも，一口食べるたびに罪責感を感じることも，人生の時間がむなしく流れ過ぎていくだけのように感じることも，すべてもう嫌だと思っているかもしれません。また，摂食障害に**何もかもを振り回されていること**に，もううんざりしているかもしれません。

　この本を読むにあたっては，摂食障害から完全に回復する覚悟がたとえできていなくても，心配しないでください。むしろ，心の準備が完全にできた状態で，摂食障害の行動をやめたいと心から思っているクライエントさんのほうが珍しいと言ってもいいでしょう。準備ができていると初めは話しているクライエントさんでも，実はそうでないことが少なくありません。みなさんも同じかもしれませんが，私たちのところへ相談に来るクライエントさんたちは，心のどこかにためらいがあって，それが回復しようと思う気持ちに影響を及ぼしています。そうしたためらいに向き合うことも，回復への過程の一部なのです。私たちは，回復しようと思う気持ちがないことは，問題とは考えていません。その心の状態は私たちもよく理解していますので，それに取り組むことも，摂食障害を専門にする私たち心理セラピストの大事な仕事だと考えています。「ためらい」には，私たちもよく遭遇します。回復しようと思う気持ちを高めて，回復を目指すときに起き得る「ためらい」にも一緒に取り組んでいきましょう。

　あなたの今の状態を知り，何を求めているのかを明らかにし，どうしたら目的地にたどり着けるかを探っていくことには，継続的な取り組みが必要です。回復への道を進んでいくときには，回復するための動機づけ，忍耐力，そして希望を持ち続ける気持ちが，潮のように満ち干するものです。ここで紹介する1つ目の秘訣は，まずは，みなさんが回復への道を歩み始めようと思い，回復の途中に転がっている障害物を迂回しながら進み続けられるようにするためのものです。まず，あなたの置かれた出発地点をしっかりと知り，摂食障害を抱えたあなたの今の生活がどのようなものなのかを明白にすることから始めましょう。

練習：書き出してみよう
◉ 摂食障害症状が一番ひどかった日

　初めての書き出してみる練習です。ノートや日記帳を用意しましょう。今までで摂食障害症状が一番ひどかった日を思い出してみてください。「一番」がどの日だったのかということに細かくこだわらなくても大丈夫です。かなりひどかった日，を思い浮かべてみてください。その日の出来事を，とても具体的に詳しく書いてみてください。何をどれだけ食べたのでしょうか。嘔吐したのでしたら，その前後の様子はどんな状況だったのでしょう。他にも体型をチェックした，下剤や痩せ薬を使った，運動をやめられなかった，などの摂食障害に関連する行動があったのなら，全部書き出してみましょう。嘘をついたり，不誠実な受け答えをしてしまったりしたでしょうか。してしまったのなら，その発言の前後とその渦中のあなたの気持ちを書いてみましょう。そんなことを言ってしまって，あなた自身にどのような影響がありましたか。また，他の人にどんな影響を与えてしまったでしょうか。正直に書いてみましょう。これはあなただけの記録です。こんな内容を書き出してみるのは，おそらく初めてかもしれません。これほど詳しく誰かに話したこともないでしょうし，ここまで細かく自分で振り返ったこともないかもしれません。書き終えたら，読み返してみましょう。何か，とても強い衝撃を受けるかもしれません。ノートに記されたように振る舞っているのが自分自身だとは，とても思えないかもしれません。そうです，摂食障害に振り回されている姿が浮き彫りになっているでしょう。そこに記された自分の姿をしっかりと見つめて，摂食障害があなたからどれだけのものを奪っているのかを客観的に見ることができると，新しい出発のためのバネとなるかもしれません。ただ，ここでわかってほしいのは，そこに記され

ているのは，あなたの本当の姿ではなく，あなたがなりたい姿でもないということです。

　症状が一番ひどかった日を思い出してもらったのは，摂食障害に振り回される生活が実際にどんなものかをしっかりと理解しておいてほしいからです。なぜ回復したいのかを，あなた自身の問題として感じてほしいのです。この練習でノートに書き出した，摂食障害に苦しむあなた自身の姿を見直してみて，圧倒されそうな気持ちになりましたか。そうだとすれば，その動揺を回復への動機づけとし，このような最悪な日を減らしていくことができるでしょう。それとも，摂食障害はそれほどひどくないとか，摂食障害が**奪っている**ものよりも**もたらしてくれる**もののほうが多い，などと感じているでしょうか。そうでしたら，この1つ目の秘訣で説明する以下の内容は，摂食障害を今よりもひどくさせないために使える方法だと考えてください。あなたが自分の摂食障害をどの程度ひどいと思っているかにかかわらず，この本で紹介する8つの秘訣は，あなたの今の状態を明らかにし，そこから回復へと歩み始める際に心の中に表れてくる思考，感情，恐れを理解しやすくしてくれるでしょう。そしてもうひとつとても重要な点ですが，回復するということは，摂食障害を手放すこととはとらえずに，自分自身を取り戻す過程なのだと考えるようにしましょう。

● 摂食障害から回復する段階

　摂食障害からは，いくつかの段階を経て，回復していくと言われています。まず，摂食障害に罹っていてもずいぶん長い間自覚がない場合があります。罹っているのに気がついてからでも，はじめは誰にも打ち明けないでいるかもしれません。助けを求めたり，受診したりするほどひどい症状だとは思っていないかもしれません。症状を改善させようと試みたけれども，なかなか自分ではできずに，あきらめてしまったことがあるかもしれ

ません。回復していく過程と，それぞれの段階で何が起きるのかをあらかじめ知っておくと，とても参考になるでしょう。以下に，摂食障害から回復するときの10の段階を挙げ，それぞれの時期に典型的な考え方や感情について紹介していきます。

◆ 摂食障害から回復する10の段階

1. 私には何も問題なんてない
   - 私の身体なのだから，かまわないで。
   - 私よりもずっと痩せている（症状がひどい）人たちがいる。
2. もしかしたら問題なのかもしれない，でも大したことはない
   - ごくたまにしか吐かない。
   - 身体検査では問題なかったから大丈夫。
3. 私には問題がある。でも気にしない
   - 吐くのがよくないのはわかっている。でも今のところ問題ないので気にしていない。
   - 変わろうと思えば変われるけど，変わろうと思っていないだけ。
4. 変わりたいけど，どうしたらいいのかわからないし，怖い
   - 普通に食べたいけど，太るのが（体重が増えるのが）怖い。
   - 過食をやめたいけど，どこから始めたらいいかがわからない。
5. 変わろうとしたけど，私にはできなかった
   - ＿＿＿＿＿＿しないと自分に言い聞かせていたのに，気がつけば，またしてしまっていた。
   - いつかよくなる（行動を変えられる）なんてとても思えないから，もう試しても無駄。
6. やめられる行動もいくつかあるけど，すべてはどうしても無理
   - 嘔吐はやめられたけど，食べる量を増やせない。
   - 食生活はよくなったけど，今度は運動がやめられなくなった。
7. 摂食障害行動はやめられるけど，摂食障害思考が頭から離れない

- 食べ物と過食することが頭から離れない。
- 頭の中でカロリー計算ばかりしていて，今でも体重を減らしたいと思っている。
8. 行動からも思考からも解放されているときが多いが，常にというわけではない
   - 普段はずっと調子が良いけれど，ストレスがかかると不健康な行動が戻ってきてしまう。
   - 調子は良かったけれど，水着を着たのがきっかけで摂食障害思考が戻ってきて，症状も少し再燃してしまった。
9. 行動や思考から解放されている
   - だいたい快適に過ごしていて，好きなものを食べてもあとから罪の意識や不安を感じたりはしない。
   - 摂食障害の行動をやめてからしばらく経っていて，気がついてみると食べ物に関連した思考や衝動もなくなっていた。
10. 回復した
    - もうずいぶん経つけれど，摂食障害に関連した思考や感情や行動はない。
    - 今の体型が自然に思える。摂食障害は過去の出来事になった。

◉「回復した」って，どんな状態だろう

　10番目の段階が，摂食障害から「回復した」状態と言えるでしょう。私たちは，治療の最終目標を「回復している」や「回復する途中」などとは言わないで，あえて「回復した」状態と表現します。なぜなら，「回復した」状態こそが，私たち自身が今，感じている状態ですし，私たちのクライエントさん全員に対しても，その状態を最終目標として設定しているからです。

　「回復した」という言葉と概念は，私たちの治療においては，とても重

要ですので，あいまいにならないように正確な意味を伝えておきます。「回復した」の，統一された一般的な定義はありません。研究者同士でも使い方が異なっているほどです。たとえば，摂食障害の診断基準を満たさなくなったら「回復した」とする考え方があります。しかし，診断基準を満たしていなくても，症状に苦しんでいる人たちは現実にたくさんいますので，私たちはその状態を「回復した」とは考えていません。私たちは，「回復した」という定義には，もっと広範囲な要素を組み入れることが大切だと思っており，しかも安定してその状態でいられるという点を強調したいと思っています。

　私たちが「回復した」と表現するときには，コスティンの書いた『摂食障害100のQ&A（*100 Questions & Answers About Eating Disorders*)』で使われている定義と同じものを使いたいと思います。以下に引用しますので，何回かじっくりと読んでみてください。自分なりに書き出してみて，鏡に貼るとか，コピーして持ち歩くなどしてみてください。そうすると，あなたがどこに向かっていて，どこが目標地点なのかということを，いつでも思い出すことができるでしょう。

　　「回復した」とは，ありのままの体重と体型を受け容れることができ，身体に害を及ぼすような食べ方や運動をしなくなったときのことです。「回復した」ときには，食べ物や体重はあなたの生活の中で重要な位置を占めることはなくなり，体重はあなたの存在そのものよりも価値のあるものではなくなっています。体重計が示す数値などは，まったく意味を持たなくなるか，持ったとしても参考程度でしょう。「回復した」ら，健康を害して自分自身の心を傷つけてまでスタイルにこだわったり，小さいサイズの服を着たり，自分の決めた目標値まで無理に体重を減らしたり，などということはなくなります。「回復した」としたら，摂食障害行動を使って，日常の他の問題に対処したり，問題を避けたりする必要はなくなるのです。（原著 p.164）

練習：書き出してみよう
● どの段階にいるでしょうか

　回復する10の段階を読み，あなたは今どの段階にいるかを考えてみましょう。自分がいる段階がわかると，今何が起きているか，どこで引っかかって動けなくなっているのか，また回復へのプロセスをこのまま進み続けるとどこに行き着くのかがわかりやすくなります。自分がどの段階にいるのか判断するために参考になった思考や行動をノートに書き出してみましょう。また，その思考や行動に伴う感情，どのように今の段階まで達することができたのか，これからどの道を進もうと思っているのかについても，書いてみましょう。

● 行動を変えるための理由は変わる

　みなさんが回復したいと思うそれぞれの理由は，私たちには想像することができません。今の状態から変わりたいと思う動機は数限りなくありますし，時間とともに変化していくものです。誰かのために回復したいのかもしれませんし，自分のためかもしれませんし，そのときどきで，異なるかもしれません。友達や家族に背中を押された人，あるいは最終通告として無理やり治療を始めたクライエントさんでも，そのうち自分自身のために治療を続けるようになる人がいます。みなさんも病んだ状態に飽き飽きしているのかもしれませんし，あるいは，将来を見据えて，もっと充実した人生を送りたいと思っているのかもしれません。今ある人間関係をもっと良くしたいと思っているのかもしれませんし，心の中でひっきりなしに聞こえてくる自己批判をただもうどうにかしたいだけかもしれません。あなたが変わろうと思う今の理由は何でもいいのです。ただ，時間が経てば

理由も変わるということをよく覚えておいてください。回復しようと思う動機が，回復する過程で変わっていったという話は，よくクライエントさんから聞くものです。

　摂食障害にはずいぶん長い間苦しんできましたが，変わりたいとはずっと思っていませんでした。でも，とうとう，いろんなことにうんざりしてしまったのです。回復したいと思ったのは，はじめは気分の悪さや，罪の意識，疲れ，寒さ，友達がいないこと，そして死を考えることなどから解放されたかったからです。そして，しばらくすると，むしろ何かができるようになりたいと思い始めているのに気がつきました。もっと集中したい，友達をつくりたい，昔のようにまたパーティーに参加したい，といったことです。今は，将来どうしたいかを考えるようになりました。旅行をしたい，結婚したい，子どもを産みたい。回復しようと思う動機はどんどん変わりましたが，どのように変わっても，回復に向かって進み続ける過程を後押ししてくれました。
　　　　　　　　　　　　　　　　　　　　　　　　　　　　──ＣＲ

　回復への動機についてもう一度じっくり考えてみたのはとても有意義なことでした。……というのも，結果的に，動機だと思っていたものを実は恐れていて，回復したらそれらに正面から向き合わないといけなくなることに気がついたからです。仕事や，人間関係や，大都会での暮らしはどれも両刃の剣で，あこがれていたけれども，そこでの失敗を考えるとあまりにも怖いものにも思えました。そうしたものを手に入れるために回復したいのだと思い込んでいましたが，摂食障害の症状があると，そのために努力しなくてもいい言い訳になり，万が一達成できなかったとしても，自分なりに正当化できたのです。その点に気がつくと同時に，もうひとつ，昔の私はそうしたものにすべて恵まれていたのに，それでも心が空虚だった点にも気がつきました。

ということは，そうしたものは実はどれも本当に大切だったわけではなかったのです。私は，いつでももっと多くを望んでいて，もっと努力しなければいけないと感じていました。回復しようと思い続けるためには，何か他の理由を探す必要がありました。

――Ｓ Ｌ

　変わろうと思う理由が変化すると，回復しようと思う気持ちにも影響します。たとえば，あなたが良くなりたいと思う動機が，友達や家族に喜んでもらいたいという気持ちから来ているとすれば，回復しようと思う気持ちはそれほど強くないかもしれません。しかし，あるとき，たとえば赤ちゃんが欲しくなったというような，あなた自身にもっと大きくかかわる理由を見つけることができると，回復しようと思う気持ちはぐんと強まるでしょう。人はみなそれぞれです。回復しようと思う気持ちの動機とその程度も十人十色で，時間とともに移り変わっていくのです。

● 心の準備ができていても，いなくても

　この本を手にした理由が何であれ，それはとても重要で，あなたの心の中にある「ためらい」と「回復しようと思う気持ち」について多くのことを示唆しています。この１つ目の秘訣の章を読んでみると，あなたの中でどれほど心の準備ができているかがわかるでしょう。心の準備段階に応じて，この本の中の練習への取り組み方を調節するとよいでしょう。たとえば，摂食障害から回復する心の準備が完全にできていると思うのでしたら，この本の中の練習を勢いよくこなして，どこまで進んだかを信頼する友達か心理士さんにその都度話してみるといいかもしれません。１つ目の秘訣を読んでもどの程度心の準備ができているのかがはっきりとわからないのでしたら，練習を始める前に，とりあえず本の最後のページまで目を通してみるのもいいかもしれません。どちらのアプローチでもかまいませんし，

もちろんその中間のやり方でもいいのです。いずれにしても，この本を手にしたというだけで，あなたの中の少なくとも小さな一部分は，あなたの人生の何かを変える準備ができているのだということになります。私たち著者は，回復への道をたどり始めるにはそれで十分だと思います。心の準備ができている部分から何かしらを吸収し始めて，いくつかの領域を行き来しながら，あなたにとって心地よいペースで進んでいけばいいのです。どのような縁でこの本を手にとったとしても，8つの秘訣を読み進んでいけば，あなたの今の状態がわかるだけでなく，あなた自身についてもよりよく理解でき，気づきの世界が広がることでしょう。それでは，回復しようと思う気持ちの強さ，つまり，今の状態から変わることへの心の準備段階を評価してみましょう。

● 行動変容を動機づける5段階

1991年にDeClementeとVasquezが，依存症に苦しむ患者さん用に，依存行動を理解し行動変容を促すためのモデルを発表しました。2002年には，Gellerがそのモデルを使って，回復への動機と摂食障害との関係について，また効果のある治療法，順調な回復との関連について研究をしました。彼らの研究からは，行動変容を必要とするどんな問題に対しても，行動変容のための動機，心の準備状態は，次の5つ段階に分類できることが示されています。

1. 前熟考期：問題を抱えていると思っていない，あるいは，今の状態を変えたいと思っていない。
2. 熟考期：問題を抱えていることを自覚し，今の状態を変えたほうがいいのだろうかと漠然と思っている。しかしどこから始めたらいいのか，どうしたらいいのかわからない。
3. 準備期：今の状態を変えたいという心の準備ができており，行動に

も移したいと思っている。いろいろな選択肢を探して，インターネットで調べたり，セルフヘルプの本を買ったりしている。
4. 実行期：今の状態を変えたいと認識しており，実際に行動して，計画を立て，異なるやり方を試している。
5. 維持期：新しく習得した行動を続けて，問題行動を繰り返さない。

クライエントさんがもうそれ以上どうにもできないと感じていたり，回復への動機づけが失せてしまったときには，ある段階から次の段階に移行できずに苦労していることが多いものです。私たちは，以下の質問を用いて，クライエントさんが自分で今の状態を見極め，回復への道を先に進んでいけるように支えています。まずはすべてに目を通し，そのあとの練習で実際に書き出してみましょう。

◉ 回復への動機の段階：自分自身に大切な質問をしてみる

1. 前熟考期
この本をここまで読んだのでしたら，あなたは前熟考期の段階は過ぎているはずです。心の準備ができていないかもしれませんし，今の状態から変わりたいともそれほど強く思っていないかもしれませんが，問題を抱えていることには多分気づいているでしょう。

2. 熟考期——今の状態を変えたいと思っているかどうかが自分でもよくわからないのでしたら：
- 今の状態を継続した場合と，状態を変化させた場合とで，それぞれの良い点，悪い点は何でしょう。
- 今の状態を変えたとしたら，どんな将来が待っているでしょう。また，このままでいるとしたら，将来どうなるでしょうか。

- 摂食障害をこのまま抱え続けるとしたら，あなたはどれだけ健康で幸せでいられるでしょうか。あるいは，不健康で不幸せになるでしょうか。
- 今の状態のままだと人間関係にどのような支障があるでしょうか。また，回復できたとしたら，人間関係にはどのような影響があるでしょうか。
- 回復するにあたって，何かあきらめないといけないものはあるでしょうか。また，このままの状態を続けていたら，逆に何か失うものはあるでしょうか。

3. 準備期——今の状態を変えたいと自覚しているけれど，まだ行動に移せていない，あるいは，どうしたらよいかがわからないのでしたら：
- 実際に行動できない，あるいは，回復に向けて進んでいけない理由，障害となっているものは何でしょうか。
- どうしたら，その障害を克服できるでしょうか。
- 障害を乗り越える過程で，どのような人々があなたを支えてくれるでしょうか。
- その他にも，誰かあなたのことを支えてくれる人はいるでしょうか。どのようにあなたのことを支援できるでしょうか。
- なぜ，回復したいのでしょうか。
- 今この時点で，回復に向けて，どのようなことができるでしょうか。（たとえ些細なことでもかまいません）

4. 実行期——身動きが取れずに，くじけそうで，回復への動機を見失っているのでしたら：
- ほんの些細なことでもかまいませんので，どのくらい回復してきているか振り返ってみましょう。（自分自身の努力を認めて，成果を評価

することなしに，常に回復への動機づけを高めておくことは難しいものです）
- 周囲の人は，あなたのどのような変化に気づいているでしょうか。
- 回復が順調に進んでおり，くじけそうには感じていなかったときを思い出せるでしょうか。そのときはどのようなことをしていましたか。誰が支えてくれていたのでしょうか。どのようにしてその状態に到達することができたのでしょうか。
- 摂食障害を手放そうとするときに感じる恐れや他の感情はどのようなものでしょうか。
- 摂食障害を手放すことによって，あなたは何を失うように感じているのでしょうか。（摂食障害を抱えていることは健康に悪いと頭ではわかっていても，それを手放すことにより，大切なものを失ってしまうという葛藤が生じるでしょう。誰にとっても，そうした喪失感はさまざまな感情を引き起こすものです）
- 最終的には，あなたは，食べ物を生活の中のどんなところに位置づけたいのでしょうか。
- そうなるためには何をしたらよいでしょうか。
- 摂食障害と一緒にいるためになら，あきらめてもいいと思うことはどのようなことでしょうか。逆に，人生で決してあきらめたくないことはどのようなことでしょうか。
- 回復するために，今，どのような小さな変化を起こせるでしょうか。またどのような決断ができるでしょうか。
- 他にも，どのようなところで支援を受けられるでしょうか。

5. 維持期──行動を変えることができたけれども，どうしたら新しい行動様式を維持していけるかがわからなくて試行錯誤しているのでしたら：
- 問題行動に逆戻りしてしまいそうになるのは，どのような状況でしょ

うか。身体面や置かれた状況，人間関係や感情の面から考えてみましょう。
- 回復を維持するときに，あなたが葛藤する状況とは，いつも似たようなものでしょうか。そこには，何か類似性があるでしょうか。
- 大変な思いをして，やっと変えることのできた行動を維持するためには，どのような方法や技術を使うことが必要でしょうか。そのような方法を利用するためには，どのようなことが必要になるでしょうか。
- どのような枠組みがあると，回復への道を前進していく助けになるでしょうか。
- 以前の行動に逆戻りしてしまいそうなときに最初に感じる気持ちや行動とはどのようなものでしょうか。
- 問題行動を繰り返さないようにするために，今，何かできることはあるでしょうか。
- 症状が再燃しそうになったときに，あなたの状況を理解してくれる人はいるでしょうか。圧倒されるような気持ちに操作されずに状況を切り抜けるために，またそれを乗り越えるのを支えてもらうために，連絡できる人は誰でしょう。実際に，自分でこれらの人に連絡できるようにするには，どうしたらいいでしょうか。

練習：書き出してみよう
● 回復への動機を認識し，探究し，強化してみよう

「摂食障害から回復する 10 の段階」をもう一度見直して，あなたの今の状態を一番よく表している段階を間違いなく選んだかどうか確かめてみてください。次に，「回復への動機の段階」のどこにあなたの状態が当てはまるかを考えてみてください。たとえば，回復の 5 つ目の段階にいて，「変わろうとしたけどだめだった」のでしたら，回復への動

機の段階は3に一番近いでしょう。あなたは行動しようとしているけれども身動きが取れないと感じているのです。では、日記帳を広げて、あなたの回復の段階に一番合った「回復への動機の段階」の質問に対する答えを書いてみましょう。ここで紹介したそれぞれの質問は、それに答えることで、行き詰まったり、どうしていいかわからないと感じていたりする部分についてのあなたの考えや感情を見直すことに大変役に立ちます。また、潜在的な障害となる事柄を知るヒントが得られたり、今までは気づいていなかった回復への動機に気づかせてくれたりするでしょう。回復への動機が萎えてきたり、回復をさらに先へと進むために背中をちょっと押してもらいたくなったりしたら、「回復への動機の段階」とそれぞれの段階に応じた質問をいつでも読み返してみてください。改めて質問に答えてみると、どうしたら前進できるのかを考え直すことができるでしょう。こうした問いを自分なりに掘り下げていく作業は、前進し続けるためには絶対にと言っていいほど必要なことです。どれほど時間がかかるとしても、あきらめずに取り組んでみましょう。また、どれだけ回復への動機があり、どれだけ心の準備ができているかを認識することで、新しい方法で物事を考える必要があると気づくことができるでしょう。もうすでに、これらの答えがわからずに、少し欲求不満に感じていたり、こうした内容はもうよく知っているから、この本は自分には必要ないなどと考えているでしょうか。しかし、ここで投げ出さないでください。8つの秘訣を読み進めていけば、必ず新しいヒントや方法が得られて、そのどれもが、あなたの心の準備を整えて、今の状態を変えたいと思う理由を強めてくれるはずです。

◉ 私たちの振り返り

　グエン：私の場合、回復する過程で特に難しかったことは、行動を良い方向へ変えられたとしても、それをなかなか維持できなかったこ

とです。そのため，症状が再燃した時期が３回ありました。結論から言うと，私は「摂食障害から回復する10の段階」の6番目「やめられる行動もいくつかあるけど，すべてはどうしても無理」で引っかかって身動きが取れなくなっていました。右往左往していた状態に一番該当する「回復への動機の段階」は，5番目の維持期「新しい行動パターンを続けようとしている」で，良い行動を維持して症状を再燃させないように努力している状態になります。つまり，回復しようと思う気持ちはある程度あったので，それなりに一定の期間なら食事を厳しく制限しようとする気持ちは薄れて，体重をもっと減らしたい衝動にも抵抗でき，体重計に乗らずにいられて，その他にも多くの場面で健康的に行動できていました。しかし，そのうちどうしても症状が再燃してしまって，それを何度も繰り返しているのでした。自分の振る舞いをよく観察しながら「回復への動機の段階」の維持期の質問に答えてみると，こうした健康的な行動の他に，実は誰にも明かさずに秘かに続けている行動があることに自分で気づくことができました。たとえば，私の運動は何かに駆り立てられているようで強迫的でしたし，物事の決め方も完璧主義に根づいたものでした。また，もともとあった，何事も自分の内に秘めておくという性格は，摂食障害の行動が再燃したり，ぶり返したりしたときには，それをごまかそうとする不誠実さとなって機能していました。そうした誰にも話していない行動は，害はないとか役に立っているなどと自分に都合よく解釈していましたが，実際には私に身動きを取れなくさせているだけだったのでした。

　たとえば，こんな状況でした。何かの出来事がきっかけになって，心の中に自分には価値がないという考えや気持ち，他の人から何と評価されるかについての恐れ，期待に十分応えられないのではないかとの恐れなどが浮かんできます。そうした考えから，次にはとても強い恐怖や自信のなさ，自分自身への猜疑心などが生まれてきて，あっという間に摂食障害の考え方が舞い戻り，体重が減るのは問題だという

点を忘れて逆に「体重さえ減らせば問題は解決する」と信じ込んでしまうのです。そのきっかけは別に大層なことでも，珍しいことでもなく，日常的なものでした。しかし，自分の中に感情を秘めたままなんとかして「自分の方法」で対応しようとする習性があったので，そうした小さなきっかけからでも，結局何度でも同じ行動を繰り返してしまうのでした。

　回復への動機の段階ごとの質問に答えてみると，症状が再燃するときには必ず，はじめに何か辛い体験があって，それに伴って辛い感情が表出し，しかもその感情について誰にも話していない，という点に気がつきました。どうやら，私の中の，辛い感情には「自分の方法」で対処しなければいけないという考え方に，正面から向き合って，それを吟味してみる必要がありそうでした。実際にそうしてみると，気づきが広がりました。まず，私の周りには私を助けたいと思っていて，実際に助けてくれる人がたくさんいました。心の奥のどこかで，「自分の方法」で解決するのは自分の気持ちに取り組むうえで決して役に立つ方法ではなくて，むしろそうした衝動的な恐怖感を避けるか捨て去るかするための方法なのだと，自分でちゃんとわかっていたのです。それでも私が周りの人に自分の気持ちを話そうとしなかった理由はただひとつで，他の人に話せば，そうした気持ちをしっかりと感じざるを得なくなり，自分の弱さをさらけ出しているような気持ちになるからです。そんな状況に耐えられるほど自分が強いとは思えませんでした。自分の中の感情に耐えられないと思い込んでいれば，守りの姿勢になるのも当然ですし，どんな方法を使ってでもそうした感情を避けて弱さを見せないように対処したくなったとしても無理はありません。食べ物を制限することも，強迫的に運動することも，自分の弱さを周囲に見せないための方法のひとつでした。繰り返し摂食障害行動に振り回される過程で，この問題に気づいてみると，奥底にある未知のものへの恐怖，根本の存在自体が脅かされる感覚，なんとしても

状況をもっとコントロールしなければという焦りといったものを誰にも話さないでいることで，摂食障害をむしろ**ひどくして，抱え込む条件**を自ら整えていることに気がつきました。回復した状態のままでい続けるには，感情を心の中で押し殺しているのではなく，誰かに話すということが必要でした。まず，心理療法で心の中の感情について話をするようになりました。それから，心理療法ではない場面でも，周りの人に自分の気持ちを話すようになりました。そうすると，周りの人たちが気持ちの面で支えてくれるようになり，必要なときに安心させてくれ，私の感情を客観的に評価してくれるようになりました。

キャロリン：グエンには，いくら食べ物を制限して体重や体型を変えるために何かをしてみたところで，根本の問題は「解決」されないし，痛みを和らげてもくれないのだと繰り返し伝えました。現にグエンは，私にも，グループセラピーを一緒に受けていた他の参加者たちにも，またご主人にも，心を開き始める必要がありました。摂食障害の部分の声の勧めに従って，安全そうに思える行動をとるよりも，心を開いて，自分の弱さをさらけ出してみることが，摂食障害と戦ううえでの助けになるのだと彼女自身が実感できるようになるためです。グエンは，彼女が一番恐れていたものこそが，彼女にとって一番必要なものだったのだと学ぶことができたのでした。

◎ 何度でも挑戦しよう

回復への過程では，ときにとても時間がかかり，途中でいろいろなことに何度でも挑戦する必要があるかもしれません。このようにお伝えするのは，みなさんをがっかりさせるためではなく，あらかじめ本当のことをお伝えしておけば，期待しすぎたり，簡単にあきらめたりせずにすむと思うからです。私たちのクライエントさんの中には，数カ月で調子がよくなる

方もいますが,何年もかかる方もいます。みなさんがどんな過程をたどるかを知る術はないのですが,それでも,回復を進めていくときのコツはいくつかお伝えできると思っています。まず,この本を読みながら練習をこなしていく際には,そのときどきで回復しようと思う気持ちの強さに波があるということをあらかじめ知っておきましょう。決意が固い時期と,受け身になっている時期があるはずです。自信に満ちた気持ちと自信を失った気持ちの間を行き来することもあるでしょう。その他にも,回復の過程でたくさんの感情がいつも心の中で揺れ動いているでしょう。長い間慣れ親しんできた摂食障害思考や行動を変えようとするときには,自信を失いやすいものです。そうした瞬間の感情がとても強くて支配的になると,ただもうあきらめて,挑戦するのをやめたほうがよほど楽に思えてくるでしょう。挑戦することをやめれば,失敗や落胆から自分を守れるように思えるかもしれません。しかし正直なところ,それでは一時的にしかうまくいかないのです。慣れ親しんだ摂食障害行動に戻れば,自分がすべてをコントロールできているような感覚も確かに戻ってくるでしょう。しかしすぐに,絶望の感覚が前にも増して大きく膨れ上がってくるはずです。なぜなら,それまで苦しんできた摂食障害行動そのものへの嫌悪感に**上乗せされて**,あきらめてしまったことや挑戦しないでいることから来る敗北感も伴うようになるからです。

　摂食障害から回復しようとするときには,病そのものからくる感情に取り組むだけではなくて,**挑戦につきものの一般的な感情にも耐えなければなりません**。何かに挑戦するときには,失敗する怖さや,結果がどうなるかが予想できない怖さが伴うものです。こうした恐れからは不安感がたくさん掻き立てられるでしょう。しかし,このような不安に耐えられるようになると,みなさんの人生は,より生きやすいものとなるでしょう。私たちの人生が豊かなものになるかどうかは,自分自身の感情を受け容れ,それらの感情に耐えられる技術を学んでいけるかどうかにかかっていると思います。この点については,4つ目の秘訣で詳しく考えていきましょう。

心理療法を続けていくと，摂食障害の破壊的行動や体重に関連したその他の行動，生まれ育った家庭環境に根差した問題，人生で経験したとても困難な出来事，今まさに抱えている恐れや思い込みなどに気づく場合がよくあります。ところが，クライエントさんの中には，そうしたものに気がついても実際の行動をまったく変えたがらない人がいます。回復するためには，どうなるかがわからなくても，怖くても，罪の意識を感じても，またはなんとなくしっくりいかなくても，結局最後には何かの行動を**変えていく必要があるでしょう**。行動を変えることについては，6つ目の秘訣で具体的に説明していきます。

　たとえ行動を変えることができていなくても前に進み続けているときもあるということを，ぜひ忘れないでください。目標を達成するために，何回でも同じことに挑戦をしないといけないときがあります。そういうときは，挑戦し続けるだけでも，回復のとても大切な過程に取り組んでいることになります。あきらめないで続けているだけで，ちゃんと取り組んでいることになるのです。回復していくクライエントさんのほとんどが，自信をなくし希望を見失う時期を経験します。なにしろ，回復へ向けて変わるためには今までの生活様式を完全に見直し，大きな障害物を乗り越え，今まで馴染んできた行動様式から踏み出して，どうなるかがはっきり見えない未来に向かって進んでいく必要があるからです。そんな回復の旅の途中では，自信を失う瞬間もありますし，恐れを感じることもあるでしょうし，後戻りするときもあって当然なのです。それを一切経験しないでいたいというのは，残念ながら現実的ではありません。回復するためには，何度でも挑戦し続けていくことが大切なのです。

● 回復への道はまっすぐではない

　回復への道をたどっていくときには，先に挙げた10の段階を順番通りに進んでいなくても，いつも前進していなくても，どうぞ心配しないでく

ださい。回復への過程では紆余曲折はつきもので，立ち止まったり，転んだり，ときには後戻りして症状が再燃したりすることさえあるでしょう。これまでの生活で，食事や感情などあらゆる状況に摂食障害行動を使って対処してきたのですから，すべてを一度にやめることはとても難しいものなのです。すべてを一度にやめられないと思っているのでしたら，短い時間で簡単に摂食障害行動をやめられると期待しないほうがいいでしょう。いくらか調子良く，回復へ向けて着々と進んでいると思う瞬間があっても，しばらくして，対応の仕方をまだ学んでいない新しい出来事を経験したりストレスのかかる状況が起きたりしたときには，以前の摂食障害行動を繰り返していることに気がつくかもしれません。あるいは，友達や仕事仲間と一緒にいるときには摂食障害行動をやめていられたけれども，年末年始などの休暇をしばらく実家で過ごしたら，昔の気分が戻ってきて，対処法も昔のやり方に戻ってしまったといったことがあるかもしれません。他にも，新しい仕事を始める，人間関係を新しく築くなどといった慣れない状況では，脅威を感じたり，不安を搔き立てられたりしがちです。そうした感情に健康的に対処する方法をまだ身につけていないと，摂食障害行動をまた繰り返しやすいものです。しかし，どんな経験が摂食障害行動を引き起こしやすいのかを見極めることで，自分が取り組む必要のある領域を知る手がかりになります。さまざまな状況であなたがどのように感じ，反応するのかをあらかじめ知ったり予測したりすることはできないので，ひとまず試行錯誤を繰り返してみるのがいいでしょう。つい昔の行動に戻ってしまったり，症状が本格的に再燃してしまったりすると，とても落ち込むものです。しかし，そのときに何が起きているのかをよく観察してみると，あなたが回復への過程でつまずきやすい弱点は何かがわかるのでとても参考になります。行動がぶり返してくるとあまりに気分が落ち込んであきらめてしまう人も多いものですが，失敗から何かを学ぶという姿勢でいれば，次回同じところでつまずかないように自分自身を守れるようになります。むしろ，失敗を繰り返さないためには，この方法で対処していくしかない

とも言えるでしょう。回復する途中で後戻りをしても，出発点に戻ったわけではありません。新しいことに挑戦できなくなったわけでもないですし，お休みのときに実家に帰ってはいけないということでもありません。そうではなくて，後戻りは，**そのときのあなたにはまだ対処できない経験をした**というだけのことで，そこから新たに学んで対処できるようになればいいのです。そうとわかれば，摂食障害行動をしてしまったときにも，状況をよく観察し，何が起きたのかを理解できるようになるでしょう。覚えておいてください，しばらく調子が良かったあとに再度摂食障害行動が戻ってきたとしても，希望を持ち続ける理由はいくらでもあります。私たちはクライエントさんに必ず伝えるのですが，症状が再燃するのもたいていは回復への過程の一部なのです。これは，私たち治療者の立場を守るための言い訳ではありませんし，症状がぶり返してしまったクライエントさんを慰めるための言葉でもありません。摂食障害の症状は回復への過程で，どうしても再燃するものなのです。

● 私たちも実際に経験してきました

　私たち著者も，回復の過程では，抵抗，自信のなさ，恐れ，つまずき，それに症状の本格的な再燃さえもたっぷりと経験してきました。何度も，一向に前に進まない時期が続き，治療の効果や自分自身への疑いで心がいっぱいになり，あまりに怖くて一歩も前に踏み出せず，自信を失って，絶対に無理だと思い，二度と健康にはなれないのではないかと心配したりしました。それでも私たちは，二人とも今こうして完全に回復することができました。行き詰まっているように思える時期も，後戻りする時期も，何とか切り抜けてきました。実際に回復した私たちを見て，あなたにも回復できるのだという希望を持ち続けてほしいと思います。私たちは，自らが摂食障害から回復して，摂食障害専門の心理セラピストとして経験を積みました。また，お互いに治療者とクライエントの立場で一緒に治療に励

んだ時期もありました。そうした経験に基づいて，摂食障害に苦しんでいる状態から回復するまでにどのような経過をたどるかを，とても個人的な視点から説明することができます。私たちの個人的な経験から，以下のことを伝えられればと思います。

- 実際に回復することができた人がいるということ。
- 回復する過程が，病に苦しんでいる当事者の視点からはどのように見えるのかということ。
- 回復するときに誰もが陥りやすい落とし穴を早期発見するための兆候。
- 難しい課題に取り組むときに，自分自身の準備を整えておくための考え方や戦略。
- 私たちの葛藤は，現実のもので，長期にわたり，大変なもので，忍耐強さが必要だということ。
- 回復への動機と希望。私たちが回復できたのだから，みなさんも回復できるということ。

◉ 実際に回復した誰かと一緒に取り組むということ

　私たちが外来で治療しているクライエントさんたちとモンテ・ニードで治療を終えた方々に調査した結果，そして回復した方たちを対象にした他の研究からも言えることですが，摂食障害から回復した人たちは，回復する過程で一番役に立ったことは，「摂食障害から回復した経験のある」人と一緒に治療に取り組めたことだ，と言っています。回復した経験のある心理セラピストを見つけないといけないわけではなく，専門家でも友達でも先輩でも誰でもよいのです。摂食障害から実際に回復した誰かとかかわり，あなたが回復への道を進み続ける過程を支えてもらうことが大切です。以下に紹介するクライエントさんたちの言葉を読んでみてください。ぜひ

摂食障害から回復された人を見つけたいと思うきっかけになるでしょうか。

　摂食障害からの回復者と一緒に取り組んでみたら，回復への意欲が湧いてきました。自分だけでは，心の中に見つけられなかった気持ちです。回復への道を歩み始めたばかりの頃は，本当にひどい気分でした。しかし，尊敬する人が，実は同じような経験をし，根気よく取り組み続け，今では回復したと教えてくれたので，私の今のひどい気持ちもいずれは過ぎ去るものなのだと思うことができました。以前には恐れおののいて苦しんでいたけれども，頑張って乗り越えた人が現実に目の前にいて，その人は，今までに出会ってきた人の中でも特に健康的で博識な人だったので，私も回復に向けて変わってみようと思えたのです。

——ＡＡ

　回復したいと思い続けるためには，ただ信じて行動するだけでは不十分でした。完全に回復できるのだと納得する必要がありました。実際に回復した人に出会って，摂食障害からの完全なる回復という可能性を知り，完全なる回復は，摂食障害を抱えた人生よりもすばらしく，そこまでの道のりの辛さを頑張って乗り越えるだけの価値があるものなのだと，実際にこの目で確認したかったのです。

——ＬＫ

◉ 未来を見つめて

「あのときから本格的に摂食障害が始まった」というのがわからないのと同じで，この日に完全に摂食障害から回復した，ということもわかりにくいものです。摂食障害に罹るまでも，回復するのにも，長い時間がかかっ

ています。回復への道をたどっていくと，回復したときの人生を垣間見る瞬間にときどき遭遇するようになり，また，摂食障害症状から自由になっている時間がだんだんと長くなっていきます。やがて気がつけば，この1つ目の秘訣で紹介した「回復した」の定義にあなたも当てはまるようになっているでしょう。回復したかどうかがわかるのは，あなた自身だけで，他の人には判断できないことが多いものです。完全に回復した状態になると，摂食障害はきれいに消え去っていて，過去のことのように感じられるはずです。ただし，あなたは，摂食障害に罹る前のあなたにそっくりそのまま戻ったわけではありません。考えてみてください，摂食障害になる前のあなたにそのまま戻って同じように考えて行動したのでは，また摂食障害に罹ってしまいます。回復してくる過程で，あなたはかなり変わっているはずです。自分自身への理解が深まり，こだわっていたものを手放し，今までとは異なる方法を使って，異なる振る舞い方をして，もっと本当の意味であなたらしい人生を歩んでいるはずなのです。

練習：書き出してみよう
◎ 回復したときの私の一日

　回復したあなたの人生がどんな感じになるかを心に思い描き，それをノートに書き出してみましょう。先にお伝えした「回復した」状態の定義を読み返すと，取り組みやすくなるかもしれません。少し時間をかけて，完全に回復したときの一日の様子を想像してみましょう。できるだけ細かい部分までイメージしてみてください。どんなことをしているのか，どんな服を着ているのか，どんな人と一緒にいるのか，どんなふうに人生をとらえているのか，身体の中にどんな感覚があって，どんな職業に就いて，どんな趣味や活動を楽しんでいるのか，他にもぜひどうなっていたいと思うのかについて，考えてみてください。覚えておいてほし

いのは，何かを望んでいても，同時にそれを恐れている場合もあるということです。回復した人生が怖いと感じていたとしても，ともかくこの課題をノートに書いてみてください。こうして回復したときのあなた自身を想像することは，未来への目標を掲げているのと同じことです。自分の気分が良く，幸せで，好きな何かをしていて，たとえば子どもを育てていたり，友達と出かけていたり，ただ心地よくリラックスしていたりする場面を心にはっきりと思い描いてみてください。そうすると，物事が辛くなってきたときに自分が何を目指していたのかをイメージとして思い出しやすくなります。イメージトレーニングは実際に効果があることが研究で示されており，それは，脳が情報を処理することを助けてくれるのです。オリンピックのスキー選手は，本番前の練習法として，斜面を滑走する場面を繰り返しイメージします。そうしておくと，実際に競技の点数が上がるそうです。イメージトレーニングをすると，達成したいと思う目標に向かって心も身体も準備が整うと言えるでしょう。

◉ 私たちの振り返り

キャロリン：回復できるのかどうかもはっきりしない時期から，回復したあとの人生をイメージする練習だけはしていました。簡単ではありませんでしたが，イメージトレーニングには効果があると読んだことがあったので，試してみようと思ったのです。日常生活の中で，摂食障害症状に関連して行き詰まっているときに，具体的に回復後の姿をイメージしてみました。たとえば，友達と食事に出かけたとして，カロリーが一番低いものではなく，食べたいものをメニューから選ぶ場面などを想像しました。どんな服を着ていて，誰と一緒で，そして「安全」に思えるものではなく，一番食べたいと思うものを選んでいる場面です。注文した料理を食べて，友達と楽しい時間を過ごしている情景も思い浮かべました。他にも，デートに出かける直前に，ロマンティックな状況で食事を注文している場面を

イメージしたこともありました。また，自分が高校で教えているところも想像しました。生徒たちを助けて，健康的な役割モデルを示し，生徒たちをどんどん引っ張り上げていく自分の姿が見えました。すると，私は心理セラピストになる前に，最初の仕事では実際に教師になったのです。イメージトレーニングを実践することが，いくつかの困難な時期を乗り越える助けとなりました。この方法を，今はクライエントさんにも教えていますし，私自身の人生でも使い続けています。

◉ 回復した仲間たちからのメッセージ

　以下に紹介するクライエントさんたちのメッセージからは，あきらめずに回復したいという希望を持ち続けることの大切さが伝わってくるはずです。特に長く深刻に摂食障害に苦しんできたクライエントさんたちの言葉を，ここではあえて選びました。どの方も，10年以上苦しんで，治療がうまくいかない時期を経験して，症状の再燃もありました。愛情を注ぎ，心配する家族，友達もいましたが，待ちきれなくなって，クライエントさんの回復をあきらめてしまった人も多くいました。何よりも，どのクライエントさんも，希望さえ失った時期があったのです。しかし今では，全員が完全に回復しています！　クライエントさんたちの生の声からは，どれほど時間がかかっていかに大変でも回復できるのだ，という力強いメッセージが伝わってくるでしょう。

　　回復した人の物語や，頭の中の軽蔑的で支配的な声を振り切って回復できた人の物語は，いくつも読んでいました。でも，自分がそのように回復の物語を語る側になれるとは，とても思えませんでしたし，受け容れられませんでした。そんな摂食障害の声に振り回されて，あなたも同じことを思わないでください。人生は本当にすばらしいものです。こんなに楽しい状態があって，完全に回復できるのだと知って

いれば，私はもっとずっと早くに変わっていたでしょう。でも，美化はしません。回復していく過程には，拷問のように苦しい時期もあります。それでも，そこを乗り越えたときに得られるものはとても大きく，乗り越えていく体験は人生に対する理解を何よりも深めてくれます。私にとって，回復への過程を乗り越えてきた経験は宝物とも言えるでしょう。なぜなら，今の私は，回復する前よりも強く，賢く，健康になれたからです。こうした経験をしていない人よりも，私の世界ははるかに鮮やかになり，しかもその世界を自由に生きていくための技術も習得してきたと感じるからです。今の私は，自分を信じているからこそ，このまま完全に回復した状態でいられるという自信もあります。

―― JW

　初めてキャロリンに会ったとき，回復したくないと伝えました。そもそも摂食障害思考のほうが私の健康な部分よりも強くなっているから回復できるはずもない，と言いました。それは私の中の確信でした。というのも，私は当時 22 歳でしたが，すでに他の 3 カ所の治療プログラムに参加し，どれも効果がなかったからです。ちなみに私は 9 歳から摂食障害に苦しんでいました。ところが，そのときキャロリンは，摂食障害はあなたの中にあるのだからあなたよりも強いはずがない，と言いました。そして私自身もその通りだと理解できるようになっていったのです。そのとき以来，私と同じように過去の治療で失敗して，それでも完全に回復した人たちにたくさん出会い，それが希望にもなりました。私も回復できるのだと，だんだんと気づき始めることができたのです。回復できるはずがないと考えるのは，挑戦しないための言い訳だったのです。

―― PM

周りの人たちには，どうやって摂食障害から回復できたのかと不思議がられます。それほど長い間苦しんで，何度もぶり返して，症状を再燃させていたのです。どうして回復できたかと言えば，私の中でのきっかけがいくつかあったと感じています。15年も苦しんできた私が回復できたのですから，きっとみなさんも回復できると思います。私は，摂食障害は強さと意志の力を示すものだとずっと考えていました。しかし，回復してくる途中で，むしろ本当に難しいことは摂食障害の衝動に従わないでいることと，衝動に従わなかったときに湧き上がってくる不快感に注意を向けてしっかり意識することだと気がついたのです。また，回復しようと思う気持ちが特に強くなったきっかけはふたつあり，摂食障害の衝動に突き動かされていないときのほうが，より大勢の人が私と一緒にいることを心から楽しんでくれているのに気づいたことと，私が困難に直面しているときこそ，周りの人たちがますます深い愛情で支えてくれていることに気づいたことです。こうして，私は生きていたいと思うことができ，摂食障害よりも人とのかかわりを大切にしたいと思えるようになったのです。

――MP

　絶望的に思えるからといって，希望がないということではありませんでした。回復する人としない人の違いはただひとつ，あきらめて，挑戦するのをやめてしまうかどうかという点だけでしょう。私には，あきらめてしまおうと思えば，実際にあきらめてしまえる機会がいくらでもありました。たとえば，何回も治療を受けましたが，ちっとも効果がありませんでした。そのうち両親も相談に乗ってくれなくなって，これはもう絶対に回復できないと思っていました。でも，私はそこであきらめないで挑戦し続けたのです。二度と回復できないのだと何年も思い続けて，答えをさんざん外の世界に探し求めてきたあとに，すべてが自分次第なのだとやっと気がつきました。私は，自分の中の

健康な部分を使って摂食障害の部分を追い払えるようになりました。そして，その技術をしっかりと自分のものとして使いこなせるようになりました。それがまさに，ずっと必要としていた技術だったのです。それを身につけたときに，回復できるとわかりました。もうひとつ，回復への道を進むのは辛いものだと覚悟し，辛いからといって回復へ向かっていないことにはならないとわきまえておくことも，とても役に立ちました。実際，私たちはみんな回復できるのです。回復への道のどこかで，ひとまずそう信じ始めないといけない時期がくるでしょう。エネルギーは自分の思考に左右されるとモンテ・ニードで学びました。回復できると信じて実際に成果が見え始めると，どれほどささやかな成果でも，自分をますます信じられるようになって，進み続ける力がどんどんついてきました。

——ＰＫ

◉ 秘訣１の終わりに

　摂食障害の行動を変えることは，容易なことではありませんし，紆余曲折のないまっすぐな道のりでもありません。それに，回復への動機や変わろうと思う気持ちは，一度「手にする」とそれ以上努力しないでも持ち続けられるたぐいのものでもありません。1つ目の秘訣を読み進めてきて，いかがでしたか。ためらいや，いまひとつ乗り気になれない感じは摂食障害から回復しようとするときにはよくあることで，それがあるからといって回復できないわけではないということがおわかりになったでしょうか。回復への道のどこに立っているのかがわかり，どこを目指しているのかを見極められ，今の状況を受け容れてあきらめずに挑戦し続けようと思っていただけたでしょうか。私たちの経験からすると，回復できないでいる方々というのは，どんな理由であれ，途中で挑戦するのをやめてしまった人たちです。あきらめないで続けてみてください。そうすれば，摂食障害から

回復して，自分自身を取り戻し，平和で喜びに満ちた充実したあなたの人生を歩めるようになります。もちろん，挑戦して変わるようにとあなたに強制できる人はいません。特に，長期にわたって行動を変えていこうと思わせることは，他の人には絶対にできませんので，最終的にはみなさん自身が自分のために行動を変えようと思えるようになる必要があります。摂食障害行動を変える心の準備が完全にできていなくても，あなたの中の一部分はよくなりたいと思っていて，もっと自分らしい人生に関心があり，そんな人生の可能性を探ってみることに少しは興味があるはずです。この本を開いて読んでいるのは，あなたの中のその部分です。私たちは，それを「自分の中の健康な部分」と呼びます。2つ目の秘訣では，自分の中の健康な部分を強くして，それに任せることで回復に向かって前進していきやすくなる方法を見ていくことにしましょう。

秘訣 2
自分の中の摂食障害の部分を癒すのは健康な部分

　あなたを癒せるのは，あなただけです。闘うのは，あなたと私ではなく，他の人はあなたの摂食障害とは対面できないのです。回復するための闘いはあなたの内にあり，対戦相手は，あなたの中の健康な部分と摂食障害の部分なのです。

　　　　　　　　　――治療を始めるにあたり，キャロリンからグエンへ

◉ 自分の中の摂食障害の部分と健康な部分

　もしかしたら，自分の頭の中で論争が起きていることに気づいているのではないでしょうか。何かを食べたいと思ったときに，「食べたら太ってしまう」と自分に向かって話していませんか。食事をしているときに，「こんな食べ物，今すぐに捨ててしまわないといけない」と語りかける声が聞こえてきませんか。こうした指示めいた言葉が頭の中を渦巻いているのでしたら，それは，あなたの内面にある一部で，「摂食障害の部分」と私たちが呼ぶものです。本書を通じて説明していきますが，世の中には，さまざまな理由で他の人よりも摂食障害を発症しやすい人たちがいます。あな

たが摂食障害を発症してしまったのでしたら，それまでにも何度も食べす
ぎたり，ダイエットをしたり，極端に体重を減らそうとし，先のような言
葉を自分に何度も語りかけたりして，そうした思考や行動が一人歩きを始
めていることでしょう。しばらくすると，その部分はどんどん力をつけ，
あなたの中の「健康な部分」とは異なる独立した「摂食障害の部分」とな
り，状況に適応していきます。ただし，その部分は，あなたの一部として
適応的に振る舞っていても，全体としてみれば統一性を欠いており，あな
たの中心にある「健康な」部分とは異なります。「摂食障害の部分」と「健
康な部分」は，それぞれに別な感情，考え，行動を持っています。「摂食
障害の部分」は，食事を放り出すようにと指示するかもしれませんが，「健
康な部分」は吐き出すことは適切でも健康的でもないことをきちんと理解
しています。試しに，誰か別な人があなたと同じ状況で苦しんでいるとき
に何と声をかけるかを考えてみてください。小さな女の子が，夕食で食べ
たものを吐き出してしまわないと太ると主張していたら，どんな言葉をか
けますか。たぶん，そんなことはしなくても大丈夫だと言って，安心させ
てあげるのではないでしょうか。そうした行動が身体に悪い点まで説明
しようとするかもしれません。他の人を助けるためなら，あなたの中の健康
な部分が率先して出てきます。それにもかかわらず，あなた自身のためと
なると，あっという間に摂食障害の部分のほうが強くなってしまうのです。
あなたをうまく「説き伏せて」嘔吐をさせたり，拒食をさせたり，下剤を
飲ませたり，食べ物を細かく切り分けさせたり，たったひとつ食べたとい
うだけでそのまま一気にクッキー一箱をすべて食べさせたりするのは，あ
なたの中の摂食障害の部分なのです。

　クライエントさんたちには，「摂食障害の部分」と「健康な部分」の概
念を覚えてもらっています。自分の中にあるこのふたつの側面を区別して
理解できるようになると，摂食障害についても理解できるようになるから
です。そして，頭の中の声に抵抗する方法を学ぶと，最終的に回復できる
と私たちは考えます。ただし，摂食障害の部分を**捨て去る**ことが目標では

ありません。そうではなくて，摂食障害の部分から学んで，それがみなさんのためにどんな役割を果たしているのかに気づき，それから本来の健康な部分を強めて，摂食障害の部分の役割を引き継ぐのです。健康な部分が十分強くなって，人生で出遭うさまざまな問題に向き合えるようになれば，摂食障害の部分は役割を失って必要なくなるでしょう。もはや摂食障害行動に頼らなくてもさまざまな問題を上手に扱えるようになり，体重と体型にまつわるこだわりも少なくなっていきます。そうして十分時間が経てば，摂食障害の部分はまとまりを失って消え，ふたつの部分に分かれていたあなたが再びひとつになります。そんなはずない，難しすぎる，多重人格と言われているようだ，などと感じても，ここで投げ出してしまわないでください。ページを読み進めていくと，自分の中に存在するふたつの部分の考え方について，はっきり理解できると思います。

◎ 自分の中のふたつの部分に気づいて，受け容れて，取り組んでいこう

　クライエントさんが助けを求めて私たちを訪ねてくるときには，摂食障害症状に苦しみ始めてからすでに長い時間が経っていて，摂食障害の部分がすっかり強く支配的になっている場合がほとんどです。多くのクライエントさんがそうですが，みなさんもきっと，昔は当然のように理解し，信じて，自分にも言い聞かせていたことがほとんど抑え込まれてしまっていて，今ではむしろ摂食障害思考が自分自身の考え方になってしまっていると感じているかもしれません。そのため，摂食障害の部分と健康な部分の概念を初めて紹介すると，クライエントさんによっては混乱する人もいます。もちろん，なかにはすぐに意味を理解してくれる人もいます。たとえば，過食に苦しんでいるあるクライエントさんに摂食障害の部分の概念を紹介すると，「ああ，過食さんのことね」とすぐに理解することができました。それからノートを取り出し，過食と嘔吐の最中に彼女を「支配してしまう」

半分怪物で半分女性の生き物が描かれたページを見せてくれました。みなさんがこのクライエントさんのように過食に苦しんでいるのでしたら，嘔吐するかどうかにかかわりなく，摂食障害の部分の概念には共感しやすいはずです。コントロールできなくて逆に支配されてしまう部分が自分の中にある感覚を，すでにご存じでしょう。過食をさせるその怪物を追い出し，自分自身に主導権を取り戻したいと思っているのではないでしょうか。それに対して，あなたが拒食に苦しんでいたり，食べ物をかなり制限していたりするのでしたら，むしろ食べる量と体重をコントロールできる自分の力に満足しているか，誇りに思っているかもしれません。食べ物と体重についての考えや行動は，「まさにあなた自身のもの」と考え，自分の中の摂食障害の部分と健康な部分という考え方をすぐには理解できないでしょう。拒食症に苦しんでいたクライエントさんの一人は，次のように語りました。

> 摂食障害の部分と健康な部分を区別できる力は，回復していく過程で，病気と闘い，癒しを得るためにとても大切なものです。しかし，この考え方を初めて聞いたときには，ひどい怒りと抵抗を感じました。摂食障害を自分そのものと感じているうちは，自分がひとつにまとまっているような安心感があったのに，この考え方は，それを見事に打ち崩すものでした。しかし，自分の中にふたつの部分があると認めることで，私には選択の余地があるということに気づかされました。つまり，摂食障害の行動に縛られて言いなりになり続ける必要はなく，もうひとつの部分があるのだから，そうしようと思えば別の振る舞い方を選べるはずだということです。はじめは，この選択の余地があるということに恐怖を覚えました。というのは，健康な部分を摂食障害の部分から区別すると，自分の存在そのもの，あるいは少なくともそのときには「自分」だと思っていたものを失ってしまうように思えたからです。でも，皮肉にも，今ではこの考え方こそが，私が回復する

ための基盤になっています。

——ＶＥ

　私たちのクライエントさんの多くが，摂食障害の部分と健康な部分の両方を見分けられてよかったと感じるようになりますし，実際に，治療のプロセスではこの考え方がとても役に立ちます。自分の中にふたつの部分があることに気づけるようになると，治療のための基礎ができたと言えるでしょう。一方では，摂食障害の部分が何を必要としているのかに気づき，他方では，健康な部分を強化し，主導権を取り戻せるようになるのです。

◉ 摂食障害の部分もあなたの一部なのです

　ただ，摂食障害の部分を，「悪い」異物のように退治する必要のあるものとは考えないでください。クライエントさんたちと接していて，摂食障害の部分を敵と考えてしまうと，長い目で回復を考えたときに効果が出にくいと思うようになりました。摂食障害の部分を「完全に悪いもの」ととらえてしまうと，その指示に従ってしまったときに罪責感を覚え，助けを求めるよりも内緒にしておきたくなります。「完全に悪いもの」と理解してしまうと，それが伝えてくる根底のメッセージに決して注意を向けられなくなります。さらに，摂食障害の部分を自分とはまったく別の存在ととらえてしまうと，それに付随する行動と回復への取り組みへの責任を放棄したくなりやすいでしょう。たとえば，「摂食障害に罹っているのだから仕方がないでしょ！」というふうに。このように考えてしまうと，一歩間違えれば，摂食障害のほうがあなた自身よりも強いと思い込んでしまうかもしれません。しかし，実際には摂食障害は**あなたの一部**なのですから，あなたよりも強くなるはずはないのです。摂食障害の持つ力とは，すべてあなたから注がれているのです。それはあなたの健康な部分とまったく同じです。ですから，「摂食障害がそうさせた」ではなく，「私の中の摂食障

害の**部分**がそうした」と表現してください。摂食障害の部分にも自分で責任を持つということは，摂食障害があなたにしてくれていることに興味を持ち，耳を傾け，それを見つけ出すということでもあるのです。

練習：書き出してみよう
◉ 摂食障害の部分にお礼の手紙を書こう

あなたの中で摂食障害の部分がどんな役割を果たしているのかを理解するために，摂食障害の部分へお礼の手紙を書いてみましょう。あなたのためになっていると思う摂食障害の部分に対して，感謝の言葉を書いてみましょう。どんなことでもかまいません。たとえば，痩せさせてくれた，怒りの感情に対処しやすくしてくれた，自分が他の人とは違って，特別な存在だと感じさせてくれた，などがあるかもしれません。思いつくことをすべて書いてみてください。逆に，摂食障害になっていなかったらどうなっていたと思うか，どうなってしまうと思うかについても，感謝の意味をこめて摂食障害の部分に教えてあげましょう。手紙を読み返してみてください。そして試しに，摂食障害行動を使わないで同じ状況に対応するとしたら他にどんな方法が使えたのか，または使えるのかについても，思いつくかぎり書いてみてください。（このような練習をすることで，自分の中の健康な部分に少しずつ気づくことができるようになります）

◉ 摂食障害の部分と健康な部分を区別しよう

あなたの中の摂食障害の部分と健康な部分を見分ける参考になると思いますので，クライエントさんたちからよく聞かれる言葉をいくつか例に挙げて，整理していきましょう。

- 「私の中のある部分は良くなりたいと思っているけれど，別な部分は思っていない」。こうしたためらいを含む曖昧な発言から，健康な部分と摂食障害の部分の両方が混在していることがわかるでしょう。過食の連鎖を断ち切るのが何よりも大切だと主張したかと思えば（健康な部分），その日の夜にも過食してしまうのです（摂食障害の部分）。回復を促進させるために，食行動を変えてみようと思う一方で（健康な部分），実際にその場に遭遇すると，別な部分が口を挟んできて，同じ摂食障害行動を繰り返してしまうのです（摂食障害の部分）。目標は，心の中で起きているこの葛藤に気づき，健康な部分に主導権を握らせてあげることです。
- 「自分の中に怪物がいるみたい」。過食症やむちゃ食いに苦しむクライエントさんの多くは，心の中に普段の自分とは異なる怪物のようなものが存在し，それがときどき力を増し，過食や嘔吐に走らせてしまう，と感じています。怪物が自分の内にいると理解することはとても大切です。怪物はその人自身の一部であり，コントロールを失った部分なのです（摂食障害の部分）。一方，自分の中に何か破壊的な力があると認識しているのは健康な部分です。
- 「着ている服が標準サイズなのは知っているけれど，鏡を見ると，太った人が見返してくる」。このクライエントさんの健康な部分は，論理的で聡明で，標準サイズの服を着ているなら太っているうちに入らないとわかっています。それでも，鏡を覗くと摂食障害の部分の目から見た自分の姿が見えて，本当の体型を判断する力が鈍ってしまうのでした。歪んだ知覚は，摂食障害の部分からきています。
- 「過食はしないと自分に言い聞かせるのですが，そのうち何かに圧倒されて，どうしてもコントロールできないと感じてしまうのです」。「自分」に向かって何かを言い聞かせているときには，あなたの中に話し手と聞き手がいることに気がつくでしょう。このクライエントさんの場合，健康な部分がまず過食しないようにと言い聞かせていまし

たが，次に摂食障害の部分が主導権を握ってしまいました。練習を重ねていくと，健康な部分から摂食障害の部分をどんどん区別できるようになるでしょう。
- 「よくなりたいけど，体重を増やしたくない」。健康な部分は，よくなりたいと思っています。それに対して，摂食障害の部分は太ることが怖いため，あるいは他の何かが怖いために，体重を増やしてはいけないという交換条件をつけようとします。

摂食障害の部分が自分の中に潜んでいると考えたことはこれまでなかったかもしれませんが，ひとたびこの考え方が呑み込めてくると，その存在に気づけるようになります。自分の中にふたつの部分が存在するというこの考え方を理解し，いくつかの課題をこなしていくと，ますます理解が深まるでしょう。健康なときには，健康な部分の声にしか気づいていなかったことでしょう。しかし今では，摂食障害の部分が勢いを増し，健康な部分はひっそりと姿を隠しています。しかも今では,あなたを怖がらせたり，身動きを取れなくさせたりするようなことばかり言う摂食障害の部分のほうに，親しみさえ感じているでしょう。

以下にご紹介するクライエントさんは，健康な部分と摂食障害の部分という考え方にはじめは抵抗を示しましたが，その後受け容れられるようになりました。

　　摂食障害の部分と健康な部分という考え方について初めて教わったときは，何のことだかさっぱりわかりませんでした。ふたつが別のものだったとは理解できず，それはたぶん，私の中に健康な部分がほとんどなかったからだと思います。私の考えや行動は，単純にそのまま自分のものだと思っていました。朝は何も食べないで，何時間も運動をし，そして夜になると過食して嘔吐しました。もちろん，そんな行動が普通だとは思っていませんでした。でも，私にとってはすっかり

普通になっていたので，本格的にやめようと思う気持ちや相反する気持ちはありませんでした。心理療法では，私の健康な部分に少しずつ気づくことができました。とても効果的だったのは，ある状況で摂食障害の言いなりになりたいと思っているときに，私と同じ状況にいる他の人に何と言葉をかけるかと質問されたことでした。自分以外の誰かにかける言葉を思い浮かべてみると，私の中にも健康な部分が確かにあるのだとわかりました。私の健康な部分は，摂食障害の部分に押しつぶされて，あまりにも長い間声が出せなくなっていましたが，そんな部分が自分の中にあったことすら，私は気づけずにいたのです。健康な部分がだんだん強くなってくると，摂食障害の部分に反論して，心を開き，他の人との交流を受け容れ，人間関係を築けるようになりました。自分の中の健康な部分に一度気づくと，摂食障害行動にはなかなか戻れなくなりました。逆に，今までの行動をしたいと思ったときでさえ，簡単にはできないようになったのです。健康な部分が主導権を握ると，周りの人たちとの人間関係もずっとよくなりました。人間関係を大切にする唯一の方法は，以前のような行動には戻らないことでした。

――ＣＲ

◉ 摂食障害の部分を癒すのは健康な部分

　私たちは，摂食障害の部分をなくそうと考えるよりも，健康な部分を強めて本来の役割を果たせるようにしようと考えます。健康な部分を強くするには時間がかかりますが，人それぞれ，どの程度集中して取り組む必要があるかは異なるでしょう。回復するためには，問題となる摂食障害行動をもちろん完全にやめることになります。しかし，摂食障害の部分については，捨て去るべきものではなくて，何らかの感情や，注意を向けるべき事柄を知らせてくれる役割と位置づけられるようになるでしょう。回復す

るためには，自分の中のその部分に耳を澄まし，何が自分の中で起きているのかを見極め，摂食障害行動以外で，どのように対処できるかを学ぶ必要があるでしょう。問題点を見逃さないことは大切ですが，摂食障害の部分は，その問題への対処法を，不必要な，自分を傷つける方法として提案してきます。「それは食べてはいけない」，「大好きな食べ物を買い込んできて過食しよう」，「嘔吐しなければいけない」などです。これらに従って行動してみても何も解決されず，楽しくもありませんし，心が本当に穏やかになるものでもありません。摂食障害症状はいつまでも続いて，根底の問題はまったく解決されないままでしょう。根底にある問題については，3つ目の秘訣で詳しく見ていきます。いずれにしても，目標は，こうした考えや行動の根底にある本当の感情や心の叫びを知ったときに，それに対してただ摂食障害行動を用いて反応するのではなく，むしろ注意を向けて上手に取り扱っていけるようになることです。健康な部分が十分強くなり，人生で直面するさまざまな問題にも対応できる力がついてくると，摂食障害の部分が存在する理由はなくなります。摂食障害の部分は，あえて「摂食障害の部分」と呼ぶほどのものではなくなり，単に何らかの状況が起こっているときにそれを知らせてくれる存在になります。そうしてその知らせを受けたら，次にそれに対処するのは健康な部分の仕事です。健康な部分が取り仕切るようになれば，たとえ摂食障害行動への衝動があったとしても，それに対してお手上げだとはもはや感じませんし，言いなりにならなければならないとも感じなくなります。やがては摂食障害にまつわる考えさえ頭の中からすっかり消え去ります。この状態になると，私たちはそれを，摂食障害の部分が健康な部分に再び統合された，と言い表します。この点に関しては，以下でさらに詳しく見ていきましょう。

◉ 私たちの振り返り

　グエン：振り返ってみると，「摂食障害の部分」とは別に「健康な

部分」があると気づくことは，私にとってはとても困難な作業でした。はじめは，自分の中のふたつの部分についての概念がまったく理解できませんでした。自分にはそもそも健康な部分なんてないと信じていた時期さえありました。摂食障害の部分が，当時はまさに**私自身**なのだと思っていました。それでも，もしも私に健康な部分があるとしたら，何と思うだろうかと想像してみました。こうした練習は，それなりに有効でした。自分の中にも健康な部分があって，他の人にならどんな言葉をかけてあげたいかがわかっているのですが，自分にはそうした言葉をかけてあげられないのだと気がつきました。心理セラピストになった今でも，クライエントさんには，健康な部分があるとしたらどんな言葉をかけてあげられるか想像するように勧めています。この方法は，確実に効果があると実感しています。この自分の中のふたつの部分という概念に取り組む過程では，自分がいつ摂食障害の部分として振る舞っていて，どんなときはそうは振る舞っていないのかがなかなかわからずに混乱しました。健康な部分が話しているように聞こえても，実際は摂食障害の部分が都合よく事を運ぼうとしている場合もありました。たとえば，運動したい衝動を正当化しようとして，新鮮な空気を吸いたい，気分を良くしたい，頭をすっきりさせたい，体調管理のため，などの理由をよく使いました。こう言えば，「健康的に聞こえる」と思っていたからですが，実際は，摂食障害の部分がもっとカロリーを燃やしたほうがいいとそそのかしているだけでした。本物の健康な部分を見つけ出すには，それなりの時間がかかりました。他の人に対してはもちろん，自分に対してさえも，ごまかすのがかなり上手になっていたからです。摂食障害の部分が私をどれほどコントロールしていたのかを思い知り，とても辛くて，怖くなることさえありました。長い年月が過ぎていたので，たとえ誰かが助けようとしてくれても，私の摂食障害の部分をとめられる人は誰もいないかもしれないと心配にもなりました。しかし，キャロリンと出会い，課

題に取り組みながら，穏やかに話し合い，批判的ではない質問を投げかけてもらううちに，自分自身について，ゆっくりとですが，はっきり理解できるようになり，摂食障害が私の中でつくり出す力関係がわかるようになってきました。心にあった恐れや疑いをキャロリンや他の人たちに話して共感してもらうと，やっと，自分の中の本物の健康な部分の声といくらかつながり合えた感じがしました。たとえば，よくなりたいけれども，万が一よくなれなかったらどうしようと怖れている気持ちがあったとしたら，この恐れが健康な部分の声だということは私にもはっきりとわかりました。なぜなら，摂食障害の部分なら，健康になれなくても一向にかまわないからです。

　キャロリン：グエンは，何年も摂食障害を抱えて生きていましたが，回復しようと試みたことはずっとなく，私のところへ来たときが初めての治療でした。そのときでもまだ，自分の状況の深刻さを認めたがりませんでした。ご主人とお子さんがいて，さまざまな人生の課題をそれなりにこなせていたので，本当に「問題ない」のだという彼女の歪んだ思い込みがあたかも正しいかのように見えたこともあったのでしょう。しかし，クライエントとして治療を開始した時点では，グエンの病はかなり深刻で，彼女は拒食症に完全に支配されていました。グエンがしぶしぶ治療を受けることにしたのは，摂食障害行動がきっかけでけいれんを起こしたからでした。摂食障害にはたくさんの危険が伴いますが，けいれんもそのひとつです。二度とけいれんを起こしたくないというのが，グエンが回復しようと思うただひとつの理由でした。その頃グエンは，「摂食障害の部分」は「自分」そのものだと完全に信じ込んでいました。そのため，私がいくら彼女の中の健康な部分とつながり合おうとしても，ますます抵抗にあうだけでした。一方，三人の子どもたちを愛して守ろうとする気持ちは，グエンの発言や行動にとてもはっきりと表れていました。子どもたちが何を必要と

しているかや，子どもたちの人生について話すときには，グエンの健康な部分の声が聞こえました。グエンが子どもたちに注ぐ愛情が，私が彼女の健康な部分とつながり合う際の糸口になりました。

　私たちはそれから，体重そのもの，体重を量るのをやめられない「執着心」，特定の食べ物を一切口にしない彼女なりのルールといったテーマについて話し合いました。そうした話を自分の幼い娘に語り聞かせるとしたらどのように話すか想像するようにと，私は何度も伝えました。するとグエンは，自分がどう反応するか，娘には何と話すか，自分自身に向かっては何と話すか，それぞれ食い違っている点にすぐに気がつきました。この食い違いこそが，健康な部分を見つけ出す力がグエンにもちゃんとあることを証明していました。同じようにグループセラピーでは，グエンは他のクライエントさんたちに意見を言うときにはとても健康的で，思いやりがあり，回復に向かう姿勢になっていました。その点についてグエンと話し合うことも，グエンが健康な部分とつながり合えるように導くためのもうひとつの方法でした。グエンが他の人にするアドバイスを心から信じているのでしたら，どうしてそれが彼女自身には当てはまらないのでしょう。当初，グエンはこうした食い違いを正当化しようとしましたが，それでも彼女が私の意見を受け止めて自分の中の健康な部分に気づき始めている様子が伝わってきました。摂食障害の治療では一般にそうですが，グエンの治療でも，摂食障害の部分に駆り立てられた行動と，回復しようと思っている健康な部分から来る行動とを見分けられるようになることが大きな焦点となりました。この気づきが広がるまでには時間がかかりましたが，あきらめずに続けるうちに，グエンは自分の中のふたつの部分を上手に見分けられるようになりました。

◉ 健康な部分を強くする

　健康な部分を強くするためには，摂食障害の部分に反論する練習をしなければなりません。はじめは反論する内容を心から信じていなくても，ひとまず口に出してその言葉を言ってみましょう。「それを食べてはいけない，食べると太る」などといった摂食障害思考には普段から何と言い返していますかと尋ねると，初めて質問されたクライエントさんは，たいていきょとんとした表情でこちらを見返してきます。治療を始めたばかりのクライエントさんたちは，そうした摂食障害思考が頭の中を占領しているときにどう言い返したらよいのか見当もつかない，と話してくれます。摂食障害思考に従わないで反論することは難しいものです。そうした考えが頭の中に浮かんできたときに言いなりにならないようにするためには，あらかじめ練習を重ねて，何と言い返せるのかいくつかの選択肢を考えておく必要があるでしょう。このとき，自分の中の健康な部分からの声が役に立ちます。みなさんのそれぞれの状況において内容は変わるかもしれませんが，他の人が書いた文章を参考にして，自分なりに考えてみましょう。摂食障害の声に反論するために，クライエントさんたちは健康な部分からの声をいくつも書き出しています。

◉ 効果的で健康的な「私への言葉」

- 自分の身体を受け容れて，他の女性たちの見本になりたい。
- もしも食べすぎてしまっても，拒食や嘔吐をせずに，回復への道に戻れるのだとわかっている。
- 身体がいくら痩せていたとしても，その中身が空っぽで人生を楽しめないのなら，いいことなんてない。
- 「望み通り」の身体でも，独りぼっちじゃ嫌。大き目のジーンズとはもっ

- と自由な人生っていうこと！
- とても耐えられそうもない気持ちだけど，ただの感情だから，そのうち楽になる。
- 体型についての私の認知は歪んでいて，他の人に見える私の姿とは違うことが**わかっている**。
- 考え抜いてここにたどり着いたのだから，そろそろ今までとは違う何かを試してみるときかもしれない。
- 体重について言えば，チーズとクラッカーを食べても果物を食べても，300カロリーは300カロリー。
- 食べ物に「良い」と「悪い」はない。食べると太る特定の食べ物があるわけではない。
- カロリーが一番低いのはどれかではなくて，何を一番食べたいかを考えたらいい。
- 食べ物を制限しても，あとから過食するようになるだけ。
- 満腹は太っていることとは違う。
- 今は自分の身体について客観的に判断できない。
- 大好きな尊敬する人たちが回復している。だから私もきっとよくなれる。
- 自然な身体を受け容れられないかぎり，決してよくならない。
- 人間関係を築いて楽しみたいけれど，そうした人生の喜びを味わいつつ，**同時に**摂食障害を抱えているのは無理というもの。
- 体重を減らすのを目標にしているとうんざりした気分のままだから，そんな目標はもうあきらめる。
- 「これで十分痩せている」という状態は決して来ない。だから，今この瞬間からありのままを受け容れようと思う。
- 運動は，したいと思ってするには健康的だけれども，義務になってしまった時点からそうとは言えなくなる。
- クッキーを断ることに意志の力はちっとも必要ない。私にとっては，

クッキーを食べることのほうが難しい。だから，クッキーをあえて食べることで自分自身に挑戦しようと思う。
- 極端な考えや行動ではなく，バランスが肝心。
- 自分の体型を保つことで感じる自信は，結局それを得るために行っている自分自身への仕打ちですべて帳消しになってしまっている。

大勢のクライエントさんたちが，**こうした言葉を自分で信じていなかったらどうなるのだろう，たとえ口に出して言ったとしても，本気でそう思っていなかったらどうなるんだろう**，などと考えているのですが，みなさんも同じように考えているのではないでしょうか。しかし，大切なのは次の3点です。1) 実際に練習することが必要です。野球選手がバッティングケージの中で練習してスキルと反射神経を磨いておいてこそゲーム本番でそれを発揮できるのと同じです。2) あなたと同じ状況にいる小さい子どもや親友に言ってあげたいと思える言葉で，実際にあなたが信じている言葉を考えてみましょう。3) 私たちを信頼してみてください。それで失うものは何もないのですから。

● 摂食障害の部分の存在に気づき，変化を起こす

私たちは，摂食障害の部分としっかりと向き合って，その部分が何を考えているのかを把握して対話し，そして最終的にはそれを変えることが大切だと信じています。

過食や嘔吐や拒食などの摂食障害行動の前に日記を書くことは，摂食障害の部分としっかりと向き合うための方法のひとつです。**行動する代わりにではなく，行動する前に**ということが大切ですので，ぜひ理解しておいてください。行動する代わりに日記を書くだけで効果があるのでしたら，私たちは職を失い，みなさんも摂食障害にこんなに苦しんでいないでしょう。残念ながら，それほど簡単ではないのです。摂食障害行動をやめ

たいと思ってはいても，結局そうしてしまうのでしたら，あなたの中でそうした行動にしがみついている部分を認識し，それを理解する必要があるでしょう。行動する前に日記を書くと，どうしてそのように振る舞ってしまうのか，そしてその行動をやめたときにどうなりそうだと怖れているのかが理解しやすくなります。日記を書く作業は，人生のさまざまなことをもっと意識的に選べるようになり，最終的には健康な部分にもう一度コントロールを任せられるようになるための大切なステップです。摂食障害思考や衝動が迫ってきた瞬間に自分自身に何と言葉をかけたらよいかがわかり，摂食障害の部分がまた勢いづいてきたときに尻込みしないでいられると，健康な部分が強くなります。外側からコントロールしようと働きかけて，自分に罰を与えたり，友達や家族が強制したり，あるいは治療プログラムに通ったりしても，はじめは摂食障害行動が一時的に弱まるかもしれませんが，摂食障害の部分に反論する力を自分のものとしてしっかり身につけて，主導権を健康な部分に取り戻さないかぎり，簡単に摂食障害の部分が勢いを増し，支配的になるでしょう。先ほど，健康な部分からの言葉のレパートリーを用意しておくと役に立つと話しましたが，最終目標は，そうした言葉をさらに応用して，自分の中で効果的に対話を繰り返し，摂食障害の部分に対して健康な部分が自然に対応できるようになることです。

● 摂食障害思考に反論する

　私たちのクライエントさんがどのように摂食障害の部分に反論しているのか，いくつか例を見てみましょう。簡潔でポイントを押さえているものを選びましたので，みなさんが摂食障害の部分に素早くきっぱりと反論するためのヒントになるのではないかと思います。

1. **摂食障害の部分**：食べ物を制限して運動すれば，私は自分自身に対して大丈夫だと感じられるし，私の感情にもうまく対応できるわ。

健康な部分：運動をして食べ物を制限しても，大丈夫だとは思えない。確かに一時的に感覚が麻痺して何も感じなくなるけど，感情が消えたわけではなくて，必ず戻ってくるわ。運動をして拒食をするのは，その場しのぎの方法でしかないわ。

2. 摂食障害の部分：あまりにも大変な一日だった。これだけ頑張ったのだから，今日は好きなものを好きなように食べてもいいわよね。チョコレートケーキを**丸ごと**ひとつ食べよう。過食以外に気分を良くしてくれるものなんてないもの。

　　健康な部分：確かに今日一日よく頑張ったわ。何か楽しいことをするか，ストレスを発散する方法を見つけないといけないわね。ヨガをしたり，ゆったりとお風呂に入ったりして，ケーキを一切れ食べるのもいいかもね。でもケーキを丸ごと全部食べてしまうと，食べている瞬間は気分が良いかもしれないけど，あとから自己嫌悪に陥って，食べたことと体重についてますますストレスを感じるようになるわ。

3. 摂食障害の部分：適正体重になったとしても気分はみじめなだけ。だったら，太っていてみじめなのよりも，痩せていてみじめなほうがまだましだわ。

　　健康な部分：適正体重になったときにどんな気分かは予想できないはずよ。それがわかるほど長い間適正体重だったことはないのだから。はっきりしているのは，病的に痩せている状態ではどうしようもなくみじめで孤独だということだけ。それは実際に経験してよく知っている通りね。でも，体重が増えて健康になったらどんな気分かは知らないはずだわ。

4. 摂食障害の部分：たとえ今回は過食するのを我慢しても，私は今まで通り太っているのだから，一晩だけ健康な食事をしても何の意味があるのかしら。健康な食事なんて，試すだけ無駄だわ。

　　健康な部分：過食したいのを我慢してバランスの取れた健康的な食

事をするたびに，次に過食したくなったときにそれを乗り越えるためのスキルを強めているのよ。練習することは決して無駄ではないわ。

5. 摂食障害の部分：体重が減らないかぎり，決して幸せになれない。
健康な部分：幸せかどうかを決めるのは，身体ではなくて心よ。あなたと同じくらいの体重の人でも，幸せな人はいくらでもいるわ。人生を幸せにするためのいろいろな方法に取り組んでみると，体重はそれほど気にならなくなって，心も身体も調子がよくなるかもしれないわ。

練習：書き出してみよう
摂食障害の部分の思考

ノートを取り出して，最近頭の中で聞こえる摂食障害思考をいくつか書き出してみましょう。書き出した摂食障害思考のそれぞれに対して，健康な部分からの反論も書いてみましょう。何を書いたらよいかがわからなくて行き詰まってしまったら，先ほど紹介したクライエントさんたちの言葉を参考にしてください。また，他の誰かがあなたにこうした摂食障害思考を話したとしたらどのように答えるかを考えると，書きやすくなるかもしれません。多くの場合，他の人に何と声をかけるかと想像してみると，これらの言葉も思いつきやすいでしょう。

摂食障害思考に反論すると，気づきの範囲が広がります。思考に逆らい，その思考に従わずに，健康的な反応ができるようになります。摂食障害の部分が割り込んできて，さらに支配を強めようとするときに，このような練習を続けていると，健康な部分から素早く反論できるようになります。根気強く続けてみてください。どうしても逆らえない，または摂食障

害思考にまだ振り回されていることに苛立ってしまう,という時期もあるでしょう。あるクライエントさんは,そうした苦しい時期を乗り越えたプロセスを語ってくれました。

　いつしか練習を重ねていくうちに,「摂食障害のおしゃべり」が頭の中で繰り広げられているときにも,「マイナス思考を変えられない」でいる自分を批判したり責めたりせずに,根気強くそれらをただ認識できるようになりました。マイナス思考が心の中にずっとあると,それだけでとても苦しいものです。しかし,そのまま練習を続けていくと,そうした思考にはただ注意を向けて,名前をつけて,摂食障害思考だと気づいたままでいられるようになります。また同時に,そうした思考は何かのスイッチひとつで消せるものでもないのだと自分に言い聞かせて,忍耐強くいられるようにもなります。おしゃべりが聞こえてきても,そのうち消えるのです。思考にただ気づいた状態でいられるということは,それに対応できるようになるための第一歩です。そして,そこに摂食障害思考があることを踏まえつつ,自分が一人の統合された人間だと改めて意識しながら,摂食障害は自分の一部でしかないと見極められることへの第一歩なのです。

――ＫＢ

● 摂食障害の部分と健康な部分を対話させよう

　摂食障害思考に反論することができるようになるとしても,最初は一言か二言くらいしか言い返せないかもしれません。しかしそのうち,あなたの中で摂食障害の部分と健康な部分に交互に長い対話をさせることができるようになります。一般に,摂食障害の部分からの考えを書き出すことは簡単ですが,健康な部分からの反論を書き出すことは難しいものです。何と言い返せばよいのかわからなかったり,摂食障害の部分の言葉をそのま

ま信じてしまったりして，足元をすくわれがちです。それでも練習を繰り返し，場合によってはその書いた内容をセラピストや信頼できる誰かに見てもらうと，対話がしやすくなって，前よりも上手に言葉を返せるようになるでしょう。対話全体を紙に書き出すと，摂食障害の部分への反論や反応を体系的にまとめやすくなります。その作業を続けると，やがて健康な部分が十分強くなって，何と言い返して，どのように抵抗するとよいのかがわかるようになります。

　対話をある程度長く行っていくと，摂食障害の部分があなたの考え方や行動や人生そのものにどのような影響を与えているかがよりはっきりと見えてくるようになります。あるクライエントさんが書き出した対話全体を以下に引用します。対話の方法はたくさんあり，これはほんの一例です。

　摂食障害の部分：「今日こそ完璧じゃないといけないわ。トッピングの追加はダメ，サラダにドレッシングはかけない，決められたカロリーから1カロリーだって超えてはいけない。今日一日で食べていいのは小さなボールに一杯のサラダだけ。ドレッシングはかけない，食べたらすぐに運動する，トッピングの追加は一切なしよ。昨日友達と会ったときのランチで食べたものの埋め合わせをしないといけないわ。もうすでに，そのときに食べたもので太った感じがするもの。あんなに食べてしまって，何の言い訳もできないわ。他の人と一緒にいると，自分があまりにも弱くなってしまう。これからは誰かに誘われても断るべきなんだわ」

　健康な部分：「他の人と一緒に食事をしなくてすむというだけの理由で，たった独りで家にいて，それで心から楽しいかしら？　それではあまりにも寂しい人生じゃないかしら。昨日のランチはあれでよかったのよ。このまま一生サラダだけを食べているわけにもいかないし，そうする必要もないわ。あなたは食べると罪の意識を感じるように自分で条件づけして，何が本当に大切かを忘れてしまっているわ」

摂食障害の部分：「いつか痩せたら，贅沢をして，他の人たちと外食ができるかもしれない。でも今は，それを自分に許せるほど自分自身を管理できていないわ。スタイルを良くしたかったら，意志を強くして，食べたいと思うものを手当たり次第に食べてはいけないの。私がこんな姿になったのも，当然の成り行きね。こんな姿をさらしているなんて恥ずかしいわ。私はほっそりとした人たちがするべき行動をしているだけ。スリムな人たちはサラダを食べるの。それが私にとって大事なのよ」

健康な部分：「本気でサラダだけを食べていたいのかしら。幸せになったようでもないし，喜びをもたらしてくれているようにも見えないし，サラダしか食べないあなたと一緒にいても友達はそれほど楽しくないわ。サラダしか食べられなくて，孤独なら，痩せていても何のいいこともないわ」

摂食障害の部分：「他の人たちが，私のようにデザートを断れたらいいのに，と話しているのを聞くのは気分がいいわ。自分が特別な存在に思えて，立派にコントロールできている気持ちになるの。他に自分に取り柄があるとは思えない。だけど，少なくともその点だけは，他の人が褒めてくれるわ」

健康な部分：「でも，あなたがあとから一人で何を食べているかを他の人たちが知ったら考えを変えるだろうってことは，あなた自身もわかっているでしょう？　みんな困惑するか，心配するか，あるいは両方だわ。今ではあなたもいつだって考えているわよね，**みんなが本当の私を知ったらどう思うかしら**，って。以前は人生を楽しんでいたし，踊りにも行って，甘い炭酸飲料も飲んで，友達もたくさんいたじゃない。それなのに，今では強迫的にダイエットと運動をして，人生の何もかもが前よりもひどく感じられる。人生そのものが，拒食して一時的に気分がよくなったとしても，結局あとから過食してとてもみじめになってしまっているわ。それで意味

があるのかしら」

摂食障害の部分：「あまり意味がないわ。昔の楽しかったことを思うと，寂しいわ。自分がどれほど変わったのかさえ忘れてしまったけれど，今は自分でもどうしたらいいのかわからないの」

健康な部分：「それなら，これからの24時間で何をするか，一緒に計画しましょうよ。計画に沿って行動して，どうなるかを見てみましょう」

摂食障害の部分：「そうね，やってみるわ」

健康な部分：「その調子！」

練習：書き出してみよう
ふたつの部分を対話させよう

　摂食障害思考が頭の中に浮かんでいるときに，ノートを取り出して，反論する内容を書いてみましょう。対話があなたの中のふたつの部分を行き来するにまかせてみましょう。繰り返しているうちに，必ず簡単になっていきます。忘れないでください，言葉に詰まったときには，誰か大切な人が摂食障害の部分の内容を話しているとしたら，どんな言葉をかけてあげたいと思うかを考えてみましょう。対話は，必ず健康な部分の言葉で締めくくりましょう。これは強調してもしきれないことですが，対話を繰り返す作業は，健康な部分が主導権を取り戻すうえでとても大切なことなのです。

◉ ロールプレイ：声に出して対話する

　誰かに手伝ってもらいながら反論の練習やロールプレイをするのも，ふたつの部分に対話をさせる方法です。家族，友達，先輩，セラピストといった周りの人たちの中に，ロールプレイの相手をしてもらえそうな人がいないかどうか探してみましょう。あなたが摂食障害の部分の考えを声に出して言い，相手の人に反論してもらうとよいでしょう。また，相手の人にあなたの摂食障害の部分の役割を演じてもらって，あなたが健康な部分から反論することもとても大切です。時間をかけて練習を続けると，健康な部分または「健康な声」が強くなってくるのがわかるはずです。その声がますます強くなるにつれて，健康な部分もどんどん強くなっていきます。どの程度回復したかということは，健康な部分がどの程度主導権を握っているかということと比例していると言えるでしょう。

　　摂食障害思考を声に出す練習をセラピーのときにしました。以前はそうした考えは自分の本音であり，あまりにも恥ずかしいと思っていましたが，声に出し，他の人に何度でも反論してもらっているうちに，それは自分のものではないし，間違っているとはっきりわかるようになりました。今では，頭の中にそうした考えが浮かんできても，自分だけでずいぶん反論できるようになりました。でも他の人と一緒に練習したことはとても役立ち，そのおかげで今は，何が起きているかに気がつきさえすれば，健康な部分が摂食障害の部分を抑えてコントロールできるようになりました。

——MM

◉ 摂食障害の部分と健康な部分をひとつに統合する

　先にもお話ししましたが，回復において目指すゴールは，自分の中の相反するふたつの部分を統合させて，ひとつのまとまった自分になることです。摂食障害の部分としっかり向き合い，言いなりにならずに，それに代わる健康的な行動を探し続けていると，いくつかの段階を経ながら最終的に回復にたどり着きます。この最終状態を，私たちは「統合」と呼びます。摂食障害の部分があなたにとってどのような役割を果たしているのかを突き止め，代わりに健康な部分にその役割を任せてしまえば，摂食障害の部分の出番はなくなります。また，たとえ摂食障害の部分が果たそうとしている役割がわからないままでも，摂食障害の部分からの思考に従わなければ，健康な部分に主導権を取り戻せます。統合のプロセスは，摂食障害の部分がもはや必要なくなり，健康な部分のコントロールが続いていくなかで，自然にゆっくりと行われていきます。そして，ある日振り返ってみると，いつしか摂食障害思考にはもう従っていないことに気がつくでしょう。回復への道をさらに先に進むと，摂食障害に関することをすっかり考えずにすむようになります。私たち著者が個人的に摂食障害から回復してきた経験と，専門家として治療を行ってきた経験から，統合までのプロセスには以下のような固有の各段階があることがわかっています。

◉ 統合までの段階

1. 摂食障害の部分と健康な部分は別だと本当の意味で理解しないまま摂食障害の行動に従っている。
　　この段階では日常的に摂食障害の思考や行動がありますが，そうした行動は自分そのものだと感じています。自分の中の一部が，健康な自分とは別，または別になれるとは思いもよりません。実際に，

自分の中に摂食障害の部分と健康な部分があるという考え方は，ばかばかしく，苛立たしく，あり得ないことだとさえ感じるかもしれません。

2. 対立するふたつの部分が自分の中にあることに気づき始めるが，それでも摂食障害の行動は自分にとってまだ必要だと信じている。

自分の中にふたつの部分があって，それが対立していることに気づき始めています。どのようにして気づいたかは人それぞれでしょう。友達とランチを食べに出かけたいと思ったときに，ふたつの部分の間に葛藤が起き，結局行くべきではない，または行けないと納得したかもしれません。摂食障害行動にまつわる衝動を感じたけれども言いなりにならないようにしたり，いつもとは異なる選択をしようとしたりしたときに，摂食障害の部分が非難していることに気づいたかもしれません。他の人には優しい言葉をかけてあげることができても，その同じ言葉や思いを自分には当てはめられずにいることに気がつくかもしれません。あるいは，他の人が，ときにあなたの中に二人の人間がいるように思えると指摘することがあるかもしれません。この段階では，心の中に対立があるのに気づき始めていますが，それに対してどうしたらよいかはわかっていません。

3. 健康な部分を用いて摂食障害の部分と対話する。

この段階になると，摂食障害行動をしたくないと思っている部分を，もっとはっきりと見分けられるようになってきます。回復できるかもしれないと思う瞬間がときどき訪れることでしょう。また，自分自身にはうまく言葉を返せないかもしれないけれども，他の人になら何と言葉をかけたらよいのかちゃんとわかっている部分が自分の中にあることを理解し始めます。この健康な部分はどこか隅の方に隠れてしまっているか，影を潜めているかもしれませんが，もう一度その部分に人生をコントロールしてもらいたい，と考えています。この段階を通過するためには，とても長い時間がかかるかもしれま

せん。摂食障害に抵抗しながらも，摂食障害行動を繰り返してしまうかもしれません。どれが健康な部分でどれが摂食障害の部分なのかを見分けるために，周りの人に助けを求める必要があるかもしれません。こんな「やり方」やこのような過程に効果があるのだろうかと疑問が湧いてきて，さらに前進していくためにしっかりと支えてもらう必要があるかもしれません。

4. 健康な部分に力がついてきて，自分の中の摂食障害の部分と対戦することができ，それを克服するために一生懸命取り組んでいけるのだと「理解している」。

摂食障害から回復するときに健康な部分がどのように役立つのかが理解でき，本当の戦いが自分の内面にあるということも理解します。摂食障害の部分の思考に気づくことができ，健康な部分が対応することも上手になっていきます。摂食障害の部分から主導権を取り戻すには，練習を続ける必要があるということを理解します。

5. 健康な部分がもっと力を発揮できるようになるけれども，摂食障害の部分もまだ存在しており，声高に主張を繰り返し，ときに言いなりになってしまう。

健康な部分が摂食障害の部分より優位に立っていることがだんだん多くなっていることに気がつくでしょう。はじめは健康な部分が優位に立っている時間はわずかかもしれませんが，この段階で50％に近づき，そのまま回復に向けて取り組み続けると60，70，80％と増えていきます。しかしまだ，ストレスが高まったり困難に直面したりすると，摂食障害の部分が不意に忍び込んできて，支配してしまう場面もあります。やがて健康な部分がほとんど症状を抑えている状態になりますが，それでも摂食障害思考はまだ残存しています。

6. 健康な部分が主導権を握るようになったけれども，摂食障害の部分の気配はまだいくらか残っている。

回復もここまで進んでくると，さまざまな問題に対応するために摂食障害行動を使わなくてもよくなりますが，摂食障害思考はまだ残っています。健康な部分に決断を任せることができ，摂食障害の部分は過去のものとして，昔の友達のようになります。摂食障害は影を潜めたと思っていますが，まだ日が浅いので，ひょっとしたらぶり返すことがあるかもしれないと用心しています。回復してきているのは確かですが，すべてにおいて「完全に回復した」と言い切れるかどうかはまだ自信がありません。

7. **摂食障害の部分と健康な部分が統合される。回復したと言い切れる。**
健康な部分と摂食障害の部分という枠組みではもう考えていないでしょう。自分の中のふたつの部分から引き起こされる思考や感情というものはなくなり，ひとつの自分として認識できるようになります。摂食障害行動への興味も衝動もなくなり，そちらの方向へ引っ張られるような誘惑もありません。健康であり続けることを戦いだとは思っていませんし，摂食障害が何か誘惑してきたり話かけてきたりしたときには警戒しなければ，とも感じません。必要なときに周りの人に助けを求める方法を習得していて，自分で物事を処理できるようになっています。健康な部分が支配しているのだと意識して考えることもなく，今の状態がありのままの「わたし」だと感じています。自分の中の統合された部分を使って，自然と決断ができるようになっているのです。

すでにお伝えしましたように，摂食障害をいつ発症したのか具体的な日付はわからないものですし，回復についても同様で，ある日突然回復するわけではありません。このときから完全に回復したと言える瞬間はないのです。回復は，むしろ足を骨折して車いすを使わなければいけない状態から治癒するまでのプロセスに似ているでしょう。車いすから離れて松葉杖を使えるようになるまでは，運動機能を高めて筋力をつけるためのトレー

ニングが必要です。松葉杖を頼りに動き回っているうちに，ふつうの杖だけでも歩けるようになったことに気がつくでしょう。しばらくすると，杖や他の支えがなくても自分で歩けるようになります。足を引きずる感じが少し残っているだけです。それもそれほどひどくはないので，練習をしているうちに，そのうち足も引きずらないですむようになります。やがて歩けるようになり，走ることができ，踊ることもできるようになって，足はどんどん強くなるでしょう。ついに，ある日気がついてみると，足は骨折などしなかったかのようになり，むしろ怪我をする前よりも調子がよくなっているとさえ感じるかもしれません。この状態になると，「回復した」と言えます。もう動きを加減する必要もなく，怪我していたと感じることもありません。摂食障害から回復したかどうかが本当にわかるのも，あなただけです。完全に回復したと実感できるようになったら，他の人に，「回復途中」なだけで摂食障害から完全に回復することなどあり得ない，などとは言わせないでください。私たち著者は，完全に回復したという状態を誰よりもよく知っています。あなたもきっと，実感としてわかるようになるはずです。

◉ 秘訣2の終わりに

　摂食障害の深刻さは，摂食障害の部分があなたの考え，気持ち，行動をどれだけ支配し続けるかに大きく左右されるでしょう。2つ目の秘訣では，回復への取り組みというものは，もともとあなたの中にある健康な部分に気づき，それを強化し，もう一度決定権を委ねる作業に他ならないのだということを説明してきました。ひとたびこのことに気づき，実践できるようになると，摂食障害行動は弱まり，摂食障害の部分は健康な部分に吸収されて統合され，本来のあるべき状態に収まります。摂食障害の部分は，健康な部分の一部になり，何かに対処する必要があるときに警鐘を鳴らす，警報システムの役割を担うようになります。その何かについては，

次章「食べ物の問題ではありません」という3つ目の秘訣の中で考えていきましょう。

〜さらなる練習をしてみよう〜

練習：書き出してみよう
◉ あなたの健康な部分からの言葉

　摂食障害の部分に反論するときに役立つ言葉のリストをつくりましょう。リストは，目の届くところに置いておき，毎日数回読み返してみましょう。また，ときどき書き加えてみてください。辛くなったときにいつでも読み返せるように，常に肌身離さず持ち歩くのもいいかもしれません。家族や友達にもリストを見てもらうと，あなたが摂食障害の考えに悩まされているときにどのような声かけが助けになるかわかってもらえるでしょう。

練習：書き出してみよう
◉ 摂食障害の部分にお別れの手紙を書こう

　回復したいとまだ心から完全に思えていないとしても，摂食障害の部分にお別れの手紙を書いてみると，とても効果的で新たな気づきがあるかもしれません。摂食障害の部分がもたらしてくれたものについて，またその代わりに失ったものについても，健康な部分を主語にして伝えてみましょう。また，これからは摂食障害の部分の言いなりにはならないとも伝えましょう。少し時間をおいて，一時間後，次の日，翌週でもかまいませんが，今度は摂食障害の部分からの返事を書いて，どうしてあ

なたの中に存在しているのかを説明させてみましょう。この作業をすると，あなたがいまだに摂食障害の部分に何を求めているのかが見つけやすくなるでしょう。そして，摂食障害の部分に最後を締めくくらせるのではなく，もう一度健康な部分を主語にして，どのようにもっと健康的な方法で自分の問題に対処できるのかを説明し，他の誰に助けを求めるとよいかという点についても書いてみましょう。摂食障害の部分に敵意を持ったり虐待的に接したりしないように注意しましょう。本当に健康な部分であれば，そんな振る舞い方はしないでしょう。摂食障害の部分とやりとりするときには，摂食障害に苦しんでいる友達に接するようにすることを忘れないでください。

秘訣 3
食べ物の問題ではありません

　ただ単に食事と体重を管理しているだけでは十分とは思えませんでした。治療プログラムに参加して，専門家と一緒に取り組みながら摂食障害行動をやめることができましたが，根底にある問題にまったく向き合っていなかったので，症状は必ず再燃しました。どうして拒食するのか，食べてもどうして嘔吐してしまうのかといった奥底の本当の問題に向き合うまでは，気を紛らして落ち着きを取り戻すために，やはり摂食障害行動を使い続けていました。摂食障害が私にもたらしてくれていたものをもっと健康的な方法で手に入れられるようになるまでは，病気にどっぷりと浸っていました。今は，食べ物を制限したい，嘔吐したいと感じるときには，何らかの警告なのだということがよくわかります。必ず何か他の問題が関連しているので，立ち止まって，心の中を探るのです。

――ＣＲ

　摂食障害という病気を語るとき，「食べ物だけの問題ではない」ということは，一般によく聞かれます。いったいどういうことなのでしょう。食べることの障害と言われているにもかかわらず，食べ物が問題ではない，などということがあり得るのでしょうか。「食べ物の問題ではない」という言い回しが使われ始めたのは，摂食障害の病理の複雑さを強調して，た

だ単にダイエットと体重の問題と考える視点の浅薄さを伝えるためでした。つまり，この言い回しは，摂食障害では食べ物との関係が人生全体を支配するようになってしまっていて，回復するには食べ方を普通に戻すことはもちろん重要だけれども，食べ物それ自体が問題なのではない，と伝えているのです。食事プランをつくって体重を増やすだけでは，摂食障害は治癒しません。食行動を観察し，管理するような治療プログラムは，体重を増やし，「過食して嘔吐する」悪循環を断ち切るうえでは効果が期待できるでしょう。なかには，それがきっかけで回復する人もいるかもしれません。しかし，多くのクライエントさんにとって，摂食障害症状から解放された状態をずっと維持し，いわゆる「回復した」と呼べる状態になるには，それだけでは不十分なのです。摂食障害を発症する要因はたくさん考えられます。3つ目の秘訣では，あなたの摂食障害を引き起こしているあなたの要因と上手に向き合う方法を考えてみましょう。

摂食障害は，発症するそもそものきっかけが健康のためだったか，あるいは減量するためだったかということには関係なく，あっという間にあなたの中でより大きな役割を担うようになります。たいていは，いつの間にかその他の問題に対処するための方法にもなっているでしょう。しかし，クライエントさんたちの多くがそうですが，あなたも，目の前の食べ物と体重の問題の陰に潜む問題に目を向けようとしても，心のどこかで抵抗を感じるか，そもそもまったく何も見えてこないかもしれません。

　私が過食のサイクルに完全にはまり込んでいたときには，食べ物の問題ではないと言われても納得できませんでした。「食べ物を使って感情をコントロールする」とか，「食べ物を利用して気持ちを麻痺させてしまう」といった考え方は聞いたことがありましたが，自分には関係ないと信じ込んでいました。私の場合，摂食障害があまりにも巧妙に感情をコントロールして気持ちを麻痺させていたので，何が起きているのかをまったく理解できなかったのです。ただ単に誰かに手

伝ってもらって体重を減らせばいいだけだと考えていました。過食行動のことを少し距離を置いて眺められるようになって，やっとはっきり理解することができてきました。つまり，私はそうした行動を大いに利用して，さまざまなもっと深いところにある問題に対処していたのです。

——ＳＷ

　食べ物との関係の他にも何が問題かを振り返ってみるときには，助けが必要となることもあるでしょう。また，何が問題かはわかっていても，変えられない場合もあるかもしれません。

　食べ物に関する恐れや不自然な行動があるときには，まず間違いなく何か別な問題が起きている証拠なのです……ここしばらくの間見ないふりをして，向き合うのを避けて，泣きたい気持ちを抑え込んできた，何か別の問題です。なぜなら，摂食障害行動をしていれば，どのようにカロリーを制限してエネルギーを消費するかということだけに注意を集中していられて，他のことはほとんど何も見ないで，向き合わずに，泣かずにすませられるからです。

——ＫＬ

● なぜ「食べ物の問題」ではないのか

　摂食障害が食べ物の問題ではないとお伝えするのには，大枠とも言える主な理由が４つあります。以下に箇条書きで紹介してから，ひとつひとつ詳しく説明していきます。

- 摂食障害は特定の食品が問題になるものではなく，食べ物への依存症でもない。

- 自分の体型に対して否定的なイメージを連想させ，自分のボディイメージや体型との関係を左右する社会，文化は，摂食障害に大きな影響を及ぼす。
- 体重を管理したり減らしたりするためにダイエットをする人はたくさんいるなかで，摂食障害に苦しむ人は，そうした行動を極端に助長する何らかの根本的な問題を別に抱えている場合が多い。
- 摂食障害を発症するかどうかには，どんな環境で何をどれだけ食べるかよりも，持って生まれた要因のほうが大きく影響する。

◆ 摂食障害は特定の食品が問題になるものではなく，食べ物への依存症でもない

　むちゃ食い症，過食症，また基本的に身体が食べ物を受けつけなくなる拒食症などの病が，特定の食品または食べ物全般に対する依存症であることを示す証拠はありません。依存症のための12ステップモデルが摂食障害に対しても使われるようになったのは，もとはと言えば，むちゃ食い症に苦しむ人たちが強迫的に大量に食べてしまう衝動を抑えられるように介入するためでした。12ステップのアプローチは，その後過食症と拒食症のクライエントさんにも使われるようになり，特に過食に苦しむクライエントさんたちの役に立ってきました。ただし，それは特定の食べ物や食品が依存症を引き起こしているからではありませんし，その特定の食べ物を摂取しないことが治癒につながるからでもありません。そうではなくて，12ステッププログラムが取り入れているさまざまな手法の中に，摂食障害の治療でもとても役立つものが含まれているからです。12ステッププログラムでは，同じ苦しみを経験して乗り越えてきた先輩たちが今苦しんでいる後輩たちに支援の手を差し伸べます。一種の仲間意識が生まれて，そうしたなかから，グループの集まり以外の場でも助けてくれる支援者が生まれます。また，私たちは，回復への道を一緒に進んでいる仲間同士で助け合う理念の部分が特に気に入っています。回復しようとしている他の

仲間を助けるなかで，自分自身の回復もさらに進むのです。また，12 ステッププログラムを行っているグループがほとんどの地域にあって，助けが必要になったときには夜中でも支援者たちと連絡が取れる点もすばらしいことだと思います。ただ，もともとは依存症のためのものである 12 ステッププログラムの哲学には，摂食障害から回復しようとするときには妨げになったり，場合によっては有害に作用したりする部分がいくらかありますので，そうした部分は摂食障害に合わせてから使うようにする必要があるでしょう。

◆12 ステップモデルを摂食障害に合わせて調整しよう

1. 摂食障害に 12 ステップモデルを当てはめるときには，過食，拒食，下剤を使ってしまうといった具体的な行動をターゲットにするとよいでしょう。特定の食品を食べないようにするためと考えると，あまり効果が得られません。過食，または過食と嘔吐のサイクルを繰り返しているのでしたら，たとえば砂糖や精白された小麦粉といった何か特定の食品を食べないように制限すると，そうした食品にかえって意識が向かい，食べたい気持ちがますます高まり，結局はあとで過食してしまいがちです。すでに食べ物を制限しているのでしたら，何をもって制限したと言えるのかをはっきりと書き出してみましょう。たとえば，具体的に何カロリー以下の場合とか，一日に三食と間食三回きちんと摂らなかったとき，といった感じになるでしょう。

2. 12 ステッププログラムには決まった自己紹介の形があって，クライエントさんたちは，「こんにちは，○○と申します。拒食症です」と挨拶をします。私たちは，「拒食症です」，「過食症です」，「むちゃ食いです」といった表現は，自分のことを摂食障害という病気そのものとみなしていると感じています。そのため，摂食障害のクライエントさんには，たとえば，自分は拒食症だと考えるよりも，「拒

食症に苦しんでいる」という見方をしてほしいと思います。自己紹介は,「こんにちは,○○と申します。『むちゃ食い』に苦しんでいます」,「過食症に苦しんでいます」,「拒食症に苦しんでいます」などと表現するとよいでしょう。「摂食障害に苦しんでいます」はさらによいかもしれません。

3. 禁欲的な12ステップモデルには「白か黒か」,「全か無か」に通じる思考が含まれています。そうした二分法的な考え方は,摂食障害のクライエントさんにとっては問題になりやすく,回復に向けて誠実に取り組んでいくときの妨げになりかねません。また,食べることとお酒を飲むこととでは根本的に異なります。アルコール依存症の場合にはお酒は一切飲んではいけませんが,食べ物については,もちろん一切食べないというわけにいきません。必ず毎日食べることが必要ななかで,ではどれだけの量なら十分でどれほどだと食べすぎなのかの目安は,白と黒というよりもグレーゾーンに入ってきます。もともと回復への道では誰でも症状が再燃することがありますし,失敗しながら症状や行動から何かを学んでいくものです。しかし,摂食障害のクライエントさんは,たいがい完璧主義が強く,強迫的に考えがちです。そうしたクライエントさんが中庸を学んで人生のグレーゾーンで生きられるように手助けするのも,私たち治療者の役割なのです。

4. 依存症と違って摂食障害では完全に「回復した」状態があると知っておくことは大切です。症状が消えて,摂食障害は過去のものになるのです。もともとの12ステップの哲学では,「回復した」ではなく,「回復している」という言葉を使います。12ステップモデルをそのまま当てはめると,摂食障害からはいつまでたっても完全に回復できないことになります。つまり,依存症の考え方をそのまま当てはめると,摂食障害に関連した行動がなくてもそれはただ単にお酒を飲んでいないアルコール依存者のように禁欲的に振る舞っているか

寛解期にいるだけで、病そのものはまだ抱えているのだからそれに日に一度は向き合わないといけない、ということになります。私たちは、この点には同意しません。一度摂食障害を発症すると病を一生抱え続けると示す証拠はありません。私たちは自ら完全に回復しましたし、他にも完全に回復した人たちを大勢知っています。摂食障害から完全に回復できることは研究でも裏づけられています。また最後に一点、「回復」や「回復している」といった言葉は、癒されていくプロセスを指す言葉としては便利ですが、ときに誤解や混乱を招きやすいでしょう。なぜなら、まだ症状のある人も、症状がなくなってから5カ月の人も、5年の人も、15年の人までをも含むからです。

◆ 自分の体型に対して否定的なイメージを連想させたり、自分のボディイメージや体型との関係を左右する社会、文化は、摂食障害に大きな影響を及ぼす

　私たちがこれまでに治療したクライエントさんたちは、一人残らず何かしら体型に関して悩みを抱えていました。ほとんどの人が自分の容姿に不満を感じていて、なかにはボディイメージが歪んでいて自分の本当の姿が見えていない人もたくさんいました。このボディイメージの歪みは、アメリカ精神医学会（APA: American Psychiatric Association）が2000年に打ち出した拒食症の診断基準に含まれています。APAは、拒食症を「体重や体型が歪んで経験され、自己評価に過度に影響する障害（p.589）」と説明し、過食症の診断基準には「体型と体重に甚だしく影響された自己評価（p.594）」が含まれています。ボディイメージの歪みは治療がとても難しく、回復へのプロセスでも最後に改善されるものです。

　今日の文化的風潮の中では、女性たちはスリムな体型が理想だとするメッセージにさらされ続けています。女性である以上、体型や体重が自己評価に大きく影響しないとは考えにくいでしょう。あなたが摂食障害を発

症したのでしたら，この文化的風潮に極端に影響されてしまったと言えます。体重を減らさなければ，管理しなければ，という強い衝動を感じているのではないでしょうか。摂食障害に苦しむ人々の中には，すでに痩せすぎた体重をそれ以上減らすことの危険性を理解していないか，あるいは認めたがらない人もいます。あなたと食べ物との関係は，自分と自分の身体との関係に基づいています。つまり，あなたが何をどれほど食べるかは，あなたが自分の身体をどうとらえていて，どう感じていて，それをありのままに受け容れることができるかどうかといった要素に左右されるのです。たとえば，今日にも新しい薬が開発されて，好きなものを好きなだけ食べても体重が増えないようになったとしたら，あなたの食生活は今までと比べてどうなるでしょうか。お腹が空いたら好きなものを食べて満腹になったら食べ終わるという生活をしても理想の体重を維持できると知っていたら，今の食生活はどう変わるでしょう。あなたが摂食障害を抱えているのでしたら，今日の文化的風潮の中で，体重と，食べ物と，外観が本物の「あなた」自身よりも重要に思えるようになってしまっているのです。

　ボディイメージに対する障害は，太っていることは悪であるという文化的風潮から大いに影響を受けており，この社会はまるで現実的に不可能であるような極度に痩せた体型を好ましいとし，そういう体型が魅力的だという概念を人々に植えつけているのです。そんな理想とされる体型を求めて，人々はダイエットに励むようになります。Keel（2006）によれば，何らかのダイエットをしている人たちは，していない人たちに比べて，7～8倍も摂食障害を発症する危険が高いそうです。

　体重と体型を意識させる社会からのメッセージを，**誰もが**日に何百回となく浴び続けています。そのため，自分の体型をあるがままに受け容れられる人はいなくなりました。雑誌，掲示板，広告，テレビ番組，コマーシャルといったあらゆるメディアから情報が流れてくるので，この文化の中で暮らしているかぎり，それにさらされないようにすることはまず不可能です。ほどんどの女性がそうですし，私たちのクライエントさんは全員がそ

うですが，外見だけで品定めされ，注目され，評価されているように感じ，そして何より自分でも「改善が必要」だと感じています。さらに，昨今のデジタル時代になってからは，元から極度に痩せていた女性の写真をフォトショップなどの画像編集ソフトを使ってさらに社会的理想に近づけた修正画像が出回るようになっています。そうした画像を見た私たちは，**モデルでさえ現実にはそんな理想的な体型をしていないのに**，彼女たちのようにならなければと感じて，不満が募り，不幸せになり，自分を改善しなければとますます思うようになります。そして，なぜこれほど不幸なのかを，身体の「欠点」のせいだと考え，「ありのままのあなたでは不十分だ」と伝え続ける社会からの情報が悪いとは思いもしないのです。

　こうした社会からの情報には，誰でも何かしら影響を受けているものですが，摂食障害に苦しむ人は，特に感受性が強いようです。この点については，この3つ目の秘訣でさらに詳しく見ていきます。いずれにしても，今の社会が発するこうした情報を取り除くことは難しいので，それにさらされてもあまり影響を受けないように取り組む必要があるでしょう。私たちもクライエントさんたちも，体型にばかり気を取られたり，自分の身体を不満に感じたりしないですむための方法をずっと考えてきました。まず，一般大衆女性誌を見ることはやめましょう。そもそも雑誌はほとんどがそうですが，登場するのは痩せたモデルばかりで，ダイエットの仕方，体重を落とす方法，手軽にシェイプアップする方法といった記事が目立つように編集されています。テレビ番組でも，不健康に痩せた体つきの女性を積極的に登場させるものはなるべく観ないようにしましょう。一歩踏み込んで，番組の放送局に意見書を送ってもいいかもしれません。また，友人たちとの会話がダイエットに関するものや体型の比較，またはあなた自身や他の人の体型を否定的にとらえるものであれば，その話題を避けるか，話題を変えるか，または黙ってその場を離れるようにしましょう。広告，番組，テレビ局が恥ずかしげもなく「拒食症的」なモデルや女優を使っていたり，「お金がありすぎる状態がないのと同じで，スリムすぎる状態もない」

などと軽率な宣伝文句を謳っていたりしたら,指摘する手紙を書きましょう。服はサイズを意識しないで,食品はカロリー表示を見ないで買いましょう。私たち著者は,回復への過程でこうした方法をすべて用いてきましたし,クライエントさんたちにも同じように勧めています。女性の投票権を勝ち取るために頑張ったたくさんの活動家たちが,その成果をすぐに目にすることができなかったのと同じように,私たちの文化が伝えるメッセージも,すぐには変わらないかもしれません。しかし,私たちの娘や孫の世代には世の中が変わっていることを願って,たった今からでも取り組むことができるのです。そうした長い目標とは別に,このような方法を試してみると,あなた自身も否定的な情報の嵐から守られて,気分がよくなることでしょう。

練習:書き出してみよう
ボディイメージを探ろう

あなたが抱いているあなた自身のボディイメージをよく理解するために,ノートを取り出して,次の質問への答えを書き出してみましょう。

1. ボディイメージに不満を抱いていなかったときはありますか?
2. 自分の身体に不満を感じていない人の特徴は何だと思いますか?
3. 身体に不満を感じるようになった原因として思い当たる,家族の問題や個人的な問題などは何かありますか?
4. ボディイメージに取り組むときに誰かに助けてもらいましたか? 助けてもらったのでしたら,どのように?
5. ボディイメージの問題を解消するには,体重を減らす以外にどんな方法がありそうですか?
6. 体型を理由にあきらめている活動はありますか?

7. 14歳の少女が苦しんでいるとして、その子がボディイメージをよくして自分の身体を受け容れられるように助けてあげるには、どうしたらよいと思いますか？
8. 社会から流れてくる有害なメッセージから自分を守るために、何が実践できますか？
9. たとえ変わりたいと思っているにしても、今の状況を受け容れるための練習としてまず何ができますか？
10. 自分の身体について褒めたりプラスに評価できる点は何ですか？

　ここに挙げたさまざまな質問と答えを眺めながら、あなた自身、何がどう変わってほしいと思っているのかをじっくり考えてみるとよいでしょう。おそらく、これまで努力のつもりでしてきたことは、ボディイメージをよくするという大事な点であまり効果がなかっただけでなく、あなたがどれだけ幸せで、愛し愛される存在でいられるかという本質的な点でもそれほど役に立っていなかったのではないでしょうか。この社会に生きている以上、女性は誰でも多かれ少なかれボディイメージの問題に苦しんでいるでしょう。それでも、ほとんどの人は、ボディイメージが問題になっても、問題点を「改善」させるために身体的にも精神的にも自分を傷つけるほどの行動にまでは手を出したりはしません。健康な人たちのほとんどには、たとえどれほど自分の体型が不満でなんとか変えたいと思っていても、踏み込まない一線というものがあります。ところが、摂食障害に苦しむ人の場合には、その一線または限界というものがないように見受けられます。なぜそうなるのかは、この3つ目の秘訣で要因を探っていきましょう。回復へのプロセスでは、そうした自分の一線または限界を越えてまで自分を「改善」したい、変えたいと感じなくなるような取り組みが大切になります。8つの秘訣を通じて、ボディイメージをよくできるような情報を紹介していきます。

◆ **体重を管理したり減らしたりするためにダイエットをする人はたくさんいるなかで，摂食障害に苦しむ人は，そうした行動を極端に助長する何らかの根本的な問題を別に抱えている場合が多い**

　この大衆文化にさらされていても，誰もが自分の体型が嫌いになったりダイエットしたりはしませんし，ダイエットをしても誰もがそれを極端に推し進めて摂食障害を発症するわけでもありません。明らかに，他にも何か要因があるはずです。摂食障害を引き起こす直接の要因は知られていませんが，発症しやすくする**リスク要因**はたくさんあると言われています。研究からは，リスク要因となるある種の状況や経験が多数示されていて，そこには以下のような事柄も含まれます——子どもの頃に太っていた，子ども時代にダイエットをした，母親がダイエットをしていたか摂食障害を発症していた，初潮を早く迎えた，いじめやからかいの対象になった，容姿や体重を重視するスポーツ，たとえばクラシックバレエ，チアリーダー，レスリング，体操などをしている，モデルや俳優などの特定の職業に就いている，幼少期に虐待された経験がある（Brewerton, 2004; Rorty & Yager, 1993）。こうした要因がいくつも重なると，身体に対して深刻なまでに極端な嫌悪感を抱き，なんとか自分を「改善」しようとしてダイエットやその他の行動へと走るようになることは十分に考えられます。このように，摂食障害を発症する要因はたくさんありますが，項目を挙げて並べてみると，どういった要因があるとダイエットと体重減少の悪循環に陥りやすいかという見当がつきやすくなるでしょう。ただし，列挙された要因はどれひとつとして，あなた独自の状況を必ずしも説明しているわけではなく，あなたがなぜ摂食障害に罹ってしまったかについては，あなた自身の人生を振り返ってみないとわからないでしょう。みなさんの摂食障害を理解するヒントになるかもしれませんので，私たちのことについて少しお話ししましょう。

◉ 私たちの振り返り

　キャロリン：何人かの友達と一緒に始めたダイエットですが，なぜ私だけがあれほど深刻に受け止めたのでしょう。なぜ私だけが拒食症を発症したのでしょう。答えの一部は，私がまだダイエットを始める前までさかのぼります。私の父は，いつもダイエットをしていました。私が思春期になる頃には，私の体重についてもコメントをし始めました。愛情を注いでくれていることはわかっていましたが，それでも，「もう少し痩せていたら今よりもずっときれいなのに」といった父の言葉は，私の自信を削いで自尊心を傷つけました。私が十代の頃に父は母と離婚をし，とてもスリムで美しいファッションモデルと再婚し，私は引越しと転校を強いられました。私は，継母の美しさとモデルとしてのキャリアにすっかり夢中になりました。そうしたなかで，特に示唆に富む出来事がありました。もう何年も忘れていて，セラピーのときにやっと思い出した出来事です。ある日，家に独りでいるときに継母のドレスをこっそり着てみると，なんと小さすぎたのです。私はまだ14歳でしたが，それでも継母のほうが私よりも痩せていたのです！　そのときに心の中で，「いつか，この服を着られるようになってみせる」とつぶやいたのを覚えています。継母のようになりたいと思いました。父に愛してほしかったし，置き去りにされたくはなかったのです。その出来事からしばらくして，中学2年生のときにチアリーダーのオーディションに応募したら，もっとスリムで魅力的な女の子たちに負けてしまいました。それからわりとすぐに，初めてのダイエットに挑戦したのです。父が母を捨てて痩せてきれいなモデルさんと再婚し，私は新しい家に引越して，転校もしていました。こうした出来事が重なって，どこか安心できない気持ちでいたのです。そうした背景に加えて，継母へのあこがれにも似た強い気持ちもあったので，た

くさんの友達と一緒にダイエットを始めたときには，どうしてもダイエットに成功したいという願いが私の場合は特に強かったのだと思います。案の定，体重が減ると，ずっと望んでいた賞賛と注目を浴びるようになりました。私は，どれだけ少ししか食べずにいられるかに誇りを感じて，体重とそれを減らすことばかりを考えるようになりました。体重が減って，「なんて立派な意志の強さ」と褒められるのが大好きでした。ダイエットのルールを守って減量のための「食事管理」がきちんとできているところを，一緒にダイエットを始めた友人たちに見せることが好きでした。食事と食事の間にデザートやお菓子を食べないようにしたことから始まって，やがて脂肪分，それから炭水化物，そしてタンパク質も制限するようになりました。ついには，ごく何種類かの果物と野菜を除いて，ほとんどすべての食べ物がカロリーオーバーに感じられるようになりました。体重がどんどん減りましたが，私は喜んでいました。でも，ついにあるところまできて，これ以上体重を減らしたくないと思ったのです。ところが，そのときにはすでに，体重が増えることへの恐れと，いろいろな食べ物を頭の中で禁止してきた決まりが私の心をあまりにもしっかりとつかんでいて，さらにどんどん落ちる体重を自分では止められなくなっていました。どうしてこんな変な状態になってしまったのか，どのようにしてこれほどコントロールを失ってしまったのかが理解できませんでした。でも，理解できなくても大丈夫。私も，どうして摂食障害を発症してしまったのかというさまざまな要因を理解しないうちに回復しました。大切なのは，流れを変え始めることです。

　グエン：母はいつも自分の体重をひどく気にして，ダイエットについて話し，実際にずっとダイエットをしていました。私はとても痩せた子どもでしたが，思春期にさしかかって少しふっくらしてくると，母はとても心配して，自分と同じ思いはさせまいと決心しました。娘

にまで，自分の身体を恥ずかしいと思わせてはいけないと考え，私に体重のことで思い悩んでほしくないと思っていました。「問題」を未然に防ごうとして，母は，体重を減らしたい人たちのサポートネットワークとも言えるウェイト・ウォッチャーへ私を急いで連れて行き，近所のジムにも登録しました。私を助けようとしてくれていたのだとはわかっているのですが，母のそうした行動は，私にとってはかえって自分の身体を恥ずかしく思い，ダイエットを繰り返し，自分を低く評価するといったことの種をまく結果になりました。母は，痩せていなければ幸せにはなれないし自信も持てないと私に教え込みました。人生で他に何を成し遂げるかは問題ではありませんでした。自分は価値があって愛される資格もあると感じるためには，痩せていなければならなかったのです。じきに，食べると罪の意識と恥ずかしさを感じるようになって，食べるたびに自分が完全にだめな人間だと思うようになりました。私の自尊心は，中学高校を通じてどんどん低くなり，ボディイメージもどんどん歪んでいきました。人前に出て評価されるのが怖くて，スポーツにも，それまで楽しんでいた他の活動にも参加しなくなりました。大学へ進学したときには，孤独で，抑うつ気分で，絶望感を感じていました。ついに耐えられなくなった瞬間に実家に電話をかけると，母はいつもの方法で対応してくれました。母も，それ以外の方法を知らなかったのでしょう。余分についてしまった数キロの体重を落として自信を取り戻すといいと言って，そのときに父と母が一緒に励んでいたダイエットプランを送ってきました。体重が減れば自尊心が高まって抑うつ気分も消えるはずだという私の間違った思い込みが完璧な要因となって，私はとうとう摂食障害を発症してしまったのです。

◆ 虐待は摂食障害のリスク要因か

虐待が摂食障害のリスク要因かどうかについてはよく尋ねられるだけで

なく，間違った情報がかなり出回っていますので，いくつかここでお伝えしておきます。虐待を経験しても必ずしも摂食障害を発症するわけではありません。ただ，研究からは，性的，身体的，情緒的虐待を経験したあとに心的外傷後ストレス障害（PTSD: post-traumatic stress disorder）の症状がある場合には，摂食障害を発症するリスクが高くなることが示されています（Brewerton, 2004, 2007）。私たちが治療してきたクライエントさんたちの中にも，以前に性的虐待または他の虐待を経験して，摂食障害や他の自己破壊的な行動を用いて感情を管理し，人生をコントロールしている感覚を得ようとする人たちがいました。そうした行動はたいがい，虐待を経験した人がその結果として自分自身をどうとらえているかということを何かしら表しています。過食と嘔吐などの行動は，言いようのない苦しい気分や記憶を麻痺させて忘れ去り，身体のコントロールを取り戻すための方法になっている場合がよくあります。また，そうした自らを傷つける行動は自分に罰を与えるためだとか，心で感じている痛みに釣り合うだけの身体的な痛みをつくり出すため，などと説明するクライエントさんもいます。こうした行動は，ある種の安堵にも似た感じをもたらしますが，それは一時的なものにすぎません。摂食障害は決して何も癒しませんし，問題を厄介にするだけです。もしもあなたが摂食障害に苦しんでいて，性的虐待やその他の心的外傷を経験されているのでしたら，両方の分野に詳しい専門家や治療プログラムを探してみてください。

◆ 摂食障害を発症するかどうかには，どんな環境で何をどれだけ食べるかよりも，持って生まれた要因のほうが大きく影響する

　まだ紹介していない要因が他にもあります。似た状況に置かれても摂食障害を発症する人としない人がいるという事実があるように，子ども時代に太っているとからかわれても，ある人は摂食障害を発症して，ある人は発症しないのはなぜでしょう。

キャロリン：「中学校のときにダイエットを始めて，私は摂食障害を発症しましたが，同じようにダイエットをしていた友人たちは発症しませんでした。ほとんど同じ環境で育った妹は，ダイエットすらしませんでした」

似ている状況にありながら，こうした違いが生まれるのはなぜでしょう。
　生物学と遺伝学の分野から，ひとつの答えが出つつあります。研究からは，摂食障害には発症するリスクを高める遺伝的要因があることが示されています。家族や親戚に摂食障害を発症した人がいると，リスクが高くなります。もちろん，学習された行動として娘が母親に似るグエンのようなケースもあります。いくらか学習されることは確かですが，それでも双子を対象にした研究を見ると，遺伝の影響があることがわかります。一卵性双生児の一方が摂食障害を発症した場合にもう一方も発症する確率は，二卵性双生児の場合と比べて明らかに高いのです（Bulik, 2010; Wade, Bulik, Neale & Kendler, 2000）。この結果からは，摂食障害を発症するかどうかには環境からの影響だけでなく遺伝的要素も関連することが示されていますが，遺伝によって実際にどのようなメカニズムで摂食障害に罹りやすくなるのかということを完全に理解するにはさらなる研究が必要です。現在行われている研究からも，いろいろなことがわかってきています。気質についての研究からは，特定の遺伝的気質でたとえば不安が強い，完璧主義，強迫的傾向，危険を避ける，拒絶に対して敏感，衝動をコントロールできない，といった性質を備えていると摂食障害を発症しやすく，どれも摂食障害の生物学的あるいは気質面でのリスク要因になると考えられます（Strober & Peris, 2011）。こうした双生児や気質についての研究は，摂食障害の発症のしやすさには遺伝的要因があることを示しています。もともとそうした遺伝的資質があるところへ，その他の要因として，スリムさを崇拝してダイエットを奨励する文化，否定的なボディイメージ，両親の離婚などの心理的ストレス要因などが重なると，まさに「条件がすべてそろった」と言えるでしょう。今のところ，「遺伝子が銃に弾を込めて，環境が

引き金を引く」というのが一般的な考え方です。「環境」には，暮らしている社会，育ってきた家族状況，また人生で経験する出来事や成長する過程，すべてが含まれます。

　先ほど環境要因をいくつか紹介しました。しかし，そうした要因をひとつでも持っていると，また上に挙げた特性を持ち合わせていると，あるいは家族に摂食障害を発症した人が一人でもいると，必ず摂食障害になるというわけではありません。そうではなく，こうした特性や傾向があると摂食障害をいくらか発症しやすくなるということです。また，これもとても大切な点ですが，こうしたリスク要因をひとつも持っていないからといって，摂食障害を発症しないと保証されるわけでもありません。

　さらにわかりやすくするために，私たち著者の気質がそれぞれの摂食障害の発症にどのように影響していたかを見てみることにしましょう。

● 私たちの振り返り

　キャロリン：遺伝的要因を考え合わせながら私の個人的な背景を眺めてみると，一緒に始めた友人たちは挫折したのに，なぜ私だけがいつまでもダイエットを続け，また妹は発症しなかったのに，なぜ私だけが摂食障害を発症したのかを説明できそうです。妹と私は，同じ家庭で育って，先ほどお伝えした困難な出来事を同じように経験しました。二人とも，父が母と離婚してファッションモデルと再婚したため，新しい学校へと転校することを余儀なくされました。妹は小さかったので，こうした出来事を私とはまたいくらか違ったふうに経験したのかもしれませんが，それ以上に，私たち姉妹は，気質の面でとても異なっていました。私は生まれつき完璧主義で，不安になりやすく，強迫的行動に陥りやすかったのです。そうした気質があったからこそ，友人たちとダイエットを始めたときに，とても真剣になって，体重がどんどん減ってもやめられなくなったのだと思います。何を食べたか

を「ごまかす」ことをしなかったのは私だけです。体重の目標値を達成し続けたのも私だけでした。拒食症を発症したのも，やはり私だけでした。では，これは「遺伝子のせい」と言えるのでしょうか？　すべてがそうとは言えませんが，遺伝子が荷担したとは言えるでしょう。私がなぜ摂食障害を発症したかは，元からの遺伝的素地と，蔓延する「スリムじゃないといけない」という文化的風潮と，人生で経験したさまざまな環境的ストレスがすべて組み合わさった結果です。私自身は，自分の遺伝的気質はそれ自体が問題なのではないと考えています。たとえば，完璧主義的な気質は，私がどのようにそれを使うかによって長所にも短所にもなり得るからです。ですから，私を含めてみなさんも，自分が元から持っている気質をどうしたら自分に有利に生かせるか，またどうしたら不利に作用させてしまうかを理解することはとても大切だと言えるでしょう。

　私には，拒食症患者の典型的な遺伝的素地だと研究者たちが昔から説明してきた傾向があると思っています。完璧主義で，強迫的，不安が強く，危険を避けたがり，何事もコントロールしないと気がすみませんでした。何かをするように指示されれば，やり遂げました。何でも必ずベストを尽くしておかないと，何が起きるかが心配で，不安でたまりませんでした。とても幼い時期でさえ，規則に従い，宿題をまじめにこなして，努力しなければと自分に言い聞かせていました。融通が利かなくて，模範的で，周りに対してもルールに従うように求めていました。幼稚園のとき，ハロウィーンの日に私は魔女の衣装を着て行ったのに，周りの女の子たちがみんな妖精やプリンセスや不思議の国のアリスといったキャラクターの恰好をしてきたのを見て，私は怒りを覚えたことを記憶しています。みんなわかっていない！と思い，ハロウィーンとは，お化けや有象無象の魔物や魔女たちのお祭りのはずなのに，と思っていたのでした。

　こうした気質や生まれつき持っているもののおかげで，成績はオー

ルA，5年生を飛び級して，16歳で高校を卒業し，21歳のときには大学の修士号をふたつ持っていました。そして，ひとたび体重を減らすことにこうした性質を振り向けたとき，同じだけのエネルギーと不屈さでダイエットに励み，すべての目標を達成し，摂食障害になったのです。もしも暮らしている社会が異なり，どんな体つきでも美しいとされて，スリムさが強調されずに痩せた人が特にチヤホヤされることもなく，また友人たちも誰もダイエットをしていなければ，私はダイエットなどしなかったでしょうし，拒食症も発症していなかったでしょう。もちろん他の問題を抱えていたかもしれませんが。また，仮にダイエットをしても，私の気質が違っていれば，その場合も拒食症にはやはりなっていなかったでしょう。しかし，遺伝的要因があり，育った文化の風潮も重なり，そこへさらに当時は心理的ストレスが加わっていました。私にとってはダイエットが理に適った方法だったこともあり，あれだけの不屈さで取り組んでしまい，摂食障害を発症してしまったのです。

　私が摂食障害から回復して30年以上が経ちました。それでも，摂食障害になりやすい遺伝的傾向は今も持ち合わせていると言っていいでしょう。幸い，今では自分をもっとよく理解していますし，意識してもっと上手に物事に対処する方法もわかっています。不安になりがちな性格を落ち着かせるには，瞑想する，自然の中を散歩する，音楽を聴く，ヨガをする，などの方法があります。衝動が強い完璧主義の傾向は，本の執筆，講演，クライエントさんたちへの気遣い，そして私が経営する中間施設を最高の施設として発展させていくための努力などに振り向けることができるようになっています。

　グエン：私の気質はと言えば，完璧主義，心配性，強迫的傾向，他人を常に喜ばせなければと思っている，などが特徴で，ときには湧き上がってくる強い衝動を抑えられないこともありました。普段から自

分は完璧主義のなり損ないのように思えて、自分に期待する基準にも、他の人が私に期待していると自分で勝手に考えていた基準にも、いつも私は達していないと思っていました。強迫的な傾向があったので、何かの作業を始めると最後まで終えないと気がすまず、中途半端な状態のままでは眠れなくなり、他のことにまで注意が向きませんでした。また、他の人が私をどう思うかということもいつも気になっていました。こうした気質がすべて一度に表れてきたときは一番苦労しました。その気質が私の摂食障害を助長するためにどんな行動に走らせたかと言えば、よく考えもせずに即座にアメリカ陸軍に志願すると決めたことが挙げられます。「できることはやり尽くしたい」と思い、そのため誰かに、体型を整えるために完璧に贅肉を落とし、訓練され、「乱れない」ように律してもらいたい、と考えたのです。自分がだらしなくなってきているような気がして、幼い頃から母に叩き込まれてきた厳しいダイエットと定期的な運動をこれから先も続けられるかどうか、自信がありませんでした。軍隊に加われば、厳しい上官が怠惰にならないように律してくれるはずでした。完璧な方法に思えました。誰にも相談せず、一晩かけて考えることもせず、問い合わせて質問ひとつせずに入隊を決心しました。募集の文字を見た瞬間に、頭の中で、これこそ私が抱えているすべての悩みを解決してくれるものだと突然**ひらめいた**のです。1時間後には、行動指令区域への配置命令書に承諾のサインをして、新兵訓練所へ出発する支度をするために家に向かっていました。4日後には、ケンタッキー州フォートノックス行きの飛行機に乗っていました。しかし、容易にご想像がつくと思いますが、現地に着いたとたんに現実が明らかになり、思い描いていた筋書きはあっという間に崩れ始めました。「厳しく律してくれる」はずの訓練上官は、私を正してくれるというよりもなぜか私を哀れんでいるように思えました。たくさん泣いたこともあまり軍隊向きとは言えませんが、なぜ志願したのかと問われたときに、理由をうまく説明

できませんでした。泣き崩れる出来事を何回も繰り返しているうちに，軍の側が私を「情緒不安定」と判断して，4週間後に名誉除隊になりました。私のこうした気質は，その後もずいぶん長い間摂食障害の深みへと私を引きずり込み続けました。完璧主義と強迫的な傾向があったので，カロリーを厳密に数えて，食品を吟味し，体重の増減を測定せずにはいられませんでした。そんな私にとっては，自分の性格と自分自身のことについて，もっとバランスの取れた方法で理解できるようになることが何よりも大切でした。別な角度から眺められるようになると，完璧主義と強迫的な傾向があるからこそ，いつも整理整頓ができて，努力を続けられて，何事も先延ばしにせずに，家事もこなしつつセラピストとしての仕事も実践できるのだとわかるようになりました。衝動的な性質でさえ，しっかりとコントロールして正しい方向に振り向ければ，日々の生活の中で子どもたちを楽しませて結婚生活をマンネリ化させないでおくのに役立つのです。少なくとも，夫にはそう伝えています！

◉ 特性はマイナスにもプラスにもなる

以下に挙げる特性について考えてみてください。どれもプラスにもマイナスにもなり得るということがおわかりでしょう。クライエントさんたちには，特性は生まれつきのものもそうでないものも必ず光（プラス）にも闇（マイナス）にもなると伝えています。そう考えると，どんな遺伝的特性をもって生まれてきたとしても，また成長する過程で二次的にどんな性格特性を身につけたとしても，それで運命が決まるわけではないということがわかるでしょう。

マイナス的特性	プラス的特性
完璧主義的	正確
執着心	几帳面
不安	エネルギーがある
衝動的	自発的
批判的	洞察力がある
操作的	戦略的
強情	やる気がある
支配的	指導力がある
強迫的	熱心
回避的	慎重

　受け止め方次第でマイナスに作用する特性をプラスに転じることができるとわかれば，回復に向かって進むときにとても役に立つでしょう。まず，あなた自身がどんな特性を持ち合わせているかに気づいてください。次に，そうした特性を役立つ方向へと向かわせる方法を身につけましょう。

練習：書き出してみよう
◉ あなたの特性はプラスかそれともマイナスか

　あなたがどんな特性を持ち合わせているかを考えてみましょう。何かをしたいと思ったときに妨げになったり，問題だと感じたりしていることはないでしょうか。他の人に指摘されて傷ついたり，批判されたと感じたりしたのはどんな点だったでしょう。摂食障害行動を強めて，回復しようとする力を妨げているものが，自分のどの部分なのかを考えるのもよいでしょう。あなたの特性についてのリストができたら，次にどう

したらひとつひとつがプラスになるかを考えてみましょう。自分の特性をよく知って，マイナスからプラスへと変える方法がわかれば，自分自身をよりよく理解できるようになるだけでなく，他の人についてもよく理解できるようになるでしょう。そうした特性があなたの人生のさまざまな部分に影響を及ぼしていることも見えてくるはずです。たとえば，食べ物について何事もしっかりと管理しておきたいと考えていると，おそらく人間関係でも何かとコントロールしがちになっているでしょう。食べ物に対して衝動的だと，金銭や人間関係の面でもたぶん衝動的な要素が強いでしょう。

練習：書き出してみよう
◎ 食べ物との関係と人間関係は似ている

　食べ物との関係と，どのように人間関係を築くかは，どちらもその人の特性と「人となり」に基づいているので，自然に似てきます。あなたの食べ物との関係について少し考えてみてください。慎重でしょうか，大胆でしょうか。管理しようとしているでしょうか。決して思い通りにならないと恐れていますか。では，同じことがあなたの人間関係についても言えるかどうかを考えてみてください。過食に苦しんでいるあるクライエントさんにこの質問をしたところ，「私は男性も過食して嘔吐するわ！」と答えました。また，拒食症に苦しんでいた別のクライエントさんは，「何かを口に入れるのも，誰かとおつきあいするのも，必ず徹底的に調べてからだわ」と話してくれました。私たちの特性は，このように人間関係や食べ物だけでなく，その他の分野にも大きく影響するので，もう少し詳しく探って理解してみましょう。あなた自身について考えてみて，自分の特性が影響を及ぼしていそうなことをすべて書き出しましょう。書いているうちに，自分の特性がさまざまな状況で自分の行

動にどのように影響を及ぼしているかが理解できてくるでしょう。こうした関連性があるので，人間関係の築き方を変えると食べ物との関係も変わってくるし，逆もそうだと言えるのです。回復への道を進みながら，ときどきこの練習問題に立ち戻ってみてください。そうすると，あなたの食べ物との関係と人間関係の両方がどう変わってきているかがわかるでしょう。

あなた独自の摂食障害を発症した要因

　文化的風潮，環境のリスク要因，遺伝子，気質といった要素を知っておくと，摂食障害が理解しやすくなり，ひょっとすると予防さえできるかもしれません。しかし，なぜとりわけあなたが発症したのか，そしてあなたの摂食障害をどのように治療していけばよいのかを説明するには，それだけでは不十分でしょう。摂食障害を発症する人たちには共通した要因もあるかもしれませんが，一人ひとりを見ると，それぞれに固有の要因があるものです。摂食障害を大きなジグソーパズルと考えてみると，たくさんの小さいパズルのピースが組み合わさって，病気として成り立っているのです。あなたが摂食障害になった要因は，他の誰のものとも異なるあなただけの組み合わせです。さて，あなたの摂食障害を理解しようとするときには，細かく組み合わさっているひとつひとつのパズルのピースを探ってみると，何かしらがわかってくるでしょう。パズルのピースの中には，回復への道を先に進むという意味では他のピースよりも重要または決定的と言えるものがあるかもしれません。つまり，回復するためにすべてのピースを知っている必要はありませんが，要となるいくつかのピースについては，よく知っていると取り組むべき問題点がよりよく理解できるようになるだけでなく，どのように取り組むべきかさえもわかるようになるのです。

● さらに深く見つめて，あなたの摂食障害の症状を引き起こし続けている要因を知ろう

この本をここまで読まれても，なぜ自分自身が摂食障害を発症してしまったのか，摂食障害があなたの中でどんな役割を果たしているのか，まだはっきりとわからないかもしれません。そこで，あなたなりの背景を理解するヒントになるかもしれませんので，「本当の問題」というリストを『ダイエットをやめられない娘がいるあなたへ（*Your Dieting Daughter*）』（Costin, 1997）から転載しておきます。これは，クライエントさんたちが自らの摂食障害の発症に関係しているとして挙げてくれた要因の中から，特に頻繁に見られた項目をまとめたものです。リストを参考にして，あなたの摂食障害の謎を解き明かせるかどうか考えてみましょう。

◆ 本当の問題

1. 自尊心が低い
    - 自分に自信がなくて，コントロールを失うのが怖い。
    - 私には価値がない。
    - みんなに嫌われている。
    - 自分の判断が信頼できない，決断できない。
2. 何かから気をそらしたい
    - 過食や嘔吐しているときには，他に何も考えないですむ。
    - 自分の考えや気持ちから注意をそらすためには何かが必要。
    - 体重を心配しているかぎり，他のことは考えないでいられる。
3. 満たされたい
    - 人生で何かが足りない感じがして，摂食障害でそれを満たそうとしている。
    - 心が空虚に感じられるけれど，過食していると一時的に気がまぎ

れる。
- 食べると空虚な感じが満たされる。
- 摂食障害行動は，どれも人生にぽっかりと空いた穴を埋めやすくしてくれる。

4. 迷信を信じている
    - 痩せていれば幸せになって成功できる。
    - 痩せた人たちのほうが幸せだ。
    - 魅力的で人から好かれる人間になるには，痩せていなければならない。
    - 痩せれば，抱えている問題も解決する。

5. 完璧でなければならないと感じる
    - 受験でもダイエットでも，すべて誰よりもうまくやり遂げたい。
    - 他の人にはできないことでも，私にはそれをするだけの意志の力がある。
    - 私は太っているか痩せているかのどちらかだ。
    - 私は完璧でいなければ，落ちこぼれてしまう。
    - 優勝するか一位になれないのなら，挑戦しないほうがましだ。

6. 目標が高い
    - 努力して目標を達成しなければというプレッシャーを心にいつも感じている。
    - 摂食障害を通じてしか理想的な体つきにはなれない。
    - 何もかもが強い衝動に駆られているようで，過食してストレスを発散している。
    - 拒食ができるということは，賞賛に値する。

7. 特別な／唯一無二の存在でいたい
    - 食べ物に関連した意志の強さにみんなが注目してくれる。
    - 摂食障害を抱えていない自分なんて，「わたし」ではないみたい。
    - 摂食障害に苦しんでいると，周りの人たちが心配して気遣ってく

れる。
- 摂食障害があるからこそ，私は個性的で，周りの人とは違っていられる。
- 痩せている以外，私には取り柄がない。

8. コントロールせずにはいられない
   - 身体に何を取り込んで何を排出するかをコントロールしないといけない。
   - 摂食障害は「コントロールできない感じ」をコントロールできているような気持ちにしてくれる。
   - 摂食障害に関連した行動をしていると，気持ちをコントロールできる。
   - 私が100％コントロールできるのは摂食障害だけ。

9. 自分，他者，家族，人生を支配したがる
   - 摂食障害を通じて身体を支配できる。
   - 何事に対してもたいがい無力に感じるけれど，摂食障害については思い通りにできる。
   - 摂食障害があるおかげで，他の人たちに対して影響力を持てる。
   - まるで聖人や僧侶のように食べ物を拒絶できるのは，強さの証。

10. 尊敬されて褒められたい
    - 体重が減ったらやっと仲間たちから敬意を払ってもらえるようになった。
    - 周囲から尊敬されるために食べ物を制限して体重を減らそうと思ったけれど，食べてしまうので吐き出してしまった。
    - 過食するのは反抗心のため。どうせ私は痩せた人たちに向けられる敬意と賞賛を絶対に受けることはないのだから。
    - 周りの人たちは，食べ物を断つ強い力がある私のことを尊敬している。

11. 気持ちをうまく伝えられない

- 怒りをどのように表現したらよいのかがわからないから，過食して嘔吐する。
- 過食するときは，まるで自分の気持ちを呑み込んでいる感じがする。
- 葛藤にうまく対処できないし，問題に向き合えないから，摂食障害に頼る。
- 食べ物を制限すると，感覚を遮断できて気持ちを感じなくてすむ。

12. 「逃げ込める安全な場所」／対処するためのスキルがない
    - 摂食障害は，私にとってはすべての「悪」を締め出しておくために創造された「特別な世界」。
    - 自分で課したルールに従っていると安心する。
    - 摂食障害でいると，人に助けを求めなくても自分の面倒が見やすくなる。
    - 摂食障害があったから，大人としての責任を果たさないですんだ。

13. 自分自身も他者も信頼できない
    - 誰も信用できないから，摂食障害を利用して距離を置いている。
    - 誰も信用していない。摂食障害だけが信頼できる友達。
    - 決断するのがとても苦手。過食と嘔吐をすると決定を先延ばしできる。
    - 自分や他の誰かを信じるよりも，何も考えずに摂食障害のルールに従っているほうがよほど簡単。

14. 不十分と評価されるのが恐ろしい
    - 競えば負けるのがわかっているから，摂食障害を言い訳にして競争には参加しない。
    - 私から摂食障害を取り上げると何も残らない。
    - 自分を周りのすべての人たちと比較し続けている。
    - 太るのが恐ろしい。
    - 力を奪われるのが恐ろしい。

・力を奪われるのも太るのも恐ろしい。

練習：書き出してみよう
◎ 本当の問題を見極めよう

「本当の問題のリスト」をもう一度眺めて，ここに挙げた14項目からあなたに当てはまる問題がないかどうかを考えてみましょう。あるようなら，その問題を書き出して，具体例を挙げてみましょう。この14項目の他にもあなただけの問題を思いついたら，それも具体例と一緒に書き加えましょう。少し時間をかけてひとつひとつの問題をノートに書き出しながら，問題に関係する考え，気持ち，行動が，あなたの摂食障害とどのようにかかわっているかも考えてみましょう。あなたの日常にある問題を見極めて，そうした問題に対処するときに摂食障害をどのように利用しているかが自分で理解できるようになると，問題を解決する方法やもっと健康的に対処する方法を探すことができるようになります。他の練習もそうですが，この練習も，セラピーの一環として行ったり，信頼できる誰かと一緒に取り組んでみたりすると，さまざまなアイディアが浮かびやすくなるのでお勧めです。

◆ **私の振り返り**

　キャロリン：私が何事も完璧でなければならないと強く思い込んでいた子どもであったことは，すでにお伝えした通りです（本当の問題の5番）。何をするにも，一番でなければならないと感じていました（本当の問題の6番）。ダイエットを始めて体重がどんどん減ると，思うように減らない友人たちから褒められて嬉しくなり，尊敬されて褒められたいという思いが強化されました（本当の問題の10番）。中学校では男性の友人からも女性の友人からも賞賛されてますます注目され

るようになりました。ただ，それは体重が減ったこともありましたが，もうひとつには意志の強さ，つまり食べ物を拒絶できるということについても賞賛されていたのです。こうしたすべてが，自分が特別で唯一無二の存在のように感じさせてくれて（本当の問題の7番），私はますますダイエットにのめり込んでいきました。私が最終的に回復するためには，一番でなければいけない，やり遂げなければならない，特別でなければならない，という考え方にうまく対処する方法を学ぶ必要がありました。ありのままの「わたし」を好きになって，たとえ「一番」でなくても，何かをやり遂げられなくても，そのままで十分価値があるのだと受け容れられるようになる必要があったのです。

グエン：治療を受けるまでは，私がこれほど体型を気にして体重を落とさなければならないと考える背景に，もっと深い問題が隠れているとは考えたこともありませんでした。私は常にスリムでいなければなりませんでした。幼い頃からそう思い続けていました。ともかく，痩せていなくてはならなかったのです。

キャロリン：グエンが治療に訪れたとき，彼女は根底にありそうな問題についてはまだ何も気づいていませんでした。拒食する，身体に満足できない，身体のニーズを満たそうとすると罪責感にさいなまれるといった点において，何か別な問題が荷担しているとは，彼女自身，思ってもいませんでした。グエンは，一般によくある悪循環に陥っていました。スリムでいたいと感じて，太るのを恐れていましたが，食べ物と身体をめぐる悪戦苦闘の背景に，その他どのような事柄が作用しているのか，何ひとつ見えていませんでした。そこで，グエンと彼女の夫のアルバートも交えてセッションを行い，「本当の問題のリスト」を二人に見せて，心当たりがある項目があるかどうか考えてもらいました。

グエン：キャロリンから「本当の問題のリスト」を渡されたとき，私の摂食障害を引き起こしているかもしれない，または少なくとも荷担しているかもしれない要因を初めて目にしました。夫のアルバートと一緒にリストに目を通しながら，私に当てはまるものを選びました。その日に夫と私が拾い出した項目は，ひとつ残らず，その後の数年にわたる治療の中で表面化し，私は回復に向けてそれらに取り組むことになりました。根底にあるこうした問題は，ほとんどの場合，深く私の中に染み込んでいる根本的な信念と恐怖心と結びついていたので，それを変えるためにはたくさんの気づきが必要で，意識を集中させて練習に取り組むことになりました。「本当の問題のリスト」に目を通すことによって，根底の問題が初めて見えてきたのです。それでも，そうした問題が私の摂食障害とどのように結びついているのかについては，まだ理解できませんでした。根底にある特定の問題が摂食障害とどう結びついているのかを理解するまでには，みなさんも多少の時間がかかるかもしれません。

キャロリン：グエンとアルバートは，グエンに当てはまる問題をリストからいくつも見つけ出しました。それは，グエンが回復に向けて取り組む方法がたくさんあるということでしたので，むしろ二人に希望をもたらしました。なかなか興味深かったのは，アルバートがグエンに当てはまるとしてリストから拾い出した項目の中に，グエンがはじめは自分自身に当てはまるとは思わないものがいくつかあった点です。話し合ってみると，グエンはそうした問題が確かに自分に当てはまるということに気づくことができました。

グエン：私が完璧主義だと主人が初めて指摘して，そんなに何でも完璧にこなさなくても大丈夫だと言ってくれたときに，わかってもらっていないと感じたのを覚えています。私は，「いいえ，きちんと

しないといけないのよ。あなたは私のことをわかっていないわ」と繰り返し言っていました。このように，はじめは自分が完璧主義だとは思っていませんでした。でも，やがて確かにそうだと思えるようになっていきました。それから，いくつかの分野で自分への期待のレベルを下げることを考え始めました。古くからの友人のサムが，「銀メダルを狙え」とよく言ってくれたものです。完璧じゃなくても失敗を意味するわけではないと考えられるようになり，誰も私に完璧を求めているわけではないと，自分なりに納得する必要がありました。私にとってひとつの重要な分岐点となったのは，他の人たちからの批判や判断を気にせずに，自分の気持ちに正直に気づくことができるようになったときでした。そうして自分の気持ちに正直になってみると，完璧でなければならないと思い込んで焦ったりすることはなくなりました。すると，周りの人たちも私が「本心から話している」と感じて，一緒にいて居心地がよくなり，彼らも私に正直に本心を話してくれるようになりました。

キャロリン：出発点として「本当の問題のリスト」を眺めてもらったことは結果的にとても効果的で，グエンは摂食障害に関連した無数の問題を見分けられるようになりました。彼女は，そうして思い当たる問題に治療を通じて取り組み続けましたが，なかには性格の一部とも言える問題もあって，生涯を通じてそれらとどのようにつきあえばよいのかについて考え続けていく必要があると気づくこともできました。

グエン：たくさん見えてきたこれらの問題の中でも特に一番根深い問題は，「不十分と評価されるのが恐ろしい」ということでした。不十分と評価されることへの恐怖は私にとっての一番大きな問題で，今でもときどき心に表れてきます。しかし，以前は摂食障害の声として

表れていたものが，今はときどき聞こえてくる批判的な声に変わりました。失敗する，評価される，批判される，競争するといったことへの恐れは今でも存在し，動揺しないでやり過ごすことは大変難しいものですが，対処するために摂食障害行動はもう一切使わなくてすむようになりました。そうした行動はずいぶん前に完全に消失してしまったのです。今では，苦しい気持ちは警告シグナルで，それがあるときには何かしらの問題が起きているか，注意を向ける必要のある何かが起きているのだとわかるようになりました。ですので，苦しくなったときには，何が起きているかを自分なりに探って，どう対処するのが適当かを考えるようにしています。

◎ 摂食障害の声から批判的な声へ

摂食障害の症状が消えてからも，いくらか不安を感じている部分では，私たちがよく「批判的な」声と呼ぶものが頭の中で響いているかもしれません。この声に上手に対処する戦略としては，心の中のそうした批判的な声が摂食障害の声（2つ目の秘訣）にどことなく似ているけれども，何を食べるべきかと何を食べてはいけないかに限定されるものではなく，もっと広い分野で口出ししてきていると理解することです。2つ目の秘訣で学んだ手法を使って，あなたの中の批判的な声と健康な部分を対話させるとよいでしょう。

　　グエン：批判的な声を意識的に無視できるようになるためには，そのための方法をきちんと学習する必要がありました。はじめ，聞こえてくるのは私が「正しく」行動するのを助けようとしている良心の声かと考えましたが，キャロリンはそうではないと教えてくれました。批判的な声は，古傷から来ていて，それまで何度も繰り返しているうちに心にすっかり染みついてしまった自分へのマイナスのメッセージ

でした。役立つものではなく，私の中の賢い部分からの教えでもなく，全体を客観的に見た冷静な考えでもなかったのです。ただ単に心の中にいる批評家で，私を不安にし続けることが目的でした。最終的にはこの批判的な声と私の芯の部分または健康な部分との違いがわかるようになりましたが，はじめは，例の「実感としてわかるまではフリをする」戦略でいくしかありませんでした。つまり，考え方が変わるにつれて行動も自然に変わるのを待つのではなくて，行動を先に変え，その行動に合うように考えを変えていかなければならなかったのです。これは私にとっては価値観を大きく変える経験でしたが，おそらく人生でも一番重要な転機だったと言えます。挑戦する前に怖い気持ちが静まるのを待っていると永遠に取りかかれないかもしれませんが，怖くても挑戦していると，怖い気持ちは必ず時間とともに和らぐとわかるようになったのです。また，心の中で自分と対話するときに上から目線で批評する話し方をしないようにすることも難しかったのですが，次第にできるようになりました。何かを発言または行動してしまってからそれについての苦しい考えが頭から離れなくなって，自分への怒りや批判がどんどん高まってくるのを感じるときが今でもありますが，それを止められるようになりました。今では，自分の価値を下げるようなこの種の自己批判は何の役にも立たないことがよくわかります。そこで，そういうときは判断を一切しないでありのままを受け容れるという考え方を用います。この概念については8つ目の秘訣で学びますが，基本的に，批判しないで状況をそのまま受け止めるということです。たとえば，心の中で自分に向かって，「がっかりだわ。別な方法にするか，せめてもう少しうまく対処すればよかった。でも今回の経験を生かして次回はもっと上手にするわ」というように話しかけるのです。この，ありのままに受け容れるという姿勢では，注意が状況に向いていて，どうしたらそれを改善できるか，または少なくとも次に同じ状況になってしまったらどんな別の対処の方法があるか

を考えます。以前の私なら,「なんておバカさんなの。すべてを台無しにしてしまって。私は何もまともにできない。試しても無駄だわ」と考えたでしょう。この古い考え方が注目していたのは,対処しそびれた状況そのものよりもむしろ自分自身です。そうした姿勢を続けるうちに,自尊心がだんだん委縮していきました。自分と対話するときの姿勢を変えた効果は計り知れません。この方法を身につけなければ,回復していたとは思えませんし,私の人生も豊かというには程遠いままだったでしょう。自分に語りかけるときの姿勢はひとつのスキルですので,誰でも身につけられます。ただ,熱意と努力と練習が必要です。

　心の中にいる批評家と健康な振り返りの声とを区別できるようになることはとても大切です。心の中の批評家は,厄介で意地悪です。批評家がいると,自分が信頼できなくなり,いつまでも不幸せで,安心できず,身動きが取れないままになります。それに対して健康な振り返りの声は,謙虚さを失わないで自分を良い方向へ変えて成長し続けられるようにします。この本を書き上げるなかで,私たち著者は二人とも,心の中にいまだに批判的な声があることに気がつきました。声が割り込んできて,「私はこんな本を書けるほどの人間なのか？」,「思い上がってはいけない」,「人からどう思われ,何と言われるだろうか」などと言うのです。以前なら,こうしたメッセージが聞こえてくると摂食障害の行動へと突き動かされましたが,今は,何らかの問題があるととらえ,それを探り出して何が自信のなさの原因になっているのかを見極めることが必要なのだとわかるようになりました。

　根底にたくさんの本当の問題があって,そこへ他の要因も重なり,すべてがぴたりと噛み合って,あなたの摂食障害のジグソーパズルがあなた特有の病理として現れてきます。クライエントさんには日頃から,「私たちは摂食障害の専門家ですが,みなさんについては何も知らないのです」とお伝えしています。回復への道を進むときには,あなたの特有な状況と根

底の問題をすべて見つめ，その中からどれがあなたの人生で摂食障害に振り回される要因になっているのかを見極めることが大切でしょう。

◎ 秘訣3の終わりに

　3つ目の秘訣では，あなたが摂食障害を発症した理由には，体重を減らしたい，スタイルをよくしたいといった思い以外に，もっとさまざまな問題がかかわっているのだという点をお伝えしました。つまり，気がつかないうちにも摂食障害を利用してさまざまな状況やそれに関連した気持ちに対処してきていたということに，あなた自身も気づき始めているでしょう。4つ目の秘訣「気持ちを感じて，自分の考えに抵抗してみよう」では，新しい対処方法をいくつか紹介していきます。まずは自分の気持ちに気がつけるようになり，それから摂食障害行動に頼らなくてもそうした気持ちをそのまま抱いていられるようになるための方法です。いずれは，豊かな感情の流れに身をまかせ，健康で幸せな人生を歩んでいくときの羅針盤にもなってくれるでしょう。

〜追加の練習〜

練習：書き出してみよう
◎ あなたの摂食障害のジグソーパズルを探ろう

　3つ目の秘訣を終えるにあたって，ノートを取り出して学んだことを書き出してみましょう。この章で読んだ内容について，少し時間をかけてあなたの考えや気持ちをまとめてみましょう。以下の問いを参考にすると，あなたがなぜ摂食障害を発症したのか，また摂食障害に関連した行動が根底にある問題に対処するうえでどのように役立っているのか

を，さらに突き詰めて考えやすくなるかもしれません。

- 摂食障害を発症したとき，または初めてダイエットをしたときについて書きましょう。
- その時期の前後に，人生では他に何が起きていましたか？
- ダイエットをして，摂食障害に関連した行動をして，あるいは摂食障害そのものを発症して，何を得た／得られると感じますか，または感じましたか？
- 摂食障害が役立ったのは，または役立っているのは，どんな問題や気持ちに対処したり，あるいは避けようとしたりしているときですか？
- 根底の問題に対処したり向き合ったりするときに，摂食障害はどれほど実際にうまく機能しますか？
- 摂食障害に関連した行動が実際に「機能」するにしても，その代わりに何を犠牲にしますか？　つまり，どんなマイナスの結果が伴いますか？
- 摂食障害に関連した行動をやめると何が起きると恐れていますか？　体重に関連する問題を書くのはかまいませんが，体重が増える，太るといった点以外も必ず記入してください。

秘訣 4
気持ちを感じて，自分の考えに抵抗してみよう

　私が回復できたのは，何と言っても，拒食して体重を減らそうとばかり考えずに，本当の意味で自分を大切にできるようになったからだと思います。日頃から深く自分自身を見つめる姿勢にだんだんと価値を感じ始め，玉ねぎの層をひとつまたひとつと剥くように，摂食障害の行動に走らせる「大元」の原因を見つけ，そこでくすぶっている気持ちを引っ張り出してあげるようにしました。

――ＲＬ

　グエン：「こんなにたくさんの気持ちが湧き上がってきて，いったいどうしたらいいの？」
　キャロリン：「感じるのです」

　根底にある問題を探っていくと，自分の中の深いところへの気づきも広がりますが，摂食障害から本当に回復するためには，理解を深めるだけでは足りません。大切なのは，何が起きているかではなくて，何かが起きたときにそれにどう対処するかということです。回復するためには，心の奥にある思考や気持ちにもっと健康的な方法で対処できるようになる必要が

あります。過去は変えられませんし，「不安」に対する感受性が強い遺伝子を受け継いだこと，また学校でからかわれたといったような過去の事実も消すことはできません。しかし私たちは，不安な気持ちに対処したり，和らげたりする努力をすることはできます。自分の中の考えや自分に向かって浴びせかける言葉を見分けられるようになります。また気持ちに関しても，まずはありのままを認識し，しばしそのままにして，それから**しっかり感じられる**ようになります。心にある思考や気持ちに気づき，それを理解して，調節できるようになると，置かれた状況に対してどんなことはできて，どんなことはできないかがわかるようになり，人生でより良い選択がしやすくなるでしょう。摂食障害に関連した行動は，あなたの中で問題となっている思考や気持ちに突き動かされて起きていて，おそらくは，苦しい気持ちを麻痺させ，気持ちから目をそむけさせ，意識に上がってこないようにフィルターをかけ，または逆に気持ちに対処しようとする役割を果たしているのです。

● 体重に対処していたはずが，いつの間にか他の問題に対処している

　あなたの摂食障害は，あなた自身の思考や気持ちといろいろな意味で結びついています。自分の食行動の問題が始まったのは，確かに食べ物を利用して何らかの気持ちを解消したり，苦しい**気持ち**から楽になるためだった，となかには気づいている人もいます。しかし，摂食障害行動を始めたときにはただ「太っている**気がした**」だけで，果たしてそうした行動がもっと根底にある他の問題への対処法だったのか，また対処しているにしてもどのように役に立っていたのかはよくわからない，と話す人もいます。例をいくつか挙げてみましょう。

　たとえば炭水化物を一切口にしないという摂食障害行動を，体重を減らす方法として始めたとしましょう。目標通りに体重が減ると周りの人が褒

めてくれて，自分が誇らしく**感じられて**，行動は強化されます。はじめは，周りからの注目や心の中の**達成感**が，自尊心または自分には価値があるという**気持ち**を高めてくれるでしょう。行動を続けていると，成功している**感じ**と目標を達成する**感じ**そのものが楽しみになるでしょう。

　別な例です。体重を減らそうとしてデザートは悪いものだから食べては「いけない」と**考えている**ときにケーキを食べてしまったら，どんな思考や気持ちが湧き上がってくるでしょうか。まず，自分は意志が弱くてだらしのない人間だという**思考が浮かんで**，罪の意識や恥ずかしさやそれに似た**気持ちを感じる**でしょう。次に，食べてしまったカロリーを捨て去るために嘔吐するとします。その結果，罪責感や恥ずかしさが和らぐと，ダイエットのルールを破ってしまったときの対処法として嘔吐する行動が強化されます。「悪い」と思う食べ物を捨て去る方法として嘔吐が定着すると，次回にケーキを食べてしまったときにどうなるでしょう。ひょっとしたら，デザートのルールを破った以上どのみち嘔吐するのだから，いまさらケーキをたくさん食べても変わらないし，この際食べては「いけない」と決めているものさえ食べてもいいだろう，と**考える**かもしれません。このように，特定の食べ物を自分に対して禁止すると，禁止を破って食べたいという気持ちがかえって強くなりがちなのです。そうこうしているうちに，食べることに関連した不安，罪責感，恥ずかしさの「解消」法または対処法だったはずの摂食障害行動が，食事とは関係のない他の領域へも広がっていきます。たとえば，試験に落第して罪責感と恥ずかしさを感じたときに，「過食して嘔吐すればこうした気持ちはなくなるだろう」と考えるようになるかもしれません。もとはと言えば食べ物と体重にまつわる否定的な気持ちに対処するための方法だった摂食障害行動が，今や，否定的な気持ち全般に対処するための方法に拡大してしまったと言えます。こうした広がりの別な例としては，何を食べるかを制限することではじめは食べ物と身体をコントロールできると感じていたけれども，だんだんその力を人生の他の領域を管理する力と混同するようになる場合もあります。さらに，強

迫的な過食に苦しむクライエントさんたちは，たった今食べたものに対する嫌な気持ちを麻痺させたり覆い隠したりするためにさらに食べ続けますが，やがてその他の嫌な気持ち全般を麻痺させるためにも強迫的に食べ続けるようになります。

あまりにも長く摂食障害に苦しんでいると，特にこれといった嫌な出来事があるわけではなくとも，摂食障害行動が容易に起きやすい状態になります。繰り返しているだけで行動が習慣化して，ただ単に「できるから」とかいつもの癖でといった感じで，気がつくと過食や嘔吐をするようになります。摂食障害を通じてホメオスタシスを維持するようになった，と言えるかもしれません。アルコール依存症に苦しむ人が朝起きたら何はともあれまずお酒を飲むのと似て，摂食障害でも，特に理由があるわけではなく，ただ単に習慣から食べ物を制限して過食して嘔吐する，という状態にまで至る可能性があるのです。実際，その段階になると，摂食障害行動に従事していないとかえって落ち着かなくなるでしょう。摂食障害があまりにも確固としたものになってくると，そうした行動がともかくその日一日をやり過ごすための対処法になります。その状態になると，摂食障害行動をしていなければ感じるはずの気持ちにも，ほとんど気づかなくなります。つまり，摂食障害行動をしていると自分の心の中にある気持ちに気づかなくなるのです。このように，自分の気持ちを理解してしっかり感じ取るためには，摂食障害行動をやめることがただ大切なだけでなく，ぜひとも必要になるのです。習慣化してしまった摂食障害行動をやめると，自分の思考と気持ちが必ずわかるようになるでしょう。

● 思考 – 気持ち – 衝動 – 行動の連鎖

思考や気持ちが摂食障害行動に結びつく仕組みを理解し，分析し，さらには変えていこうとするときに，とても役立つ簡単な考え方があります。行動が完全に習慣化された段階になっていると，以下でお伝えする内容は

少しわかりにくいかもしれませんが，それでも根気よく取り組めばわかってくるはずです。とても強い気持ちを掻き立てられるようなことがあると，いつでも自分の馴染みのある方法で反応し，一番効果的な方法で対処したいという衝動に駆られます。私たちのクライエントさんたちのように，みなさんも，衝動に駆られると，以下のような方法のどれか，あるいはいくつかを組み合わせた方法で対処しているはずです——食べ物を制限して，強い意志で自分をコントロールできているかのように思い込む。過食をして，嫌な気持ちから気をそらすか，気持ちを麻痺させるか，自分を慰める。嘔吐して，気持ちを体外に排出するか，安心を得るか，不安を和らげる。私たちの内面で起きるこうした一連の反応は，「思考－気持ち－衝動－行動」という連鎖反応なのです。

◆ 思　考

連鎖反応は思考から始まります。しかし，思考または「認知」が気持ちや行動にどれほど大きな影響を与えるかについては，ほとんどのクライエントさんが理解していません。あなたが摂食障害に苦しんでいるのでしたら，自分の中に自分を傷つける歪んだ不健康な思考が存在しているはずです。これらの思考は，苦痛な気持ちを呼び起こして，自分を痛めつけるような行動へとつながっていきます。私たち著者は，日頃からクライエントさんに「自分自身についてどんな思いを抱いていますか？」と尋ねるようにしています。そうするとクライエントさんは，過去の体験，今まさにしている体験，また先々起きるかもしれないと怖れていることについて，自分で何を考えて，自分に向かって何と語りかけているのかがわかりやすくなります。

◆ 気 持 ち

多くの人は自分の中の苦しい気持ちを避けるか取り除きたいと願っていて，それができないと動揺します。ところが現実問題として，気持ちは思

い通りにコントロールして取り除けるものではありません。ただし，それをどのように受け止めて，表現して，和らげて，対処するかということはコントロールできます。特定の気持ちがあるからといって落ち込むのはエネルギーの無駄で，気分がますます減入るだけです。ゴールは，心にある気持ちは受け容れて，理解して，しっかり感じ取り，そして自分自身から切り離すか少なくとも区別して，あなた自身は回復への道を先に進み続けることなのです。

◆ 衝　動

食べたいのか食べたくないのか，過食したいのか嘔吐したいのかにかかわらず，衝動というものはなかなかコントロールできるものではありません。しかし，ひとまずすぐさま反応しないでいられると，衝動からは多くを学ぶことができます。衝動があっても反応しないでいる状態を「衝動の波に乗る」と呼ぶ場合がありますが，これは基本的に，反応する前にしばらく気持ちをありのままに感じつつ，何もしないで時間を稼ぐということです。苦しい経験に上手に対処するには，嫌な気持ちの背景に何があるのかということに気づくための時間がいくらか必要ですし，気持ちを煽り立てて苦しさをますます強くしている思考を見つけ出して切り離すためにも時間が必要です。衝動は，はじめはかなり強烈なものでしょう。しかし，上手に対処して反応できるようになってくると，習慣化していた衝動を感じる頻度も減り，質もたいぶ変わってくるでしょう。

◆ 行　動

摂食障害を利用して気持ちに対処してみても，よく解釈したとしても嫌な気持ちを一時的に追い払っているだけです。根底にある本当の気持ちにまったく注意を払わないでいれば，それらは何度でも問題として表面化してきます。どんな気持ちに対しても「改善する」ために衝動にまかせて食べ物にエネルギーを注いだり，また食べることを避けたりしているかぎり，

結局はその試みは失敗に終わるでしょう。もしかすると，誰かを傷つけたり，自分のことを批判されたり，人間関係を壊したりしてしまうかもしれないと恐れて，自分の気持ちをしっかり感じて表現し，適切に振る舞うことに恐怖を感じているのかもしれません。「敏感すぎる」と周りから言われているため，あえて自分の気持ちに正直に行動しようとしないのかもしれません。しかし，気持ちをしっかりと感じて健康で効果的な方法でそれを表現できるようになると，あなたの心の中の気持ちは，行動を支配しようとするよりも，むしろ適切な行動を見極めるための指針となり始めるでしょう。

◆ 思考の持つ威力

　思考というものは，今までに周囲から学んだり，自分の中から湧き上がったりしてきた概念や信念に基づいていますが，そうした思考には，間違った情報を含んで私たちを誤った方向へ導きかねないものがたくさんあります。ここでは，あなたの回復を邪魔している思考，また摂食障害の行動をそそのかす思考を，あなたが自分自身で見極めて抵抗できるようになるためのお手伝いをしたいと思います。認知行動療法（CBT: cognitive-behavioral therapy）は，一般によく知られた心理療法アプローチですが，特に過食症の治療では最も有効であることが研究でも示されています。私たちのところでも，過食症にかぎらずどの形の摂食障害のクライエントさんにも，これはとても役に立っています。CBTでは，思考が気持ちや行動を引き起こすと考えます。つまり，気持ちや行動を変えたいと思えば，それよりも先に思考を認識してそれを変えるのです。状況を変えられないときでも，思考は変えられます。最初に頭に浮かぶ思考は必ずしも変えられるとはかぎりませんが，それに続いて引き起こされる思考なら，コントロールできるようになるのです。

● バランスの悪い歪んだ考え方

　デイビッド・バーンズは，1980 年の著書 *Feeling Good*（邦訳『いやな気分よ，さようなら―自分で学ぶ「抑うつ」克服法〈増補改訂第 2 版〉』星和書店，2004）の中で歪んだ思考（認知の歪み）の代表例をわかりやすくリストにまとめており，そうした思考が私たちの自信を奪い，不安を高め，抑うつ気分の温床になって，人間関係に支障をきたし，それが大きな問題へと発展していくということを説明しています。バーンズのリストに沿って摂食障害に応用したものを，具体例と一緒に以下に紹介します。

◆ 認知の歪み

1. **全か無か思考**：「白黒」思考または完璧主義思考としても知られています。頭では白か黒かに分けられないグレーゾーンがあると知っていますが，特定の状況に置かれると，知識と理屈が抜け落ちてしまいます。たとえば，「クッキーをひとつでも余計に食べるのなら，一箱全部食べなければならない」，「痩せているのでなければ太っている」といったたぐいの極端な考え方です。
2. **一般化のしすぎ**：否定的な出来事があると，それを常に起きるパターンだと考え，一回でも失敗すると自分にはもうできないのだと考えます。たとえば，「デザートを食べてから嘔吐したから，一生このままなんだわ」，「パーティーでまた食べすぎてしまった。コントロールすることなんて一生できない」などと自分に言い聞かせます。
3. **否定的思考**：何かを成し遂げたり褒められたりしても，それをそのまま受け取ることができません。誰かがあなたについて好ましく語ったとしても，それを過小評価して，そのままの意味で受け取ることができなかったり，本当はそう言ってもらう資格なんてないと

考えて，喜ぶほどのことではないと解釈したりします。また褒め言葉を期待と受け取って，褒められることに抵抗を感じるかもしれません。
4. 感情的決めつけ：気持ちを真実だと思い込みます。たとえば，「太っているような気がする」は，「私は太っている」ことになります。「まるで絶望した気分だ」は「私は絶望している」になります。現実と気持ちを分けて考えることが難しくなっています。
5. 心の読みすぎ：他の人が何を考えているか，どう行動しようと思っているか，また物事がどう展開するかということを自分はわかっているのだと考えます。それ以外の何であれ，本来わかるはずのない何かを知っていると考えるのです。たとえば，「食べ物を管理できる私の力をみんなはうらやましく思っている」，「体重が減らないかぎり，決して誰も私を魅力的とは思わないだろう」といった考え方です。
6. 自己関連づけと他者への非難：すべてのことはわざと自分に向けて行われていると考え，自分で責任を引き受けたり，状況を改善させようと試みるよりも，他者や他のものを責めます。「私が摂食障害になったのは，母親がダイエットをしていたせいだ」，「彼がパーティーに来なかったのは，私のことはどうでもよくなったか，あるいは私と一緒にいるところを他の人たちに見られたくないからだ」などと考えます。
7. 拡大解釈と過小評価：物事があまりにも大事になるか，逆に取るに足らない問題になります。「私の身体に合うサイズの服を置いている店なんて一軒もない」，「これだけ体重が落ちても大した問題ではない」などが典型例です。
8. 心のフィルター：自分の体験の中で，否定的なことはすべて気にするけれども，肯定的側面は考えから抜け落ちます。「今週は，6日間は大丈夫だったけれど，過食と嘔吐をした日が1日あったから，

すべてが台無しだわ」
9. べき思考：「べき」や「でなければならない」といった考え方で自分（あるいは周囲の人）を批判します。「自分の力だけで回復するべきだ」などです。
10. レッテル貼り：行動をまるで自分の存在そのものであるかのように受け取ります。「食べすぎてしまった」は，「私はだめな人間だ」となります。食事プランに従いそびれると，「私はどうしようもない人間だ」と考えます。

「認知の歪み」のリストに目を通してみて，これは馴染みがあると感じた項目はあったでしょうか。自分に当てはまると感じた項目はありましたか。何かに対して最初に頭に浮かぶ考えを「自動思考」と考えると，わかりやすくなります。自動思考は，健全でバランスが取れている場合もありますが，ストレスが強くて感情が高ぶっているときには歪みがちで，どのように歪んでいるのかはたいてい予想しやすく，自分にとっては苦しいものとなります。あなたの中で普段から最も生じやすい自動思考を知っておくと，非論理的で役に立たない考えの罠にはまり込んでしまったときに，すぐに気がつけるようになるでしょう。歪んだ思考は，たったひとつからでも滝のように一連の反応をたどって大きくなり，苦痛な感情を強め，不健康な行動を引き出し，最後には人間関係にまで支障をきたしかねません。回復に向けて考え方を変えてバランスを取るための第一歩は，思考が歪んでいるときに自分で気づくことができるようになることです。その歪んだ考え方がどのようにして自分を傷つけているのかということを理解して，もっとバランスの取れた考え方を見つけられると，気持ちが変わり，人生でも人間関係でもより良い選択がしやすくなるでしょう。

練習：書き出してみよう
◉ 歪んだ考え方について理解を深める

「認知の歪み」のリストを眺めて，どの項目があなたに当てはまるかかを考えましょう。その項目に関連して，実際にあなたの中にある歪んだ思考の例を箇条書きにしてみましょう。摂食障害に関連する思考としない思考の両方を含めてください。ひとつひとつの例について，その考え方がどのようにあなたに作用しているかを記しましょう。歪んだ考え方は，何からあなたを守ってくれているでしょうか。本当に機能していますか。どのように妨げになっているでしょうか。

◆ 私の振り返り

　グエン：私の場合，成功しているのでなければ失敗しているとしか思えなかったですし，何かに打ち込んでいるのでなければ怠けているとしか感じられませんでしたが，自分を完璧主義者だと思ったことはありませんでした。決して満足できず，努力が足りないと考え続け，いつも不十分に思えることが完璧主義の特徴だとは気がついていませんでした。そうした気持ちや思考は，私がだめな人間であることを示していると思っていました。もうひとつ気がついていなかったのは，そのような私の在り方が人間関係にもマイナスの影響を実際に及ぼしていたという点です。自分が完璧主義であることに気づき，そこから変わろうと強く思ったのは，ある個人的な経験からです。

　あるとき，友人が聞いているところで，レポートの成績がBだったことについて自分を批判していました。私は自分のことを頭が悪く，文章が下手だと嘆いていました。でも同時に，友人がもらったBについては何の問題もなく十分な成績で，もちろん彼女の価値をいささか

も下げるものではないと，わざわざ念を押していました。友人は，傷ついて気分を害しているように見えましたが，やがてなぜ私が二人をこのように区別するのかと尋ねました。私は，自分が有能で，もっと良いレポートを書くことができ，彼女よりも高い基準で評価されるべきだとでも考えていたのでしょうか。私は，自分の考え方に含まれているこの矛盾には気がついておらず，なんと答えてよいのかわかりませんでした。理解してもらっていないように感じると同時に，とても強い罪の意識も感じましたが，何よりも混乱しました。友人にはもちろん理解できるはずもなく，そのときの私自身さえ気がついていなかったことは，自分は周りの人たちよりも何でもきちんとこなさなければならないと私が**実際に考えていた**点です。それは，私が自分を周りの人たちよりも**優れている**と考えていたからではありません。そうではなくて，どこか私の奥底にある，言い表すことも説明することもできない何かの不完全さを埋め合わせるためでした。やがて気がつくようになりましたが，「完璧でなければならない」や「ダメな人間だ」といった私の信念は，周囲の人に対してもまるで私が彼らを評価しているかのような悪影響を及ぼしただけでなく，私の中でも自分には価値がなくて恥ずかしいという感じをいつまでも生み出し続けました。自分には価値がないという信念が内面にあったので，代わりに外から見える部分を完璧にしようとしました。本当の自分を隠し，また決して受け容れてはもらえないだろうと怖れる本質の部分での不完全さを隠すことで，自分を守ろうとしていたのです。自分の思考，気持ち，行動を慎重に探ってみると，他の人たちの評価や拒絶から身を守るために完璧主義を隠れ蓑に使っていたのだとわかりました。問題は，自分を守るためのこの方法が，心から願って切実に希望していたものを手に入れる妨げになっていた点です。私は，欠点もすべて含めて本当の私を見てもらって，それでも受け容れて愛してもらいたいと願っていましたし，そうされることを必要としていました。真の自分を隠し

続けるかぎり，ありのままの自分を愛してもらっていると感じられるはずがありません。こんな思考を投げ捨てて，リスクを負う必要がありました。それには完璧ではないありのままの私を見てもらうというリスクも含まれていました。

認知の歪みは，たとえ矛盾するような事実があったとしても，かなりしっかりと定着して，自然に頭の中に浮かぶようになっていきます。そうした歪んだ思考を直視するための方法は，根気強さが必要ですが，見かけほど大変ではありません。たとえずいぶん長い間特定の考え方をしてきたとしても，私たちの脳には新しい考え方を学ぶ力があります。否定的で歪んだ極端な思考に対して，適切で論理的な思考で反論するたびに，脳では新しい道筋がつくられます。私たち著者は，公正でバランスの取れた視点から考え直して，物事の最大の欠点だけを見るのではなく全体像を見るようにと促します。認知の歪みに抵抗して考え方のバランスを上手に取れるようになると，内面の世界が健康的になってきます。健康な心理状態では，間違いは受け容れられ，失敗は前に進むための一部となり，経験を重ねるたびに自信が膨らみます。

◉ 自分の思考や歪んだ考え方に抵抗してみよう

歪んだ思考が連鎖的に気持ちにまで悪影響を及ぼす前に素早く反論できるようになることは，とても大切な対処法のひとつです。2つ目の秘訣では，特に摂食障害の声に注目しましたが，ほとんどのクライエントさんが，「摂食障害の声」はやがて3つ目の秘訣でお伝えした「批判的な声」に変わり，食べ物とは関係ないさまざまな状況でも聞こえてくるようになった，と語っています。声はそのときの状況に応じて変わり，批判的であったり，否定的であったり，責めるようであったり，無力と感じさせるものであったり，またはまったく別なものだったりもします。歪んだ思考に対しても，

摂食障害の声のときと同じように2つ目の秘訣でお伝えした対話の手法を使うと，状況によらず，もっとバランスの取れた考え方を見つけやすくなるでしょう。白黒思考，自己関連づけ，他者を責める，心の読みすぎ，といった一般に見られる認知の歪みは，どれもが摂食障害にも荷担すると知っておくことが大切です。歪んだ思考が嫌な気持ちを引き起こすと，それに対処するために摂食障害行動も引き起こされがちですので，思考のバランスを上手に取れるようになることは，回復にとっても人生にとってもとても大切です。

　食べ方についてはいつからか問題がなくなっていたのですが，他のことについて，怠けているとか，それほど賢くない，などといちいち批判してくるうっとうしい声がいつまでも心の中で聞こえていました。内面にあるこの批判的な声とはこれからもずっと一緒にいるのだろうと悟りました。でも，摂食障害の思考に反論するために身につけた対処方法を使えば，批判的な思考にも反論できるようになります。
　　　　　　　　　　　　　　　　　　　　　　　　　　——ＡＨ

クライエントさんが心に浮かんだ自動思考に反論している対話の例を紹介しましょう。

　状況：今週はケビンが電話をくれなかった。

　自動思考：どう考えてもケビンは私と一緒にいたくないのだわ。きっと彼の周りにいる友達が，私を避けるようにと彼に言ったんだわ。

　健康な部分：電話をくれなかった理由についてあなたは何も知らないはずだから，すぐに結論に飛躍するのはおかしいわ。何が起きているのか，事実がわかるまで待たないと。

歪んだ思考：これは二人の関係が終わったことを意味している気がして、とても怖いわ。前にも同じことが起きたもの。不安に押しつぶされそうで、他の理由なんて考えられない。

健康な部分：二人の関係が終わったという証拠はないわ。可能性はあるけど、今の時点では確かめる方法はないのよ。落ち着くために何かをしながら、もっと情報が得られるまで待たないといけないと思うけど。

歪んだ思考（次第に薄れながら）：わかったわ。結論に飛躍してしまっているというのはわかるわ。どうにも耐え難いのよ。たぶんこれは最悪のケースだって自分に向かって言い続けてしまうけれど、それが私のいつものパターンだということもわかっているの。

健康な部分：だったら自分に言い聞かせるときには、これからは何事についても結論に飛躍せずに状況がわかるまで待って、本物の問題が起きたときに対処するためにエネルギーを貯える、と言ってみるといいわね。ケビンに電話をかけて、どうしているかを聞いてみるのもいいかもね。

歪んだ思考（健康な部分へと変わりつつ）：その通りだわ。勝手な推測はしたくない。不安を感じないでいるのは難しいけれど、ひとまず自転車に乗りに出かけて、あとからケビンに電話してみるわ。

練習：書き出してみよう
◎ 歪んだ思考と対話してみよう

あなたの内に自動的に浮かび上がってくる思考、批判的な思い、または偏った極端な考えをいくつか書き出してみましょう。日頃から自分で

も気づいているものがすでにいくつかあるかもしれません。何も思いつかないようでしたら，一番気づきやすいときとは心が乱される状況が起きる直前か起きた直後です。思考を書き出したら，自分の中の健康な部分を使って反論してみましょう。目指すのは，2つ目の秘訣で紹介したようなしっかりとした長い対話をすることです。自分の中の認知の歪みと，「いつも」，「決して」，「みんなが」，「誰も〜ない」のような極端な言葉使いに気をつけてください。思考が偏っていることを示す目印です。こうした極端な言葉はまず正しくないと考え，状況を誠実に眺めてみると，実際に誤りだと思えることがたくさん見つかるでしょう。思考を書き出して，それを裏づける根拠と誤りだとする根拠を両方分析したら，次はその状況に対してもっとバランスの取れた考え方はないかどうか探してみる必要があります。この練習は，はじめは退屈に思えるかもしれません。しかし私たちの脳には適応力がありますので，それほど長くかからずに，気がつけば，歪んだ思考を自然に見分けることができるようになり，反論しながら物事にもっと健康的でバランスの取れた方法で対処していけるようになるでしょう。あるクライエントさんは，自分の思考に反論するプロセスについて次のように語ってくれました——「いつだったか，『最初に浮かんでくる思考は自分には責任はないけれど，続いて浮かんでくる思考には私が責任を取る必要がある』と教えてくれた人がいました。短いフレーズですが，途方もなく説得力があり，今でも私を支えてくれています。私は鏡を見るたびに，自然に自分についての否定的なことを何か言ってしまいます。そこで，誓いを立てて，私の外見や性格，他の何にしても自分について何か否定的な発言をしてしまったら，必ずその場で最初の発言とはまったく逆の言葉で反論してバランスを取る，と決めました。しばらくすると，心の中で本当にプラスに考えられるようになりました。その私の変化には，周りの人たちも気がつきました」

◉ あなたの気持ち

　本来，私たちの気持ちとは，何か注目する必要のあることが自分の中で起きているときに注意を喚起してくれる役割を果たしています。また，進むべき方向を判断するための重要な情報も伝えてくれます。気持ちとしっかり結びついて，それを理解してありのままに受け容れられようになると，今までのやり方を捨てて新しい方向に変える潮時や，いつ何かに近づくべきで，いつ距離を置くべきかといったことが見極めやすくなります。そうした役割を果たすはずの気持ちとの結びつきが切れていたり，逆に支配されてしまうほど気持ちが強すぎたりすると，良い決断をすることは難しく，不可能になるとさえ言えるでしょう。合理的思考がまだ十分に発達していない幼い子どもたちは，純粋に感情だけに基づいて意思決定するとどうなるかということを教えてくれます。子どもは，仔犬を飼いたいと言うかもしれませんが，世話をするのにどれほどの時間とエネルギーとお金が必要になるかをまったく考えていません。あるいはお化けなんて本当はいないのだと繰り返し教えられても，ベッドの下にいるお化けを怖がるかもしれません。感情との結びつきが強すぎてそれに支配されて決断をしてしまうと，あとで感情が冷めてみればそれほど合理的ではなかったということはよくあることです。怒りや悲しみといった強い気持ちは，あなたが意思決定する能力を大いに妨げます。ですから，良い選択をするためには，内面にある気持ちに気づいて，感じて，さらにそれをそのままにして先へと進めるようになることが大切です。たとえば，アイスクリームを一口食べたからといって体重が増えるはずがないと理屈ではわかっていても，あまりにも強い罪の意識や恐れから，結局一口も食べられないといったことがあるかもしれません。この例からわかるのは，有効な問題解決と健康的な意思決定をするためには，感情に気づいて，それを感じてから，さらにそうした感情や気持ちを理性あるいは思考と統合する必要があるということで

す。強い感情に押しつぶされているときに理性の領域への扉を開くのは難しいかもしれませんが，感情をそのままにしつつ同時に合理的思考を応用できるようになるための練習は，取り組むだけの価値があるとすぐにわかるでしょう。

◉ 感情のシグナルを吟味してみよう

　感情は，何か注意を向けなければならないことが起きているシグナルとして機能しますが，恐れや恥ずかしさや怒りといった心を動揺させる気持ちがある場合にきちんと理解する前に反応してしまうと，問題を引き起こすことがあるかもしれません。湧き上がってくる気持ちは，ときに誤った前提，不完全な情報，不合理な恐れなどの歪んだ思考に基づいている場合があるからです。たとえば，結婚式へ招待されると期待しているときに，周りの友人たちは全員招待状を受け取っているのにあなたのところへはまだ届いていないとしましょう。あなただけが意図的に招待されなかったのでしたら，あなたが傷ついて，悲しく思い，怒りを感じるのは当然でしょう。しかしそこで，とても高ぶったままの感情にまかせて行動してしまうと，怒りからは爆発的で攻撃的な振る舞いが生じかねませんので，もしも次の日に招待状を受け取ったり，郵便が途中で紛失しただけだとわかったりしたら，とても恥ずかしい思いをして後悔するかもしれません。そんな気持ちに気がついたら，そのシグナルにすぐに反応するのではなく，シグナルをさらに吟味し，気持ちを伝えたり助けを求めたりしたうえで，一番有効な方法で行動または対処するとよいでしょう。

◉ 気持ちを感じよう

　回復への道を進むにつれて，内面の気持ちには気づきやすくなりますが，同時に気持ちがより強く感じられるようにもなります。それまでずっと覆

い隠されていた無数の気持ちともう一度つながろうとするからこそ，回復への道を歩み始めたばかりの頃は一時的に苦しさが増強しがちなのです。回復するときには，人生に起き得るさまざまなストレス因子に関連した気持ちを，摂食障害行動を使わずに，また逃げたり覆い隠したりする別の方法も一切使わずに，ありのままに感じることになります。「気持ちを感じる」ことは大切という考え方は一見すると当たり前に思えるかもしれませんが，摂食障害を発症しているかどうかとは関係なく，私たち人間は実にいろいろな方法を使って自分の気持ちを避け，抑圧し，目をそらそうとしています。気持ちに気づき，それを受け容れ，そのまま耐えることが難しいので，薬物依存，摂食障害，盗み，自傷，またその他にもあらゆる問題行動が生じてくるのです。

自分で何を感じているのかがわからずに途方に暮れているのでしたら，ひとまず摂食障害行動をやめてみて，その瞬間に心に浮かぶ気持ちに注意を向けてください。どんな気持ちがどこから浮かんできたとしても，回復への道を進むときには，その気持ちを中心に取り組んでいくことになるはずです。

練習：書き出してみよう
◉ どんな気持ちがあるでしょう

最近の摂食障害行動をいくつか書き出して，摂食障害があなたの中でどのように作用し，どのような役割を果たしていて，どのような気持ちがそこに関連しているのかを探ってみましょう。摂食障害行動を行っているときに気づいた気持ち，または今振り返ってみてそのときに避けようとしていた，目をそらそうとしていた，またはどうにかしたいと思っていた気持ちも，それぞれ一緒に書き出してみましょう。気持ちがよく

わからないのでしたら，その摂食障害行動をしていたときに他に何が起きていたかを書き出してみてください。また，摂食障害の行動を妨げられた経験はありますか。あるとすれば，行動を最後まで完結できなかったときにどんな気持ちが浮かんできましたか。

●「太っている気がする」は本当に気持ち？

「太っている気がする」のは摂食障害に苦しむ人たちにとってはお馴染みの感覚ですが，そこからはあっという間にありとあらゆる気持ちや行動が引き起こされます。私たちのもとを訪れるクライエントさんたちも，決まり文句のように「太っている気がする」と言います。臨床心理士の中には，「太っている気がするというのは，気持ちではありません」と話す人も多いものですが，私たち著者は自ら摂食障害を経験しており，太っている「気持ち」を覚えていますので，クライエントさんがそのように話すのはそれでよいと思っています。ただ，もう一方で，臨床心理士たちが「太っている」というのは気持ちではないと説明しようとする理由もわかります。奥底の見えないところに，他のどんな気持ちや思考が潜んでいるのかということを探ってほしいからです。評価されることへの恐れや，自信喪失，恥ずかしさ，安全が脅かされるといった感情が高まる瞬間に，「太っている気持ち」が出現してくる場合があります。あなたが「太っている気がする」と言うときに，他人である私たちがその奥底には何があると断定することはできませんが，おそらく，そこにある気持ちを認めて，そのままにしておくことがあなたにとっては難しいのでしょう。摂食障害に苦しむ人たちは，あらゆる体重で「太っている気がする」と訴えますので，「太っている気」は実際の体重や体格とはまったく関係なく，むしろ不安や周囲からの評価，意心地の悪さが入り混じった歪んだ思考と関係しているということがわかります。体重をさらに減らすか「適切」な体重になれば太っている気がしなくなるはずだと考えているのでしたら，あなたが摂食障害

を発症している以上，絶対にそうはならないと自信をもって言うことができます。自分の身体に対する不満と歪んだ見方は，偏った信念に支えられています。あと少し体重が減りさえすれば，やっと十分痩せていると感じられるようになり，自分が十分価値のある愛される存在に思えるだろうという信念です。ただ，他にも体重を落とすよう容赦なく働きかけてくる心の奥に潜む問題も消えるはずだ，と信じているかぎり，物事への不満も思考の歪みもいつまでも改善することはないでしょう。大勢のクライエントさんたちが，体重計に乗らないでいるときには幸せで，食べ物とも上手につきあえていて，体型も問題ないと思えると話しています。ところが，体重計に乗って数キログラム増えたと知ったとたんに，突然太っている気がして，抑うつ感，無価値感，羞恥心といった気持ちが湧いてきて，そうした気持ちをなんとかして「解消」したいと思うのです。しかし，考えてみてください。体重計の数値や数キロ体重が増えたことが，どうしてそれほどあらゆる気持ちを引き起こす原因になるのでしょうか。一般の人たちは，このようには反応しませんので，もしもあなたがこのように反応するのでしたら，何らかの別な原因があなたの**内面**で起きているはずなのです。外見の何かを変えれば内面の問題が解決するはずだと信じている間は，深い部分にある問題は潜んだままで，解決されることもないでしょう。私たち著者は，「太っている気がする」と話す気持ちはわかりますが，同じ言葉でもそれが本当に意味するところは人によって違うので，あなたにとってそれが何を意味するのかは自ら紐解いてみる必要があるでしょう。また，辛くて不快な気持ちを「太っている気」に変換するプロセスは，あなたの中でいつの間にか自動化されているかもしれません。「太っている気がする」と言うほうが，「寂しい」，「一生誰も愛せないのが怖い」などと言うよりも安全に感じられるからです。

練習：書き出してみよう
◉「太っている気がする」

　最近「太っている気がした」ときのことを思い返してみましょう。そう感じる直前に何が起きていたか，書き出してみましょう。何をしていましたか。誰と一緒でしたか。他にもどんな気持ちがあるのに気がつきましたか。他に何があるかを探るために，「太っている」を，たとえば「怒っている」，「怖い」，「圧倒されそう」といったいろいろな言葉に置き換えてみましょう。

◉ 気持ちを理解し，調整してみよう

　これまで歩んできた道をそのままたどり続けたのでは，人生の願いは決して叶えられないと気がつきました。人々も，食べ物も，気持ちも，人生そのものも，避けて遠くへ押しやるのではなくて，受け止めて抱きとめられるようにならないといけないと気づきました。

——ＳＢ

　わざと気持ちに気づかないようにしているとしても，またはあまりに強烈な気持ちに圧倒されているとしても，それらの気持ちに対処して調整するための方法を持ち合わせていなければ，思わず避けたくなることは十分理解できます。最初は役に立っているように思えた方法が，長い目で見たときにさらに問題を引き起こすということもあるかもしれません。摂食障害に苦しむ人たちは，嘔吐や食事を抜くといった行動を使って，自分の気持ちを避けたり感じないようにしたりすると，とても耐えられそうもない気持ちから一時的に解放される，と語ります。しかし，そんな気持ちはい

ずれ戻ってきます。もっとバランスの取れた見方ができて，充実した人生を歩めるようになるためには，摂食障害の考え方を崩して，問題と向き合って，気持ちをしっかり感じる必要があります。実際に気持ちを感じようとしてみると，とても難しく，苦痛で，怖いと感じるかもしれません。また，これまで長きにわたって人生のさまざまな場面で気持ちを抑圧してきたかもしれませんが，私たちの感情が癒されるのは，抱えている問題に気づき，それと向き合うときであり，摂食障害行動を使って湧き上がってくる辛い気持ちを避けようとしなくなったときなのです。

今はまだ，日常的に摂食障害行動を利用して，自分の中の気持ちを管理したり避けたりしていることにまったく気がついていないかもしれません。摂食障害行動と気持ちとの結びつきを見つけることは，はじめはとても難しい場合もあります。しかし，いずれはっきり見えてくるはずです。回復に向かって歩み続けると，気持ちを探って，受け容れ，そのままにして，しっかり**感じよう**とする取り組みは，脅威ではなくなり，むしろ喜びをもたらすものになるでしょう。

● 私たちの振り返り

　グエン：私自身が耐え難いと最初に気づいた気持ちは，自分の弱さを含めてすべてをありのままに見せるときのものでした。まさに自分でも恐れていたこと，つまり自分がとても繊細で傷つきやすいのだということを思い起こさせるため，そんな気持ちが自分の中に存在していると認めたくもありませんでした。その気持ちを避けるためには何でもしました。守りの姿勢を貫いて，他の人を信頼せず，はた目にはお気楽で元気で幸せな印象を与えるためなら不本意な振る舞いも辞しませんでした。自分の弱さを明らかにしてしまうとどうなるのかがわかっていたかさえはっきりしませんが，それでもときおり，守りの姿勢がゆるんだふとした瞬間に，寂しさと空しさと恐れの気持ちが忍び

込んできました。そうしたときに垣間見るのは，摂食障害の深みに独り迷い込んだ当時の自分の姿で，寂しさが身に染みて，怖くなりました。

　恐れと弱さを認めて助けを求めるのではなく，私は摂食障害に逃げ戻りました。摂食障害は苦痛を和らげて，自分の意識をそらし，本当の問題のある内面ではなく表面的なものに集中していられる方法だったのです。表面的には，人生を完璧にコントロールできているかのように振る舞っていました。いつからか自分の容姿が「痩せて，均整がとれている」から一線を越えて「明らかに病的」へと移行したことにうすうす気づき始めていましたが，それでも，もっと痩せさえすればもっと幸せになれるはずだという，まるでカルトのような信念を手放せませんでした。十分幸せではないのは，十分痩せていないからだと信じきっていました。このように考え，摂食障害思考にあまりにも全精力を注いでいたので，それまでの考え方が完全に間違っていたと自分の中で認めることはとても骨の折れる作業でした。

　キャロリン：治療関係の中で，グエンは，私を怒らせたり傷つけたり，または私に嫌われたりするようなことをしてしまわないかと極端に気にしていました。何であれ心に強い気持ちが表れてくると，彼女は，他人を傷つけてしまう恐れから，怒りの感情に一切向き合わないで，それを表現もしないで逃げ出したくなっていました。本当の問題は強い気持ちや怒りではなくて，その奥底にある傷ついた感覚と恐れなのだとグエンが理解するためには，私の導きが必要でした。怒りの背後には傷ついた感覚と寂しさがあって，そうした感情を表すと確かに弱さをさらしている気持ちにはなりますが，それを否定しようとして，摂食障害行動を利用し，対処するよう駆り立てられてしまっているのだ，と理解できるようにしていきました。まず，一緒に話し合いながら，彼女が一番恐れているのはどんな形であるにしても「弱さを

さらけ出している」という感覚であり，恐れの感覚が強ければ強いほど，自分がさらに弱く感じられるのだと気づけるように働きかけました。「弱さをさらす」感覚をそのままにできるようにすると伝えたときに，グエンが震え上がったことを今でもよく覚えています。そこで，そのときからは冗談混じりで弱さを「『よ』の気持ち」と呼ぶことにしました。グエンが弱さをあらわにしている感覚に少しでも耐えられるように，さまざまな方法を試しました。少しずつ危険を冒しながらも自分の気持ちを表現し，そのまま耐えられるようになるために，はじめは私と，次に彼女の夫と，それから友人たちと取り組むように勧めました。グエンはこうした新しい体験のひとつひとつに強い抵抗を示しましたが，ユーモアのセンスと何としても回復したいという思いがあり，そうした彼女の性格は回復への道を最後まで進み続ける大きな力となりました。

　また私自身もお手本として，たとえ弱さを見せたとしても，感情的になったとしても，自分を失わず強くあり続けられるのだと伝えるように努めました。私がずいぶん昔に学んだことを，グエンもまた治療を通じて学びました——気持ちは，感じたままにしておけるだけでなく，しっかり感じているとむしろ圧倒されにくくなるのです。私たち著者は，摂食障害に苦しんでいた当時も今も，気持ちをしっかり感じられるようになると，偽りのない心からの喜びに満ちた人生を歩みやすくなると実感しています。

　グエン：どうしたら心を開き，弱さをありのままに見せることができるのかというのはとても難しい課題でしたが，どうにか挑戦してみることにしました。自分の中で認めて話題にすることが一番難しかったのは，恥ずかしさに関するものでした。自分でつくり上げてきた身体に対する恥ずかしさはもう何年も考えないようにしたままで，それがいかに嫌な気分を引き起こし，自分の弱さをどれほど強く思い起こ

させるものであるかということをすっかり忘れていました。振り返ってみれば，摂食障害は，はじめの頃は恥の気持ちを打ち消してくれる解毒剤のようなものでした。体重が減れば減るほど，自分が強くなって自信がつくように思えました。食事制限をする意志の力が強まるにつれて，あれほど長く引きずっていた恥ずかしさの気持ちが，はじめは落ちる体重と一緒に溶けてなくなっていくように感じられました。人生で初めて「自分を管理する」ことに成功しているように思えました。その気分は心をとらえて離さず，あれだけ長年にわたって減量に失敗してきたあとでは，それまでの努力を埋め合わせてくれるものにさえ感じました。痩せているのは食欲を管理できている証拠で，周囲の私への評価から自分を守ってくれるはずのものでした。少なくとも自分ではそう思っていました。その頃から，恥ずかしさの気持ちが罪の意識へと変わっていくのがわかりました。はじめは「悪い食品」を食べると罪の意識を感じ，やがて人前で食べるだけでも罪の意識を感じ，最後には空腹感を認めることさえできなくなりました。体重を減らすことが一時的な対処法でしかないことも，恥ずかしさが体重自体よりはるかに根深い問題によって引き起こされているという事実にも気がついていませんでした。やがて，摂食障害そのものが恥ずかしさの気持ちを一層強めるようになりました。二重生活を送っていることを自分でもわかっていて，周りの人が真実を見抜いて私を拒絶するのではないかと恐れるようになりました。表面上は自信があって何事もうまくできているように振る舞っていましたが，心の中では，みんなに対して隠し事をしていることを自覚し，今にも弱い部分，食いしん坊の部分がばれてしまうのではないかと恐れおののいていたのです。体重を落そうと必死に励んでいるうちに，私は，誰にでも受け容れてもらえる人間になろうとしながら，自分を裏切り続けていました。摂食障害がもたらす解放感は決して十分には感じられず，長くも続きませんでした。そしてついに真実から目を背け続けられなくなり，生き

延びるために助けを求めなければならないとわかりました。そう，一番恐れていた事態が起きようとしていたのです。すべてを明らかにして，自分の弱さをさらけ出し，私がこの問題を抱えていることを周りのみんなが知ることになるのです。それ以上に恐ろしい状況など考えられず，逃げ出したいと思いました。この恥ずかしさの根底を探り出すことこそが，病気から自由になれる唯一の道だったとは，そのときの私には知るよしもありませんでした。助けを求めることが必要だと自分の中で認めて，実際にその助けを受け容れることは，私にとってはとても恐ろしく，また屈辱的な体験でした。自分をもっと大切にするようにと言われましたが，それは私にとっては未知なる世界で，どうしたら実際にそうできるのか，見当さえつきませんでした。治療していくなかでの気づきから何よりも役に立ったのは，健康な部分の存在を知ることができたことと，その部分を使って自分の中の批判的な声や恥ずかしさを強める声にさえも言い返せることができると学んだ点です。批判的な考えが浮かんできても，自分をもっと気遣う言葉で打ち消すことができるのだと学びました。私は**できるかぎりのことはしている**，私は母親としても妻としても娘としても**十分にすばらしい**，といった自分をありのままに受け容れる内容の言葉を使って反論するのです。次第に，何事も完璧にこなさなくても自分を許せるようになっていきました。意識して練習を繰り返したのですが，それを続けるうちに恥ずかしさの感覚が強くならずに和らいだままになることがわかりました。つまり，恥の感覚は完璧主義の裏返しだったのです。また，自分をそれほど厳しく評価しないようにすると，周囲からの批判もそれほど怖くなくなりました。この点はちょっとした驚きでした。というのも，それまでの人生では，周囲からの批判から自分を守るためにこそ，誰よりも先に，誰よりも厳しく，自分を評価していたからです。気持ちをしっかりと感じ，それをありのままに受け容れ，自分を表現し，否定的な思考に反論するという一連の実践を続けて，その効果が

表れ始めると，私は実際に十分優れているのだという**気持ち**がどんどん強くなっていきました。

◉ 名前をつけて，手なずけよう

　摂食障害に苦しむ人たちには，心の中で気持ちが混乱していたり，自分の気持ちに気がついていなかったりということが多く見受けられます。気持ちは，摂食障害を発症する以前にも見極めることが難しかったかもしれませんが，発症してからしばらく時間が経つと，なおさらわかりにくくなります。気持ちに気づいて，そのことについて話す練習は，実はとても役に立ちます。なぜかと不思議に思われるでしょうか。私たちの個人的な体験からも，クライエントさんたちとの取り組みからも，また脳に関する新しい研究からも言えるのですが，気持ちに気づいてそれについて話すと，そうした気持ちをより上手にコントロールし，調整し，そのままにして，対処しやすくなるのです。気持ちを言葉で表現する方法は，何を感じているのかがわかりにくいときや，逆に気持ちに圧倒されてしまっているときに効果的です。とても簡単に言えば，気持ちを言葉で表すと，脳の左半球（言語モード）と右半球（感情モード）がつながって統合されるのです。統合されると，感情が感じられなかったり乱れたりしていた状態のバランスが取れて，健康で安定した状態が生まれます。これは「名前をつけて，手なずける」と言われています（Siegel, 2010, p.116，邦訳『脳をみる心，心をみる脳』星和書店，2013）。

練習：書き出してみよう
◉「気持ち日記」

　気持ち日記をつけると，内面にある気持ちがぐんとわかりやすくなり

ます。日記のつけ方はいろいろとありますが，いつでも日記を持ち歩いて，日中さまざまな気持ちに直面するたびにすぐに書き出して表現するようにしてもいいですし，また，夜に日記を取り出して，その日に体験した気持ちを書き出してもいいでしょう。みなさんも今ここで少し時間をとって，今日一日に感じた気持ちを日記に書き出してみましょう。この本を読みながら浮かんできた気持ちもあるかもしれません。

● 気持ちを評価しない

　大切なことは，気持ちをありのままに受け容れて評価しないことです。気持ちは自然に湧き上がってくるもので，怒りは怒り，悲しみは悲しみ以外の何ものでもありません。気持ちに良い悪いはありませんし，正しいか誤っているかということもありません。感じているものを感じているというだけです。たとえ何かの気持ちを感じてしまうことは間違っていると感じても，その気持ちはやはりそこにあるのです。誰かにののしられて心の中で怒りが生じているにもかかわらず，「怒りは悪い」から感じてはいけないと自分に言い聞かせると，健全ではない方法で気持ちに対処することになってしまいます。

　気持ちを吟味して，正しくない，悪い，重要ではない，などの否定的なレッテルを貼ってしまうと，そうした気持ちを表現しなくなり，他者に助けを求められなくなるでしょう。気持ちを表現する練習をしましょう。心の中に浮かんできた気持ちについて感じてしまう気持ちまで含めて表現してみるのです。たとえば，怒っているけれどもそれを良くないと感じてしまうのでしたら，そのように話してみましょう。嫉妬を感じているけれども，嫉妬心を抱いてしまったことに対して罪責感もあるのでしたら，そのように話してみましょう。できるかぎりありのままを表現してみることが最終目標となります。湧いてくる気持ちそのものに，あなたに責任はありませんが，それに対して何をするかに対しては，あなたに責任があるのです。

● 感情とは，自分の思考に身体が反応して引き起こされるものである

　ボーイフレンドがあなたのことを意地悪く罵倒し，あなたが怒りを感じたとしたら，その怒りはあなた自身の中にあります。あなたの身体は，彼の言葉自体と，あなたがどのようにそれを解釈したかということに大いに影響を受けます。たとえば，「なんて嫌な人なのかしら，そんなふうに言われる筋合いはないわ」とあなたが考えたとしましょう。すると，あなたの身体はその思考がつくり出すエネルギーのパターンを取り込んで，あなたは怒りを**感じます**。あなたがまた別な思考を抱いて，「あら，今日はストレスが多かったのね。大目に見て，さっきの言葉は私個人に向けられたものとは思わないようにするわ」と考えたのでしたら，あなたの身体はまた別なエネルギーパターンを取り込みます。身体が思考に反応して，気持ちとそれに伴う感情を生み出すと言えるのです。

　自分の気持ちや身体に感じる感覚は自分自身の身体の中にあるのだという点を理解すると役に立つでしょう。このことを踏まえると，感情を自分自身から切り離してみることができ，さらに調整しやすくなります。この考え方をわかりやすくするために，クライエントさんたちには気持ちについて話すときの言い方を変えるようにと伝えています。たとえば，「私は怒っている」と言うよりも，「私の中に怒りがある」と言うほうが正確で役に立ちます。表現としては不自然で，実生活の中でもそう話すようにとは言いませんが，この言い回しを使うことができるようになると重要な点に気づくことができるのです——すなわち，怒りがあなたの**内部**にあるのでしたら，**外**に出す方法を探せばよいのです。怒りを身体の外に出す方法はたくさんあります。時間をかけてゆっくりと流れ出るのを待つ，穏やかな音楽を聴く，ジョギングをする，などいろいろな方法があるでしょう。大切なのは，ひとたび強い感情を身体から外に出してしまえば，そうした

感情に支配されずに，何が必要，または何を欲しているのかを他者に伝えることができ，また冷静に見極めることができるようになるということです。

では，あなたが怒りを感じているときに，あなたの身体は厳密には何を感じているのでしょう。「怒り」という言葉は，身体の中で起きている状態を**本当に**説明しているでしょうか。答えは，「いいえ」です。怒りは感情を表現するときに誰もが使う便利な言葉ですが，身体が本当に体験している感覚をよく描写しているとは言えません。怒りには，実はたくさんの感覚が関連しています。怒りを感じているときの状態を考えてみてください。身体にはどんな感覚が生じているでしょう。手がじっとりと汗ばんでいますか。顔や首のあたりがほてっていますか。心臓がドキドキしていますか。身体の中にあるそうしたさまざまな感覚に素直に気づき，それを表現するだけでも，怒りを解消して心を落ち着かせる効果があります。自分の身体の中に湧き上がってくる感覚を認識し，ここで述べていることを参考にすると，自分の中の感情を自分自身から区別しやすくなるでしょう。気持ちを区別することができたら，次にそれに対処するための方法を見つけ出すことができます。たとえば，身体がほてっているのでしたら，文字通り「冷ます」方法を見つけるとよいでしょう。意識を集中して深く長い呼吸をすると心拍数は落ち着いてきます。また，怒りを発散するために何かできることがあるかもしれません。たとえば，身体から怒りを発散させるために武道の練習に打ち込むクライエントさんもいます。目標は，気持ちと身体の感覚を自分自身から切り離し，身体を中立の状態に戻せるようになることです。そうすれば，気持ちを客観的にとらえることができ，圧倒されたり支配されたりすることをくい止めることができるようになります。中立の状態に戻れば，はっきりと考えることができ，何を言うべきか，また適当な行動が見極めやすくなります。身体の中にある気持ちを認識し，表現して，自分自身から区別できるようになると，気持ちに支配されなくなり，過剰に反応しないですむようになるのです。

● 気持ちを身体の外に出す：反対の行動

　強い気持ちを和らげて体外へ出すために，はじめに感じる衝動または日頃から感じている衝動の内容とはあえて逆の行動をするというのはなかなか良い方法です。「反対の行動」とは弁証法的行動療法（DBT: dialectical behavioral therapy）と呼ばれる治療法で使われている用語ですが，これはとても難しい感情を調節するために役立つ重要な方法を提示し，実際に有効であると認められています（Astrachan-Fletcher & Maslar, 2009）。感情が何らかの行動を促しているときに，それにあえて逆らって「反対の行動」をすることは難しいことですが，実際にできるようになるととてもうまく機能し始めます。ただ，身体だけを動かして，反対の行動のふりをしているだけでは効果がありません。その意味を理解したうえで行動できなければ効果は上がりません。いつどのタイミングで「反対の行動」をするべきかを判断するためには，臨床心理士または他の誰かに助言してもらったほうがよいかもしれません。たとえば，恐怖を感じるもっともな理由があり，生命維持のために避ける必要のある状況では，衝動に逆らってあえて危険に接近していくことは理にかなっているとは言えません。「反対の行動」の狙いは，気持ちを中立に戻すことであり，それに圧倒されずに，判断力を鈍らせないようにすることです。

●「反対の行動」の例

感情	衝動	反対の行動
怒り	攻撃する，叫ぶ，痛めつけるために襲いかかる	状況を確認する，静かに話す
恐怖	避ける，走る，悲鳴をあげる	近づく，何度でも繰り返す
罪責感	隠れる，避ける，独りになる	認める，受け容れる，先に進む
寂しさ	心を閉ざす，引きこもる，独りになる	活動的になる，目標を持つ，人とかかわる
恥ずかしさ	隠れる，罰する，秘密にする	打ち明ける，気持ちを表現する

● ソマティック・セラピー

　生物学に起因する心理療法は，ソマティック・セラピーとしても知られていますが，これは，神経系の研究が進み，また苦しい経験やトラウマ的な経験が私たちの身体と，健康な心の自然なリズムをいかにかき乱すかという理解が深まるなかから生まれてきました。ソマティック・セラピーは，身体の中にある不快で不安を掻き立てる感情や感覚に気づき，それを和らげたり，解消したりすることに役立ちます。ソマティック・セラピーが注目するのは身体感覚で，身体の中には不安を掻き立てるもの以外にもたくさんの感覚が同時に存在していることを理解し，どうしたら身体の状態をもっとコントロールできるかということをわかりやすくしてくれます。私たちが感じる恐怖は身体の中で生じていて，周囲の状況とは実際にはあまり関連していなかったり論理的でなかったりするので，従来の言語化す

る心理療法ではそうした恐れを取り除こうとしても多くの場合限界があります。たとえば，ある女性が仕事帰りに駐車場で暴力を振るわれたか，強盗にあったとしましょう。その女性は，駐車場に行くたびに，あるいは暗闇の中で，または一人だというだけでも，とても不安になるでしょう。どれほど危険がないと保証しても，身体の中の感覚を静めて本当に大丈夫だと思えるようにはならないかもしれません。状況は異なるでしょうが，多くの人が，傷ついた，あるいは恐ろしかった場面で気持ちが蘇ってくるという体験をしているでしょう。ソマティック・セラピーで教えるのは，身体感覚をしっかりと認識し，それを調節できるようになる方法に他なりません。私たち著者は，クライエントさんがマインドフルな気づきを育んで身体感覚を意識できるようにお手伝いします。そして，いつ身体がバランスを失っているのかということに自分で気づけるように援助していきます。また，否定的なものだけでなく肯定的なもの，あるいは中立的な身体感覚にも気づけるように支え，そこからゆったりとした深い呼吸，緊張した筋肉の弛緩など，健康な心に備わった自然なリズムへと戻れるように導いていくのです。この領域の内容はまだまだ奥深く，さらに習得してみる価値があると思います。

● 身体感覚に対処する有効な方法

ボディスキャンニングのように，身体のひとつひとつの部分を順序立ててリラックスさせていくような身体に焦点を当てた方法は，たくさん紹介されています。たとえば，そのときに和らげたい感覚に応じて身体を特定の姿勢にするといった方法も効果的です。たとえば，恐怖感が強いときには，緊張のあまり肩が耳に触れるくらいまで上がっているのに気がつくかもしれません。呼吸も速くなって，お腹の筋肉に力が入っているでしょう。あなたの身体がこのように反応しているときには，私たちは，まず呼吸に注目するように伝え，次に身体の姿勢を変えてみるよう勧めます。考え方

としては，心が穏やかなときの姿勢に身体を戻してあげるのです。怖いと感じていても，肩は物理的に下げられますし，意識して深くゆっくりと呼吸し，お腹と背中の筋肉から力を抜いてリラックスしてもらい，その他にも怖さへの反応として身体が呈している状態をすべて元に戻してもらうのです。そのようにしたときに脳内で起きる反応はなかなか驚異的で，身体をリラックスした姿勢にするだけで，副交感神経が活性化されて，脳が変化し，身体が実際に落ち着くのです。身体に焦点を置く心理療法は，トラウマやトラウマに関連したストレス症状の治療でよく使われますが，それ以外にもあらゆる感覚や気持ちをありのままに受け容れて変えられるようになるうえでとても役に立ちます。

◎ ときにはただ自分を気遣うだけでよいのです

　ここまでは気持ちにしっかりと向き合って，感じて，表現することについて話してきましたが，ときにはむしろ優しく自分を気遣い，ただ自分を心地よい状況に置き，嫌な気分から気をそらすだけでも効果があります。雑事からひととき離れるか，気分が良くなるちょっとした何かが必要なだけの場合もあるのです。私たち著者にとってもクライエントさんたちにとっても効果があると実感した方法を以下で紹介します。

◆ 気をそらす

　気をそらす方法は，状況やタイミングが適切であればとても効果的です。気をそらすことは回避と同じだと考えられがちですが，この方法を使ってあえて注意を他へ向けるのは，状況に働きかける術がない場合や，心が落ち着いて論理的に考えられるようになるのを待つ間だけです。気をそらすと，あなたを支配してしまいそうな強い衝動や大きく動揺させる何かから心を引き離しやすくなります。衝動も感覚ですので，たとえ強くなったとしてもやがては薄れていきます。たいがいは20分ほどで消えると言われ

ていますが，あなたの衝動が実際にどれほど続くのかを測ってみると参考になるでしょう。気をそらすためにあなたにとって本当に効果がある方法を見つけることはとても難しく，いくらか試行錯誤が必要になります。効果があると思える行動は何百とありますが，ここでいくつか挙げてみます。

- 友達に電話をかける
- 部屋の中で踊る
- 整理整頓や掃除をする
- ボランティアに参加したり，他の誰かを助けたりする
- 絵を描くか芸術的な活動をする
- 誰かを誘って外食する
- 映画かテレビを観る
- ビデオゲームをする
- 編み物をする
- 買い物に出かける
- 日記を書くか読書をする
- ドライブに行く

◆ 気持ちを落ち着かせる

　気持ちを落ち着かせる方法も，状況に対処しやすくするうえでとても大切です。気持ちを落ち着かせるためには，苦しかったり困ったりした瞬間にも実践できる方法を見つけられるとよいでしょう。また，多少気をそらしてからのほうが，特に気持ちが高ぶっている場合には落ち着かせやすいでしょう。気持ちを落ち着かせる方法の中には気をそらす効果があるものもありますが，一般に強い感覚に対しては，その感覚の強さに見合った気のそらし方でないと役に立ちません。たとえば，怒っているときにお風呂につかってリラックスしようしても難しいかもしれませんが，物置の掃除を始めると効果抜群かもしれません。気持ちを落ち着かせる方法は，身体

と心をリラックスさせることが狙いです。そのためには，五感に働きかけるとよいでしょう。もちろん人それぞれですので，私たち著者を落ち着かせてくれるものでも，みなさんにとってはかえって心を乱すことになるかもしれません。注意をそらす方法と同じように，何があなたの気持ちを落ち着かせることができるのかを見つけるためには，心を柔軟にして試行錯誤してみてください。以下に，五感を使いながら気持ちを落ち着かせる方法をいくつか挙げますので，あなたにとっては何が有効かを考えながら，他に試せる新しい方法がないかどうかも検討してみてください。

- 視覚：自然の景色や，大好きな場所，大好きな人を思い出させてくれる写真を眺める，芸術鑑賞をする，暖炉の火を眺める
- 触覚：熱いお風呂につかる，シャワーを浴びる，マッサージをしてもらう，一緒にいるとほっとする人を抱きしめる，動物と触れ合う，着心地の良いパジャマを着てスリッパを履く
- 味覚：好きな種類のお茶かコーヒーを入れる，好きなメニューの食事をする，良い香りのリップクリームを買う
- 嗅覚：香りつきのロウソクを灯すかお香を炊く，好きな香水をつける，新しい香水を買う，香りの良い花を部屋に飾る
- 聴覚：心が安らぐ音楽を聴く，瞑想のためのCDを聴く，噴水や滝の音に耳を澄ます

創作的な練習
◎「自分のための救急箱」

「自分のための救急箱」をつくる課題は，何人かの友達と一緒に取り組んでみても楽しいでしょう。課題の流れをひと通り読んだら，一緒に作業をしてくれそうな人がいないかどうか考えてみましょう。まず，手

ごろな空き箱を見つけます。靴箱のようなものでけっこうです。その箱を思いのままに装飾してみましょう。気をそらすか気持ちを落ち着かせる必要が出てきた瞬間に、あなたに必要なものが用意された「自分のための救急箱」を今からつくるのです。苦しい気持ちが高まってきたときに、実際に使うことを思い出せないようなものを詰めておくのです。心にゆとりがなくなった瞬間に、そうしたものがすべて自分のために揃っているとどれほどありがたく感じるか、きっと驚かれるでしょう。クライエントさんたちが見せてくれた「自分のための救急箱」に詰められた品をいくつか紹介します――お気に入りのCD、特別な銘柄のお茶やコーヒー、大好きな香りの香水やアロマオイル、入浴剤ととても良い香りがする石けん、キャンドルとマッチ、紙と鉛筆、愛する人たちや美しい景色の写真、自分に宛てられた素敵な手紙や大好きな言葉や文章。

追加の練習
◉ インターネットを使った練習：
「AWARENESS―気づきアプリ」

　最近、「AWARENESS―気づき」という新しいスマホアプリを見つけました。数百円ほどでダウンロードすると〔訳注：日本では、東日本大震災復興支援のため無料で配信されています。2015年現在〕日中を通じて柔らかい鐘の響きを鳴らし、その瞬間に浮かんでくる気持ちと何をしていたかを記録するよう、教えてくれます。次にどこででもできるごく短い瞑想のエクササイズを促し、そしてあなたが記録した気持ちに合わせて啓発的な引用句を表示して一回分が完了します。記録し続けると気持ちのまとめやグラフが作成でき、また20分間の瞑想プログラムも用意されています。自分の気持ちをもっと深く理解するために「AWARENESS―気づき」を使ってみるのも、楽しく、興味深くて、なかなか斬新な方法かもしれ

ません。

◉ 秘訣4の終わりに

　4つ目の秘訣を読んで，内面にある気持ちが理解しやすくなり，それほど怖いと思わなくなったのではないでしょうか。強い気持ちを引き起こすきっかけや衝動，その後に続く行動，摂食障害がどのようにあなたの役に立つと同時に傷つけているか，などがいくらかでも理解できるようになったでしょうか。症状の根底にある気持ちは，それが摂食障害の原因の一部なのか，症状を維持する源なのかにかかわらず，昔も今も自分の中でははっきりとしていないかもしれません。気持ちは時間とともに変化して広がりを見せるものですので，それも当然と言えるでしょう。ですから，頭の中がパンクしそうで，こうしたことすべてに圧倒されそうに思えても，がっかりしないでください。理解しにくい部分があっても，何度でも読み返し，話し合いを繰り返しながら取り組んでいくと，拒食，過食や嘔吐，あるいは食べ物をどのように利用して根底の問題とそれに伴う気持ちに対処していたのか，などが完全に理解できるようになるのです。癒しに向かう段階では，摂食障害行動を利用せずに気持ちに対処できる方法を身につけ，自然で健康的な体重を受け容れることができ，食べ物と体重の問題を自分の中で本来占めるべき位置に押し戻して客観的に眺められるようになります。この過程では，必ず，食べ物と体重の問題に日常生活の中で直面することになります。先に3つ目の秘訣で摂食障害は食べ物の問題ではないと説明しましたが，あえて混乱させるためではなく，みなさんも，摂食障害はあるレベルでは紛れもなく食べ物と食事と体重の問題なのだということをおわかりでしょう。5つ目の秘訣では，食べ物とのつきあい方をテーマに取り上げていきます。いよいよ実際にいくつかのリスクを冒しながら，自分の中に変化を起こし，食べ物との関係だけでなく，あなた自身や周りの人たちとの関係も改善できるように取り組んでいきましょう。

秘訣 5
やはり食べ物の問題なのです

　病院の食堂にたたずみながら，ここには私の欲しいものがないわ，何ひとつ食べられるものがない，と考えていたことを覚えています。でも，それから辺りを見回したときに，突然心を打たれました。食べ物あってこその私たち人間なのです。この世界の中で誰かが誰かを抱きしめるためにも，キスをするためにも，人類の歴史でこれだけの書物が書かれてきた背景にも，すべて食べ物があったのです。食べ物がなければ，命はありません。誰もが食べなければ生きていけないのです！　栄養を摂るためという食べ物の本来の目的からあまりにも切り離され，感情をコントロールするために食べ物を利用することばかりに注意が向いていて，こうして私たち全員がここに存在するのは食べ物あってこそなのだという点を，すっかり忘れていました。この気づきは，回復への道を進むときにとても役に立ち，今でも私の心に深く刻まれています。

――TA

　治療のために私たちのもとを訪れるクライエントさんの多くが，「よくなりたい」と話しながら，でも食べ方は変えたくない，体重は絶対に増やしたくない，自然な適正体重は受け容れたくないと言います。みなさん，家族内の力関係を理解することにはとても熱心で，気持ちを喜んで語り，

根底にある問題についても積極的に考えるのですが，食べ物に関連した問題行動に対処して変えていく取り組みになると，とても抵抗を感じるか，ときにはまったく取り組みたがらない場合もあります。その気持ちはよくわかります。私たち著者も，回復への道を進み始めたばかりの頃は，食事に関連した行動を変えたくないという抵抗を感じていました。

　3つ目の秘訣では，摂食障害は食べ物の問題ではないと説明しました。理由は，a) 食べ物それ自体が問題を引き起こしているのではなく，b) 摂食障害には食べ物と体重の問題以外にも関連する他の側面がたくさんあるからです。実際には，摂食障害の原因となっているそうした根底の問題がとうとう理解されず対処もされないままになっても，摂食障害からは回復**できる**のです。しかし，食べ物とのつきあい方を変えなければ，残念ながら決して回復できません。5つ目の秘訣では，その意味で決定的とも言える食べ物とのつきあい方を理解して，変化を起こしていきましょう。

◉ 束縛されすぎているか，滅茶苦茶か，それとも両方か？

　摂食障害に苦しむほとんどの人が，食べ物をどのようにコントロールするかという問題を抱えており，束縛されすぎているか，滅茶苦茶になっているか，あるいはその両方かに分けられるでしょう。食べ物を制限する人たちはコントロールが過度になっていますし，嘔吐するかどうかにかかわらず過食する人は滅茶苦茶な状態になっています。両方の症状があるのでしたら，その両方の状態を揺れ動いていると言えます。食べ物とのバランスを見つけることこそが，目指すべき目標で，また難しい部分だと言えるでしょう。食べ物と体重をあまりにも厳密にコントロールしようとすると，かえって人生のコントロールを失います。このとき，実際にはあなたはもはやコントロールしておらず，がんじがらめのルールや恐れの感情のほうが**あなたを**支配するようになっています。あなたが過食に苦しんでい

るのでしたら，おそらく心の中が滅茶苦茶に混乱しているでしょうし，もう少しうまくコントロールできるようになりたいと感じているのではないでしょうか。あるいは，この両者のどちらの極端な状態にもすっきりとは収まらないか，ひとつの状態にとどまらないで両者を行き来しているかもしれません。どの摂食障害の診断に当てはまるかは，同じクライエントさんでも一般に時期によって移り変わります。その瞬間にどの症状に苦しんでいるにしても，食べ方でも人生という意味でも，バランスが崩れていると言えます。外見がどうあるべきか，またそれを実現するためには何をするべきかという思考や信念に，人生が突き動かされるようになってしまっているのです。

　　キャロリン：心理士の仕事を始めてじきに気がつきましたが，クライエントさんたちには食べ物と体重にかかわる何らかの信念が必ずあり，たとえはっきりと書き出したり誰かに話したりしていなくても，それに忠実であろうとしています。似た信念を繰り返し聞いてきましたので，これまでにクライエントさんたちが話したルールや信念を表にまとめて「痩せの十戒」と呼び，『ダイエットをやめられない娘がいるあなたへ（*Your Dieting Daughter*, 1997）』という本の中で紹介しました。ここにも載せますので（原著 p.13 より），どの項目があなたに当てはまるかを考えてみてください。

◎「痩せの十戒」

- 痩せていなければ魅力がない。
- 痩せた身体は健康よりも大切であり，他の何よりも大切である。
- 痩せて見られるためなら，服を買い，髪を切り，下剤を飲み，拒食し，他にも何でもしなければならない。
- 食べ物を食べるときには同時に何らかの努力をする必要があり，罪の

意識を持たずに口にしてはならない。
- 脂肪分の多い食べ物を口にしてしまったら，あとで自分を罰しなければならない。
- カロリーと脂肪分を厳密に計算して，摂取量を制限しなければならない。
- 体重計の数値が何よりも重要である。
- 体重が減ることは善であり，増えることは悪である。
- 自分の体重について他人が言うことは信用できない。
- 痩せた体型と食べないことは，真の意志の力と成功の印である。

◉ 食べ物の決まり

「痩せの十戒」の内容とはまた別に，摂食障害に苦しむ多くの人は，私たちが「食べ物の決まり」と呼ぶものにも支配されています。みなさんも，あえて書き出したり誰かに話したりすることもなく，とりたてて決まりだと考えてはいなくても，こうするべきではない，これはするべきだ，といった特定の信念を食べ物に関連して持ち合わせているのではないでしょうか。食べ物の決まりについて尋ねると，何のことかがすぐにわかるクライエントさんもいますが，いくつか例を見ながら自分の中に実際にどんな決まりがあるのか時間をかけて考えないとわからないクライエントさんもいます。たとえば，夜9時以降は何も食べない，デザートは食べない，「太る元」の何かを食べてしまったら嘔吐しなければいけない，といった決まりがあるかもしれません。

多くの人が食べ物の決まりや体重に関連した決まりをつくり出すのは，「枠からはみ出ない」ようにするためです。決まりに従っていると，物事をコントロールできているように感じられて，悪いことや予想外の出来事が起きないので大丈夫だと思えます。食べ物の決まりは，わかりやすく，数値化でき，選択肢を減らすので，食べたい誘惑や逆に食べ物にまつわる

不安が強いときには「安心」させてくれるのです。自分の食欲や希望や決断が不確かなとき，私たちは，こうした食べ物の決まりがそれを補ってくれると簡単に信じ込みがちです。意識的であるにしてもそうでないにしても，自分自身や身体は信頼できないと思い込んでいる人が枠からはみ出ないようにするための決まりをつくろうとすることは，大いに理解できることでしょう。

練習：書き出してみよう
◉ あなたの食べ物の決まりを見つけてみよう

　ここで少し時間をとって，あなたの食べ物の決まりをノートに書き出してみましょう。できるだけたくさん書いて，それぞれのルールには，なぜそうするのかの理由と，それがあなたにとってどんな役に立っているかということも書き添えましょう。わかるようでしたら，決まりだけでなく信念も書き出しましょう。

　決まりを書き出したら，次に評価してみることが大切です。ひとつひとつの決まりを丁寧に見返してみましょう。それぞれについて自分に尋ねてみてください。この決まりはどのようにして思いついたのか。この決まりにこれからもずっと従い続けるつもりなのか。決まりに従わないと何が起きるのか。以下に紹介する質問への答えを考えてみると，あなたの決まりを評価し，再検討しやすくなるでしょう。

- この決まりは事実に基づいているだろうか，それとも恐れの気持ちに基づいているだろうか。
- この決まりはどのようにして人間関係を妨げているか，または良好にしているか。
- 他の人もこの決まりに従うべきだろうか。他の人は従わなくてもよい

のなら，なぜ私だけが従うべきなのだろうか。
- 普段とは違う状況で，たとえば病気のときや，特に行事が多い週などには，融通が利くだろうか。
- たまにはこの決まりに従わなくてもよい休みの日があるだろうか。
- 他の人にもこの決まりに従うようにと勧めるだろうか。それはなぜか。
- この決まりに従うことで何を失っているだろうか。何を得ているだろうか。
- この決まりに従わないと何を失うだろうか。

　自分の内面にある食べ物の決まりをありのままに見つめて，それがあなたの人生をどのように制限して，あなたをどんな気分にしているのかを理解することはとても大切です。気分を良くするためには，いよいよあなたの食べ物のルールを崩しにかかり，手放し，ときにはもっと健康的な決まりを考え出し，食べ物とのさらに満足のいくつきあい方を模索し始める必要があるでしょう。

● 食べ物とのつきあい方を変えよう

　食べ物の決まりに従って摂食障害行動を行っていると，一時的に勇気が湧いてきて，効果があるように思えるかもしれません。問題は，コントロールできている感覚があってもそれは錯覚にすぎず，一時的なもので，長い目で見ると効果が続かないことです。あなたはおそらく，決まりや行動をあきらめたり，また体重が増えたりすると恐ろしいことが起きそうで怖いと感じているのではないでしょうか。変化はときに恐ろしいものです。何が起きるのかが予測できませんし，変わるだけの価値があるかどうかもわかりません。しかし，私たち著者も含めて大勢の人が摂食障害から回復したままでいるという事実が，摂食障害に苦しまない世界がどれほどすばらしいのかを示してくれていると思います。回復してからの世界が良いもの

でなければ，私たちもまた摂食障害を再発し，みなさんを助けようとは思わなかったでしょう。

　摂食障害行動に頼るのをやめて，食べ物とのバランスの取れたつきあい方を見つけるためには，気づきと，実践と，もちろん根気が必要です。あなたが今はまだ問題のある行動と強く結びついていてそれを変えたくないと感じていても，私たちが伝える内容をできるだけ心を開いて受け止めてみてください。変わりたいと決意できるのは，あなただけなのです。

　食べ物とのつきあい方を変えるためには，まず今の行動をよく観察する必要があります。観察してみて，現在どんな行動をしていて，変えるためには何に取り組まなければならないかを，自分に対して誠実に認めるのです。何らかの決まりや信念や行動を手放したいと思っているのかどうか，あなた自身にもはっきりとはわからないかもしれませんが，この本を手にして読んでいるということから，あなたが何かを変えたいと思っている，または少なくとも変えることについて考えているということがわかります。次の練習では，あなたが心に抱いている最終目標と，それに向けてどう変わっていきたいのかを考えてみましょう。

練習：書き出してみよう
● 食べ物とのつきあい方の最終目標を見つけよう

　心の準備ができているか，またやり遂げられると感じているかにかかわらず，最終目標を書き出すと，目指すものがはっきりし，折に触れて見返すことができます。少し時間をとって，自分に誠実になって，この練習をする間だけ怖れを脇に置いておきましょう。以下の質問に答えるときは，コントロールを失うのも体重が増えすぎるのも怖くないつもりで臨んでください。何かを奪われても，その他のどんな恐怖が湧いてきても，怖くないと思ってみてください。

- 食べ物に関して，今はできないけれどぜひできるようになりたいと考えていることは何ですか（例：いろいろなものを食べる，不安や罪の意識を感じないで食事をする，友人と一緒に食事をする，レストランへ行く，心から食べたいと思うものを食べる）。
- 食べ物に関連して，今はやめられないけれどもぜひやめたいと思っている行動は何ですか（例：カロリーを数える，一晩食べ明かす，食べ物を細かい断片に切り分ける，脂肪分ゼロの食品だけを買う，過食する）。
- あなたが今，体重を気にしながらも考える食べ物との健康的なつきあい方を書いてみてください。次に，体重を気にしなくてすむとしたら，食べ物とはどのようにつきあいたいと思うかを書いてみてください。
- 前の質問のふたつの答えを比べてみてください。そしてときどきこの日記を読み返し，書き出した答えを見返してみましょう。そうすれば，この5つ目の秘訣で紹介する概念を用いながら行動の変化を起こしていくときに，何のために変わりたいのかということと，目指す最終目標を見失わずにいられるでしょう。

　書き出してみると，目指す目標が多すぎて，圧倒されそうで，どこから始めたらよいかわからない，ということもあるかもしれません。そうであれば，書き出した目標の中からいくつかを選んで，ひとまずそれに的を絞って取り組み始めるとよいでしょう。いくらか進んで手応えを感じたら，他の目標にも取り組みを広げるのです。たったひとつの目標から始めることも，回復につながる立派な道筋です。

　強い信念や深く根を張った行動パターンを変更し，それを打ちこわすためには，いくらか時間がかかるかもしれません。というのも，行動そのものには長年親しみがあるかもしれませんが，それがあなたの中でどのような役割を果たしているのか，やっと気づき始めているか，ひょっとしたらまだまったくわかっていないかもしれないためです。さて，回復に向けて

進むうえでこれまでの行動パターンを打ち破るために，まず食べ物のルールから崩し始めてみましょう。食べ物のルールにもいろいろありますが，「良い」食べ物と「悪い」食べ物の決まりは一般的でわかりやすいので，出発点として最初に取り組んでみることをお勧めします。

●「良い食べ物」と「悪い食べ物」のレッテル貼りをやめる

練習：書き出してみよう
● 良い食べ物と悪い食べ物

　「悪い」または食べるのを禁止している食品と，「良い」または食べることを許している食品について，何かしらの決まりに従っている人がたくさんいます。良い食品と悪い食品のリストにそれぞれ何が含まれるかは，お勧めの最新のダイエット法としてマスコミなどでもてはやされる内容次第で変わります。あなたが摂食障害に苦しんでいるのでしたら，おそらく頭の中にこのリストがあるでしょう。リストをノートに書き出して，「良い」または「悪い」と考える食品のそれぞれについて，そう考える根拠や理由をすべて書き出してみてください。信念を裏づけるものとしてあなたが挙げた根拠や理由，または根拠のなさについて，よく考えてみましょう。

　ここでみなさんに伝えたいとても大切なことは，体重のことを心配しているのなら，その意味で「良い」食べ物と「悪い」食べ物というのはないということです。何かの食品に「悪い」とレッテルを貼っているのでしたら，それはあなた自身がその食品について考えるところがあって，含まれるカロリーが多すぎる，望む食品群ではない，食べるとコントロールを失

いそうだなどと思い，いずれにしても最後には体重が増える原因になると仮定しているのでしょう。逆に，「良い」とレッテルを貼っている場合は，カロリーが少ないと考えているか，体重を減らしたり増えるのを防いだりしてくれると考えているか，またはその両方でしょう。良い食品と悪い食品のリストにそれぞれ含まれる食べ物は，マスコミで最近どんなダイエットがもてはやされているかによっても変わってきます。ある年は脂肪が悪玉とされていても，次の年には炭水化物が悪玉に変わるかもしれません。さまざまな食品にはそれぞれ違った栄養素が含まれることを私たちはよく承知しています。栄養素を他の食品よりも多く含む食品がありますし，たとえばある種の脂質を含む食品は他の種類の脂質を含む食品よりも健康に良いということもあります。ところが，体重の増減という意味では，カロリーはカロリー以外の何ものでもありません。体重は，摂取したカロリーと燃やすカロリーの比率で決まります。ですから，体重の増減について言えば，悪い食品はありませんし，すべての食品が禁止されるべきではないのです。ヨーグルトや果物から300カロリーを摂って増える体重は，パスタやミートボールから300カロリーを摂って増える体重と同じなのです。この信念を崩すのはとても難しい場合もありますので，上記の文章は何回も繰り返して読んでみることが必要になるかもしれません。この5つ目の秘訣を読んだあとでしたら，あなたの摂食障害の部分が特定の食べ物を食べるとよくないとか体重が増えるなどと言ってきたときに，以前よりも効果的に反論できるようになるでしょう。この5つ目の秘訣では，食べ方の哲学と言えるものを紹介します。実際にはとてもすっきりとした考え方なのですが，はじめはとっつきにくいかもしれません。この哲学で示される食べ方が今のあなたの行動とあまりにもかけはなれていて，はじめは信用できないように思えるかもしれません。食べ物とのつきあい方を変える取り組みは，最初のうちは以下で紹介するものよりももっと細かく，個別の食事プランに沿って始めるほうがよいでしょう。具体的な食べ方の話へと進む前に，まずはその食べ方を通じて目指している究極の目標を思い描け

るようにしましょう。

◎ 意識した食べ方

　意識した食べ方とは，あなたにとっても，あなたと食べ物との関係にとっても，究極の目標と言えるでしょう。この場合の「意識した」とは，**知識と気づきを使って**という意味です。意識した食べ方を実践しているときには，身体から伝わってくるシグナルへの気づきに特に注意しながら，栄養の知識を導入し，個人的な健康にかかわる要素も考慮して，心から楽しめる食べ物を食べます。クライエントさんの中には，栄養についての一般情報や「健康に良い食品」といった教えを，食べ物を制限する理由として間違って使う人がいます。ローフード［訳注：加熱していない食品だけを食べる食事法］，オーガニック食品，菜食主義の食品だけを口にするといった食事は摂食障害を発症していない人にとってはいくらかメリットがあるかもしれませんが，摂食障害を発症しているのでしたら，栄養に関するその手の情報を隠れ蓑にはできません。それに従っているかぎり，良い食品と悪い食品のレッテルを貼ろうとする不健康な考え方からは抜け出せませんので，摂食障害から回復するまではそうした極端な食べ方は忘れたほうがよいでしょう。摂食障害行動があるかぎり，極端な食べ方も健康のためにしているのだ，という言い訳は通用しません。摂食障害がもたらす健康上の害は，火を通したものを食べたりオーガニックではない食品を食べたりすることの害とは比べものになりません。たとえ回復してからだいぶ時間が経っていても，意識的な食べ方の効果を弱めるそうした極端な食行動はお勧めできません。意識した食べ方は，何かと制限の多い食べ物の決まりや摂食障害の混乱した振る舞いなどの代わりになる力強い考え方です。意識的に食べていると，いつ，何を，どれくらい食べるかを決めやすくなり，最終的に食べ物とも身体ともより健康的な関係を築くことができるようになるのです。意識して食べられるようになるためには考え方を大きく変え

る必要がありますので，それまでは注意を向けて根気強く取り組む必要がありますが，いずれ自然な習慣として身について，努力しないでもできるようになります。今はまだそんなことは信じられないかもしれません。それもそうでしょう。摂食障害を癒して，食べ物についても安心し，そのうえ適正体重も維持できる食べ方があるなどと信じることが，ときにはとても難しいということを，私たち著者もよく知っているからです。

◆ 意識して食べることができるようになるために

意識して食べることができるようになるためには知識と気づきが必要ですが，私たちが何を意味しているのかを説明するガイドラインを以下に示します。私たちは二人ともこのガイドラインを信頼して使っていますし，それがクライエントさんたちにとっても実際に役立つことを目の当たりにしてきました。なかには，ガイドラインとして，またどうしたらそれを実行できるのかが，はじめはわかりにくいものもあるかもしれません。しかし，この秘訣を読み進めていくうちに，だんだんしっかりと理解できてくるはずです。摂食障害を治療した経験のある栄養士さんと一緒にガイドラインの示す概念について考えてみることをお勧めします。そうすれば，意識して食べるという考え方への理解がさらに深まり，実践しやすくなるでしょう。

◆「意識して食べるためのガイドライン」

1. 空腹感を意識する。適度に空腹なときに食べる。すっかり空腹になりきるまで待たない。
2. 定期的に食べる。食事を抜かないで，できれば4時間以上何も食べない状況を避ける。
3. すべての食品を食べる（アレルギーやその他深刻な健康上の問題がないかぎり）。
4. 食べたいと思うものを食べる。そして，食べたときにどんな気持ち

が表れるか，それまでに何を食べたかを意識する。個人的な健康上の問題も意識する（たとえば，糖尿病を発症している場合や，丸一日タンパク質を食べていないようなときにチョコレートを食べようとすることは，意識した良い選択とは言えない）。
5. 体重の増減については，カロリーはカロリーでみな同じ（カロリーはカロリー以外の何ものでもない）。
6. 食事では，タンパク質，脂質，炭水化物をバランスよく摂る。身体が健康に効果的に機能するためには，こうしたものすべてが必要である。特定の食品や栄養素を摂らないでいると，身体的にも心理的にも問題を起こすことになり，摂食障害行動の引き金となりかねない。
7. 満腹感と満足感をいつも意識する。たくさん食べても満足しない場合もある。満足感を得るためには，食品を口に入れたときの食感と味も重要であり，適度に満腹だと身体が認識するには十分な量を食べることももちろん大切である。目標は満腹で満足した気持ちになることで，身体のどこかに不快な感じがあるものではない。
8. 食べすぎてしまったら（ときに食べすぎてしまうことはよくあること），自分自身を責めることなく，そんなこともあると安心させる。意識して食べる練習の軌道に戻るだけでよく，そうすれば食べすぎた食べ物は身体がきちんと対処してくれる。空腹をもう一度感じるまで食べるのを控えてもかまわないが，間隔をあけすぎないように注意する。
9. 食べ物と食べることの喜びを味わう。ときにはキャンドルを灯して，きれいな食器と花でテーブルを飾り，ちょっとしたディナーを演出して楽しむのもよい。
10. 食べたあとに身体が不調を感じるような食べ物を避けるために，意識して選ぶ。

これらひとつひとつのガイドラインには，意識的に，その瞬間に注意を払いながら食べること，賢く食べ物を選ぶこと，そして身体からの信号に気づくこと，といった具体的な内容が含まれています。制限しすぎず，食べすぎず，食べ物と健全な関係を築くことができると，それは人生を変えるほどのとても強烈な体験になります。「意識して食べるためのガイドライン」を参考にすると，食べ物との関係でバランスを取りやすくなるでしょう。たとえこれがあなたにとって食べ物との関係を変えようとする初めての試みではないとしても，意識的な食べ方は必ずできるようになりますので，ぜひガイドラインを用いて練習してみてください。

◆ この新しいガイドラインに沿って実践してみよう

　心の準備ができたと感じたら，このガイドラインに沿って，新しい食べ方を実践してみましょう。「意識して」の部分が大切で，その点をしっかり押さえておけば，残りの部分も自然にできるようになるでしょう。クライエントさんの中には，意識しないといけない項目が増えると勘違いして，ガイドラインを受け容れようとしない人がいます。今でさえ何を食べるにしても「悪い」または「不健康な」食品を完全に除去しなければと信じて必死になっているのに，これ以上意識するものを増やしたくない，と話すクライエントさんが大勢いるのです。また，自意識がとても強く，自分の食べ物の選択について周囲がどう考えて何と言うかを心配するクライエントさんもいます。体重が適正値を超えているクライエントさんたちでは，特定の食べ物を食べているところを他人に見られることに過度に神経質になる傾向が見られます。「あんなに太っている彼女が，あんなものを食べているなんて信じられない」といった批評やコメントを恐れているのです。周りの発言を受け流して気にしないでいることがどれほど難しいことなのかを私たちもよく理解していますが，すべての食品を抵抗なく食べられるようになることは本当に大切なことなのです。一方，なかには逆にまったく意識しないで食べているクライエントさんもいて，そんな人は身体から

のシグナルを見失い，食べている食品をほとんど味わわず，どれだけの量を食べているかにもあまり気づいていません。「意識した食べ方」のゴールは，身体から生じる空腹感と満腹感を見失わない程度に意識的で，周りにいる人との会話に参加できる程度に意識的で，身体を壊さない適切な選択ができる程度に健康や栄養に対しても意識的であることです。

摂食障害が脳を支配するようになると，意識して食べる力が損なわれます。あなたが摂食障害に苦しんでいるのでしたら，おそらく今では空腹感と満腹感に従って食べてはおらず，そうした兆候に気づかなくなっているかもしれません。身体からのシグナルを，もう長い間無視したりごまかしたりしてきたのではないでしょうか。空腹を伝える身体のシグナルをおろそかにして無視し続けていると，シグナルの感じ方が変化し，やがてうまく感じ取れなくなります。たとえば，あなたが空腹感をコントロールしようとしてきたのでしたら，空腹は今では食べ物を食べるようにと伝えるだけでなく，同時にストレスや不安も引き起こすようになっているかもしれません。食べ物全般を制限してきたのでしたら，自分を否定している状態が力強さや成功の印のように思えて，空腹感が「心地よい」ものとして経験されるようになっているかもしれません。つまり，空腹感を克服したりそれに抵抗したりできたときに，それが「コントロールできている」または体重を減らしている手応えのように感じられるのです。過食をしているのでしたら，空腹感はまるで何かを奪われるかのような恐ろしい感覚を引き起こすか，他にもさまざまな気持ちの引き金となり，恥ずかしささえ感じさせるようになっているかもしれません。摂食障害に苦しむ人の中には，空腹を感じてそれに反応して食べたとき，自分が弱くてある意味で失敗していると考える人がたくさんいます。もしこのことが当てはまるようでしたら，私たちが空腹を感じて食べるときには，自分の身体を気遣い，エネルギーレベルを維持し，脳の機能を調節し，また紛れもなく大切な代謝活動を一番良い状態に整えようとしていることをすっかり忘れてしまっているのです。空腹感だけでなく，満腹感もまた摂食障害に苦しむ人にとって

は問題になりがちで，本来の満ち足りた感じと落ち着きではなく，パニックや苛立ち，強い後悔などを引き起こすシグナルになってしまっている場合があります。

　摂食障害を発症していると，身体が伝えてくるごく普通の健康なシグナルが，ストレスを高めて不安を掻き立てるような感覚に変わってしまいます。そのため，摂食障害に苦しんでいると，ほとんどの人がいずれは身体からのシグナルを完全に捨て去り，外の世界にある手がかりとしてダイエットのガイドライン，食べ物のルール，カロリーの数値などを頼り始めます。実際，**あなたが**いつ，何を，どれだけ食べるかも，おそらく身体ではなく「痩せの十戒」に書かれたたぐいの信念に基づいて決められているのではないでしょうか。しかしもしも，意識した食べ方を実践して身体に耳を澄まし，それに反応するようにしていれば，身体をまた信頼できるようになります。意識した食べ方がすばらしい点は，拠り所となる身体がいつ，何を，どれだけ食べる必要があるかをよく知っていて，私たちに伝えてくることが上手なだけでなく，この方法を実践したときに，心にも身体にも有害な副作用の危険性がまったくないということです。

　意識して食べようと試みると，はじめは邪魔になる要素がいろいろとあるかもしれませんが，あきらめずに取り組み続けていれば，必ずできるようになります。あなたがとても痩せているか食事を制限しているのでしたら，今は消化機能がゆっくりで，胃が普通の量の食べ物に慣れていないので，食べ始めてからすぐに満腹だと感じるでしょう。また，食べることに対して不安がとても強いのでしたら，少し食べたらすぐに満腹になるか，または少しだけ食べてはすぐにまた空腹感を覚えるかもしれません。過食をしてきたのでしたら，普通の量を食べたあとでも満腹感が得られないかもしれません。こうした状態は，食べ方が正常になり始めるにつれてどれも自然に収まり，空腹感と満腹感が正常に感じられるようになります。はじめのうちは，身体を正常に戻して空腹と満腹をもう一度感じられるよう

にするために，具体的な食事プランに沿って食べる練習が必要かもしれません。摂食障害では，空腹と満腹の状態を感じ取って知らせてくれるはずの機能が壊れていると言えて，私たちが「回復」と呼ぶ過程では，その機能をリセットすることから始めます。食事プランに沿って食べ始めると，食べ物に対して今までとは異なる考え方や異なる経験をするようになり，心と身体を再訓練できます。脳の配線と身体が発するシグナルを実際につなぎかえて健康な習慣を習得し，それが次にあなたがいつ何を食べようと思うかに影響を及ぼし，最終的に食事プランにより新しい機能が再構築されるのです。満腹感と空腹感への気づきを高めるためには，マインドフルネスの練習をします。食事プランは，意識的な食べ方を実践するときの第一歩として多くのクライエントさんに実際に役に立ちますので，この5つ目の秘訣の後半でもさらに詳しく説明していきます。

　ここまで読まれてきても，意識した食べ方についてまだ半信半疑でしたら，新しいガイドラインの効果を実際に信頼できるようになるために，まず自分でいくつか確かめてみましょう。クライエントさんたちには，このアプローチを一日だけ試してもらい，そのときにどのような感覚が生じるか観察してみませんか，とよく提案します。また，栄養士さんに会うときにこのガイドラインを持っていって，あなたが感じる不確かさ，恐れ，疑問点などについて何でも話し合ってみるのもよいでしょう。意識した食べ方が上手になればなるほど，自分自身と自分の身体をますます信頼できるようになってくるはずです。

◉ 食事日記をつけよう

　食事日記をつけると，現在あなたが食べ物とどのようにつきあっているのかについて，具体的なデータを集められます。また，食べ物とのつきあい方を変えるにあたって食事日記をつけてみると，実際にどのように変化が起きているのかがわかりやすくなります。数日書き出してみるだけで，

もっと取り組む必要のある部分が見えてくるでしょう。クライエントさんたちの中には，食事日記をつけたがらない人がたくさんいます。食べ物を書き出さなければならなかったり，書き出したものを目にしたりすると，もっと不安になると話す人がいます。食べ物とどのようにつきあっているかという現実を直視したくない，と正直に認める人もいます。さらに，そうした内容を書き出しているだけでも，厳しく管理されているように感じて反抗したくなる，という人もいます。あなたがどのような理由から食事日記をつけたくないと感じているにしても，その抵抗に逆らって試してみるだけの価値は絶対にあります。行動を変えようと思うのなら，変えようとしている行動をはっきりさせて，改善できているかどうかがわかりやすい何らかの方法を使って観察してみてください。食事日記では，5つのカテゴリーを記録します。

間食も含めた毎回の食事の記録には，以下の情報を含めてください。

- 食べた時間
- 食べた食品の種類
- 食べたおおよその量
- 食べる前の空腹感の強さ
- 食べた後の満腹感の強さ
- 食べることやそれ以外でも，そのとき内面にあった気持ちや考え
- 食べ終えてから嘔吐したい衝動があったかどうか，また衝動に従って嘔吐したかどうか

食事日記の例を次のページに載せましたので参考にしてみてください。

食事日記の例

日付＿＿＿＿＿＿＿＿＿＿＿＿＿＿＿

時間	食品と量	空腹感（満腹感）	気持ち	衝動／嘔吐
8：00	ヨーグルト1カップ，オレンジ1個，グラノラシリアルをたくさん	3 (7)	午前中に空腹感が強くなった	なし／なし
10：30	栄養バランスバー，カフェラテ	3 (5)	何かが必要だった，ストレスを感じた	なし／なし
12：30	ターキーサンドイッチ	3 (6)	あまり満足しない，不安を感じる	なし／なし
16：00	トレイルミックス（ナッツやレーズンなどを混ぜたおやつ）の小袋1つ，リンゴ	2 (7)	ランチが足りなかった，かなり空腹になってしまった	あり／なし
19：00	豆とチーズのブリトー，チップス（何枚か数えきれなくなった），サルサソース，アボカドディップ	3 (8.5)	友人たちと外食，チップスを食べすぎた，罪の意識を感じて自分が腹立たしかった	あり／あり

● 空腹感の尺度

　食事日記をつける目的は，身体の発する空腹感と満腹感を認識し，それに気がつけるようになるためであり，これは意識した食べ方を実践するための大切な一歩でもあります。食事日記に一回分の食事量を記録するときには，食べた食品の量と種類を書いてから，食べ始めたときにどれほど空腹だったかと，食べ終えたときにどれほど満腹だったかも評価して書き加えてください。空腹感の尺度は，極度に空腹な状態を示す1から極度に満腹した状態を示す10までの連続した数値になっています。以下に，それぞれの数字に対する説明を簡単に挙げておきます。

空腹感				どちらでもない					満腹感
1	2	3	4	5	6	7	8	9	10

1. 極度に空腹，頭が働かない，頭痛がする，エネルギーがない。
2. かなり空腹，苛立っている，空腹でお腹が鳴る，食べ物について考え続ける。
3. 食事を摂れる程度に空腹，空腹をはっきり感じる，食品について考え，何を食べようかと考えている。**食事を摂るには理想的な空腹感のレベル。**
4. やや空腹，間食すると落ち着く程度で，それほど待たずに食事をする計画を立ててもよい。
5. どちらでもない——空腹でも満腹でもない。
6. やや満腹，満足というほどではない，十分食べてはいない。
7. 満足していて心地よい程度の満腹，起き出して散歩に出かけてもよい気分。**意識して食べるときにはこの状態でやめるのが理想的。**
8. やや強すぎる満腹感，ときにこんな感じになる，空腹を感じるまで

次の食事をしないで待つ，ただし待ちすぎない。
9. かなり満腹，心地よくない，休みの日にありがち，教訓を得よう。
10. 極度に満腹，苦痛，感情にまかせて食べたり過食したりしたあとになりがち，身体的にも感情的にもとても辛い。

　食事日記をつけ続けると，心地よく満足したときだけにかぎらず，少し空腹，かなり空腹，やや満腹，かなり食べすぎ，などといったときでも，身体の中にある感覚に気づきやすくなります。日記の記録を見ると，食事から食事までどれだけの時間を置いているかがよくわかり，なぜ空腹になりすぎたのか，いつ間食を入れたらよさそうか，などが理解しやすくなるでしょう。食事日記をさらにつけ続けると，パターンが見えてきます。たとえば，ほとんどの人が気づくことですが，空腹感の尺度で1か2になるまで食べないでいると，あとから満腹感が8またはそれを超えるまで食べてしまいがちです。空腹感がかなり強い状態から食べ始めると，適度な満腹感のレベルで食べ終えるのが難しくなるのです。クライエントさんたちの中には，夜に何らかの出かける予定がある日には，昼間はほとんど何も口にしないと語る人が大勢います。日中に何も食べないでおけば，集まりの場で普通に食べてもそれほど不安にならずにすむだろうと信じているのです。また，夜に食べすぎてしまうのを恐れて，昼間のうちに食べる量を少なめにして「バランスを取ろう」と考える人もいます。どちらのクライエントさんたちにしても気がついていないのは，食事のときにかなり空腹になっている状態では，食べすぎる機会をしっかりと用意しているようなものなので，食べ物をめぐる不安は弱まるどころかむしろ強くなるという点です。摂食障害に苦しむ人たちは，空腹感の尺度の両端から離れたあたりにいるときが少なくて，だいたいいつでも両極端のどちらかに行きがちです。目標は，空腹になりすぎず，満腹しすぎず，バランスを見つけることです。

空腹感と満腹感の尺度を使うことがとても難しい人も中にはいると知っておくことも大切です。空腹だと伝える「感覚」そのものとどうにもつながり合えなくて，その強さのレベルなどわかるはずもない，と話す人がいます。また，空腹感の強さが一定しておらず，パターンもなければ説明もつかない，もしくは気分や生理周期や天候によって大きく違う，という人もいます。さらに，尺度のどの位置にいるのかを判断することそのものに巻き込まれすぎ，食事のたびに前後の空腹感の強さをぴたりと表す厳密な数値を強迫的に何とか割り出そうとする人もいます。空腹感のレベルが1から10の尺度上でどこにくるかを知ることが大切なのではありません。重要なのは，空腹になりすぎず，満腹しすぎないことなのです。栄養士のラルフ・カーソン氏は，「空腹感と満腹感について話すときには，車にガソリンを入れるたとえを使うのがいいですね。大切なのは，ガス欠にならないようにして，タンクが満タンになったらそれ以上はガソリンを入れ続けないことです」と言っています。

　食事日記をつけると，食べ物とのつきあい方に対する気づきが全体的に高まって，的を絞った目標を定めやすくなります。記録を続けると，そこから得られる情報と気づきを応用しながら食べ方の新しい習慣やパターンを育み，体重を正常に戻して，回復を促せるようになるでしょう。

練習：書き出してみよう
● 空腹感と満腹感を感じてみよう

　ここで少しだけ時間をとって，自分の身体の感覚に意識を向け，あなたがたった今どれだけ空腹か，あるいは満腹かを1から10の尺度を使って評価してみましょう。自信が持てないかもしれませんが，できるだけ感じてみましょう。食事日記をつけ始めると，一日に何度も空腹感と満腹感を意識するようになり，身体の中の感覚をつかみやすくなります。

食事日記を一日だけでもつけてみて，何かを口にするたびにそのときの空腹感と満腹感を記録しましょう。はじめは難しく感じても，練習を重ねていけば，だんだんと簡単に見極められるようになるでしょう。誰かと話し合ってみてもいいですし，友達と一緒に空腹感と満腹感を記録してみることもお勧めです。誰かと一緒に取り組むと楽しいかもしれません。

　クライエントさんたちには，空腹感と満腹感に意識を向けることが簡単になったと自分で感じられるまで，この尺度を使った記録を続けるようにと伝えています。自分の中の空腹感と満腹感に敏感になり，わかるようになることは，意識して食べるための大切な一歩です。食事日記は，役に立っていると感じられるかぎり，続けてみるとよいでしょう。食事日記と空腹感の尺度があなたにとって役立つかどうかは，実際に試して確かめてみてください。

◉ 食事プラン

　私たちの施設を訪れるクライエントさんたちの中には，食べ物とのつきあい方が全然わからない，怖い，コントロールを失っている，などの理由から，具体的な食事プランをつくってほしい，または必要だという人がいます。食事プランは，食べる量を増やしたり，過食や嘔吐といった行動をコントロールしようとするときには大切な第一歩になるでしょう。食事プランは，その日，いつ，何を，どれだけ食べる必要があるのかを，あらかじめわかりやすく決めておく方法です。プランを作成するときには，さまざまな要素を考慮しながら，その人に合わせたものをつくっていきます。食事プランに抵抗を示すクライエントさんもたくさんいるなかで，逆に，コントロールを失わないで「安全」だと感じ，食習慣に責任を持ち続けるために，しがみつくようにしてそれを頼りにする人もいます。

体重を増やす必要があるのでしたら，おそらく以下の理由で食事プランが必要になるでしょう。a）身体の感覚とつながりがなく，空腹感と満腹感のシグナルを感じ取れなくなっているか，感じたとしても正確ではない。b）空腹感と満腹感に従って食べても体重が増えない。c）恐れの気持ちが強すぎて，本当に食べたいと思うものや体重を増やすために必要なものを食べられない。d）一回あたりの食事の適量，また本来の食事自体がどのようなものだったかがわからなくなっている。こうした理由から，しっかりと導いてくれる枠組みが必要になるのです。また，今の食べ方と行動があまりにも身体に染みついてしまっていて，新しく何かを始めよう，またきちんと変わりたいと思ったとしても，食事プランのように具体的でわかりやすい枠組みと援助なしでは身動きが取れないという人もいるかもしれません。そうしたときにも，食事プランを使うと，食べ方の指標になると同時に食べ方をコントロールできている感覚が生まれ，最初の一歩を踏み出しやすくなるでしょう。

あなたが何を好み，どれだけ食べる必要があり，あなたの食事プランにどの食品を含めるべきかは，私たちには何とも言えませんので，他にも個人的に考慮すべきさまざまな要因と併せて，栄養士や摂食障害の専門家にアドバイスをしてもらうとよいでしょう。ここで，食事プランの基本理念を紹介して，いくらか役に立ちそうな提案をしておきます。

● 食事プランをつくろう

食事プランをつくるときには，朝食，昼食，夕食，また間食に何を食べようと考えているか，リストにして書き出します。人によって，どの程度具体的に書くかは変わってくるでしょう。とても大まかに一日に何カロリー必要かだけを記すものから，食事ごとに必要なタンパク質・炭水化物・脂質の量を書き込み，あとでその日に選んだ食品を記入するもの，あるいはとても具体的に食品名と分量を詳しく記すものまでいろいろな方法があ

ります。3つ目の厳密な形では，たとえば，朝食：スクランブルエッグ卵3個分，メロン4分の3カップ，ベーグル1個，バター小さじ2，ジャム大さじ2，というふうに書きます。私たちは，普段はこうした厳密な計量はあまり勧めておらず，むしろ手を使った目分量で，たとえばカップ1は握りこぶし，100グラム弱は手のひら，大さじは親指を一回り大きくした程度，と考えるように勧めています。**厳密な分量は意味を持たない**ので，分量のおおよその見当をつけられるようになることが大切です。あなたの食事プランがどのようなものでも，それは，これから一生続く食べ物とのつきあい方と回復への第一歩となるべきもので，「ダイエット計画」ではないのです。食事プランに取り組むときには，できるところから始め，偏った食べ方の頻度をだんだんとあなたの目標や必要性に合わせて調整していきましょう。押さえたいポイントは，適切なカロリーを含んだバランスの取れた食事プランをつくって，あなたが回復に向けて前進していけるようにすることです。私たちも，回復への道をたどり始めたばかりの頃は，食事プランを使っていました。私たち自身の経験からも，クライエントさんたちの経験を見ていても，食事プランは，食事の内容と枠組みを示し，変化を起こすという困難な取り組みや，摂食障害行動を手放すことにも安心感をもたらしてくれます。食事プランを試してみて，厳しく管理されているように感じて反発を覚えたら，「意識して食べるためのガイドライン」に従って，少し自由に，柔軟に取り組む練習をしてみましょう。栄養士さんや摂食障害の専門家に助けを求めるほど心の準備ができていなくて気が進まないのでしたら，身近にいる人の中からあなたに必要なことを一緒に手伝ってくれる人を誰か探しましょう。心に決めたことやその理由を他の人に話すと，最後まで実行しやすくなります。回復に向かうプロセスの第一歩として，食事プランをつくることはとても効果的です。それはまた，最終目標とも言える意識した食べ方にも通じます。

◉ 私たちの振り返り

　グエン：回復への道をたどり始めたばかりの頃は，食事プランに従っていました。身体の状態を感じ取れず，空腹感も満腹感も，適当な食事の量というものもわからなくなっていたからです。具体的な枠組みと，それに沿って食べられるような内容が必要でした。はじめは怖くて抵抗しましたが，実際に使ってみると，食事のたびに食べ物について決断する必要がなくなり，かえって食事プラン通りに食べることのほうが楽に感じました。食事プランに沿っていると，体重が増えていく間もコントロールを失った気がせず，食事のリズムを取り戻して，日常的にもう一度さまざまな食品を楽しめるようになったのです。軌道に乗ってくると，不安を感じずに楽に食事プランに従えるようになりました。ところがさらに時間が経つと，いつからか食事プランがまた別な「ダイエット」に思えてきて，自分を縛りつけ，制限するものに感じられるようになってきました。その頃，新しく何かに挑戦することは怖かったのですが，私自身はもっと自由に食べてみたいと思っていて，周りにもそうするようにと言ってくれる良い見本をなる人たちがいました。食事プランに沿って食事のリズムを守って食べ続けたおかげで，空腹感と満腹感がわかるようになり，そうした身体のシグナルを目安にしながら食べようという準備ができてきていました。それでも，回復へ向かう次のステップは，私にとってはまだまだ困難で苦しいものでした。食べたあとでもまだ空腹で満足していなくても，それ以上何かを口にしたり，新しい食べ物を食べたりすることが怖いときもありました。そんななか出会った栄養士さんが，私にはその段階へ進む準備ができていると言って，「五感に頼った食事」というものについて説明してくれました。はじめは，どうしたら「普通に」食べられるかをまるでいとも簡単なことのように説明しているよ

うに思えて，聞いているうちに身体の中に不安と怒りがこみあげてくるのを感じました。栄養士さんは私の抵抗を感じ取り，一日だけでも試してみてはどうかと提案しました。一日だけなら無理な話でもないと思いましたので，やってみることにしました。実際に試すと，とても不思議な感じがして自分自身の感覚をあまり信じられなかったのですが，その日の終わりには身体の面でも感情の面でも心地よく感じられるようになっていたのです。そこで，このアプローチをもう少し続けてみようと思いました。それから数日の間，それまでに学んだ知識，食事プランを実践した経験，そして何をいつ食べるかを決めるときに頼る空腹感と満腹感への気づきを総動員して取り組み続けたところ，食べ物との関係を癒してくれる方法をとうとう見つけたのだと思えました。この新しい食べ方は，私が恐れつつも望んでいた食べることへの自由をもたらしてくれましたし，食べ方のガイドラインは理にかなっていて，安心できました。ゆっくりとですが，自分自身をもっと信頼しながら，何を食べてもよいのだと信じられるようになっていきました。それからも，ときには普段よりも多く食べたり，空腹ではないのに食べてしまったりすることもありました。いくらか時間がかかりましたが，やがて，人生で初めて，何年も避け続けてきた食べ物を楽しみながら，自由に食べることができ，それでいて体重を維持できるようになっていたのです。すばらしい気分でした。

　身体からの感覚を頼りに食べられるようになったことは，私が回復するうえでとても大きな節目となりました。外からの指標を使わないでも食べ物とうまくやっていけると自分を信頼できたのは，本当に何年かぶりでした。

　キャロリン：私が拒食症を発症していた頃には，栄養士さんは身近におらず，摂食障害について書かれた本もなく，食べ方と体重をどうしたらよいかを教えてくれる場もありませんでした。助けを求めて初

めて受診した専門家は，摂食障害に苦しむ人と一緒に治療に取り組んだことはもちろん，摂食障害の人を診た経験さえありませんでした。その専門家は，炭酸飲料を差し出して私に飲むように指示し，私がどうするかを観察しようとしました。その人のところへは，その後二度と行きませんでした。次に訪ねたのは女性の心理士でしたが，やはり摂食障害について聞いたこともなく，発症した人に会ったこともありませんでした。彼女は，食べると罪の意識を感じるのなら独りで食べたほうがよい，と言いました。でも，独りで食べるともっと食べなくなることが自分でもわかっていました。こうして，何度も立ち止まってはやり直すということを繰り返し，恐れて抵抗したあとで，体重が減るのを止める方法を何としても見つけなければと自覚しました。最終的には，もう一度普通に食べ始められるように自分を助ける方法を，自分で思いつくしかありませんでした。私が回復した過程で役に立った方法をいくつか説明してみます。

　まず，「満腹は太っているのとは違う」と自分に言い聞かせ始めました。食べたあとで自分が太っているように思えたときに，落ち着くために何度でも言い聞かせました。着替えるときには鏡を見ないようにもしました。鏡を見てしまうと，自分があまりにも太って見えて，食べようと思っていたものを食べたくなくなったからです。服はゆったりしてだぶだぶだけれどもセンスの良いものを買って，体重が増えても気づきにくく，食事のあとにもお腹まわりがきつく感じられないように工夫しました。それまで食べずにいた食品をおっかなびっくり食べ始めようとしたときは，たとえばピザを半切れかもっと少ないくらいのごく少量から始め，残りの食事を安全な食べ物にして，カロリーを摂りすぎた穴埋めをしました。それは，悪いことは何も起きない，次の日に突然太っているようなことはない，と自分に納得させるためでした。そうして続けていると，やがてピザを一切れ丸ごと食べられるところまできて，さらに二切れ食べられるようになり，安全な食べ

物の割合を徐々に減らしつつ，怖いけれども心から食べたいと思う食品に置き換えていけたのです。この方法は，その他の新しい食品を食べられるようになるためにも使いました。食品のカロリー表示を毎回見ることもやめました。はじめは見ないでいることが難しく，しばらくは頭の中に数字が駆けめぐっていましたが，それでもそのうちについ自動的に数えてしまう習慣はだんだんと薄れ，最後には完全になくなりました。友人と一緒に外食もして，自分で責任をもってメニューから選んでしっかりした食事ができるように助けてもらいました。大好きな食品を買ってきて，家に置くようにもしました。それまではわざわざ食べたくない食品を買い込んで，食べる量を減らしていたのです。家に置いてある好きな食品を食べたいなら，その他にも栄養面で身体が必要なものを食べるというルールにしました。このルールを設けたのは，たとえばクッキーやアイスクリームを食べたあとに，それ以上何かを食べるのが恐ろしくなるときがあったからです。食べた食品を書き出しておいて，一日の終わりに全体を振り返り，自分で食べると決めた一日分の量に達していなかったら，追加で何かを食べるようにもしました。体重が増えるほどの量を食べられるようになるまでには長い時間がかかりましたが，この方法を使い続けていたら，ついには必要量を食べられるようになりました。レストランに出かけて好きな食べ物を食べる日も週に一日つくりました。この方法も，続けているうちにいつでも外食できるまでになりました。そしてとうとう，体重を量るのをやめていたのです。回復するためにさまざまな工夫をしたなかでも，体重を量らないということは効果絶大で，何もかもが変わったと言ってもよいでしょう。

◎ 体重を量らないで，自然な体重を受け容れる

歪んでしまった食べ物とのつきあい方を健全なものに戻し，空腹感と満

腹感を頼りに意識した食べ方ができるようになるためには，体重計を手放すことが必要です。体重を量るのをやめ，体重を減らすことを人生の最重要課題にすることをやめ，自尊心や自己価値といったものを数字で測ることをやめなければいけないのです。結局，体重計の数値は「地球があなたの身体を引っぱる力」にすぎません。先に1つ目の秘訣で紹介した「回復した」状態の本書の定義には，以下のことが含まれます。「回復した」とは，ありのままの体重と体型を受け容れることができ，身体に害を及ぼすような食べ方や運動をしなくなったときのことです。「回復した」ときには，食べ物や体重はあなたの生活の中で重要な位置を占めることはなくなり，体重はあなたの存在そのものよりも価値のあるものではなくなっています。体重計が示す数値などは，まったく意味を持たなくなるか，持ったとしても参考程度でしょう。

　体重と体重測定へのこだわりを手放すことをこの5つ目の秘訣に含めたのは，それが，あなたがこれから食べ物とのつきあい方を上手に変えていけるかどうかを左右するほど重要だからです。摂食障害とは，さまざまな問題が重なって生じた結果に他ならず，体重を減らしたい，体型を変えたいといった願いが摂食障害の原因ではないということを，私たちはこれまでの実践から学んできました。その一方で，目標体重をなんとか達成しようともがき続けているままでは，回復を妨げている行動をあなたはいつまでもやめられない，ということもわかっているのです。

● 自然な体重を受け容れられるようになる

　理想的で健康的な体重の話をすると，不安になり，抵抗を感じて混乱する人がたくさんいます。しかし，自分の身体を信じて，それが空腹感と満腹感のシグナルを正確に伝えてくれるのだとわかってくるのと同じように，自然な体重についても，それをありのままに受け容れて，好きでも嫌いでも自分の中の遺伝子によってあらかじめ決められているのだと理解す

る必要があるでしょう。大勢のクライエントさんが自然な体重を受け容れることに苦労しますが，それは，自然な体重が適正体重の範囲を超えているからではなくて，その人がこうなりたいと願っている体重ではないためです。こうなりたいと願う体重を維持しようとして摂食障害行動を利用しているかぎり，身体にとっての自然な体重というものはわからないでしょう。私たちの身体は，体重が減りすぎればシグナルを発信して教えてくれます。そのシグナルについてはこのあとで詳しく説明しますが，自然な体重になると，シグナルは消えていきます。自分の自然な体重をなんとなくわかっていて，その範囲にあるときに身体がどんな感じがするかもだいたいわかるという人は大勢います。しかし，自信がない方のために，指標をいくつか紹介しましょう。

◆ 自然な体重でいるときの身体的指標

- 摂食障害行動（たとえば拒食，過食，嘔吐，強迫的な運動）に頼らなくても体重が一定の範囲に保たれる
- 年齢相応に生理が月に一度あって，ホルモンレベルが正常
- 血圧，心拍数，体温が正常
- 血液検査で電解質，白血球数，赤血球数などの生化学的数値が正常
- 年齢相応の骨密度
- エネルギーのレベルが正常（ひどく疲れている，ふらふらする，終日イライラしている，などの症状がない）
- 性欲が正常か，少なくともいくらかはある

◆ 自然な体重でいるときの心理的指標と社会的指標

- 注意を払うことができ，集中できる（読書，映画鑑賞，仕事，学校の授業などに打ち込める）
- 普通の社会生活を送っていて，ネット上だけでなく直接つながり合う本物の人間関係がある

- 強迫的な思考，食べ物への強い欲求，過食したい衝動などが減っている，またはない
- 一人でいても，周りに人がいても，何を食べるかを自由に選べる
- レストラン，友人宅，パーティー，休暇先などでも食べることができる
- 何らかの儀式を行わなくても食べられる
- 気分が不安定に揺れたりしない

　私たちが何を願ってどう感じるかにかかわらず，体重が自然な範囲を超えて減りすぎても増えすぎても，身体はマイナスの反応を示します。信じられないかもしれませんが，自然な体重よりもたった１～２キロ減るだけで，身体にも心にも普段と違った変化が表れることがあります。飢餓状態は生物の生存にとって脅威ですので，そうした脅威が迫っているときには身体はすぐにシグナルを発して知らせてくれるのです。減ったときほど速やかではないですが，体重が自然な範囲を超えて増えたときにも，身体はサインを発して，血圧や他の検査結果に異常をきたし，ホルモンやエネルギーのレベルが変わり，日課をこなすのが難しくなり，他にもさまざまな問題を表してきます。

◉ 体重を減らすという目標をあきらめる

　体重を減らすという目標をあきらめることは，考え方を変えなければいけないという点で最も難しいことかもしれませんが，やはり非常に重要なことです。体重を減らそうとするのでなく，食べ物や身体と円満につきあうことができるようにと視点を変えようとしても，とてもできそうになく，人生の方向性を見失いそうになる瞬間もあるかもしれません。実際に，摂食障害に苦しむ多くの人たちが，体重を減らすという目標を手放せないまま悪戦苦闘を続け，あまりにもたくさんの時間とエネルギーと他の大切な

ものを失いつつ，摂食障害行動を繰り返す罠から抜け出せないでいます。それでもともかく，なぜ考え方を変える必要があるのかを簡単に説明してみましょう。たとえば，あなたが拒食症に苦しんでいるのでしたら，体重を減らそうとするのは明らかに不適切です。あなたはすでに体重が減りすぎていて，それを認められない，または痩せすぎのままでいたいという強い衝動を抑えられないこと自体が拒食症の診断基準の一部なのです。あなたは，体重を落とすという目標，また体重をそのまま維持するという目標をあきらめる必要があるのです。あるいは，もしあなたが過食症に苦しんでいるのでしたら，過食をして，あとから何らかの方法でそれを埋め合わせようとしているはずです。考えてみてください，過食症から回復したいと思っているけれどももう一方で体重を減らそう，またはせめて増やしたくないと思っているのでしたら，この次に食べすぎるか，もしくは食べてから嫌な思いを抱いたとしたら，どうなるでしょう。ふたつの目標である，a）体重を減らす，または維持する，とb）過食症から回復する，は対立しているのです。体重を減らすか維持するという目標を掲げているかぎり，あなたは体重が増えないように食べ物を排出しよう（嘔吐しよう）とするでしょう。体重を減らすという目標をあきらめたクライエントさんが，そのときの経験を振り返ってくれました。

　痩せるという目標は，私がそれまでの人生で最も一生懸命取り組んできたものでした。それだけでも，そう簡単にはあきらめられない理由でした。体重を落とすことが最優先ではなかった時期を思い出せませんし，たいていは他に何も考えていませんでした。その目標を手放すことは，まるで自分の一部をもぎとられるかのような感じがしました。体重を落とすことはもう私の目標ではないのだからサラダを頼まなくてもよいのだ，といつも意識して思い出すようにしていました。あまりにも身体の奥深くに染みついていて，あきらめたことをつい忘れてしまうのです。はじめは，方向性を見失ったようで，どうした

らよいかがわかりませんでした。気がつくと，体重を減らすという目標がなければ完全に迷子になって空虚な感じに襲われる自分がいました。自分の人生のコントロールを完全に失っていることを理解し始めました。どうしてここまで没頭して，こんなにつまらない人間になってしまったのでしょう。今なら心から断言できるようになりました。体重を減らすよりも，もっと良い人生を歩むことのほうが私にとってはよほど大切なことなのです，と。

——ＪＲ

　身体や体重に注目しすぎると，人生でもっと大切なものを見失ってしまいます。たとえ体重が実際に適正範囲を超えているか，健康上の問題のために医師から体重を減らすようにと指示されたにしても，それでも体重計の数値よりも健康と幸せに意識を向け続けることのほうが，良い結果を生み出すでしょう。一番の基本を押さえておきましょう——体重を減らそうとするかぎり，あなたの今の体重やどの摂食障害に罹患しているのかに関係なく，回復する方向へは進めません。もちろん，誰一人として決して体重を減らすべきではないと言っているのではありません。あなたが体重を減らしてもよいのかどうかは，私たちには判断ができません。ここで大切なのは，摂食障害から回復するためには，摂食障害行動を完全にあきらめて，食べ物との健康的なつきあい方を育む方向に移行しなければならないという点です。その過程で，体重が増える人も減る人もいます。いずれにしても，身体の望む本来の自然な状態に戻るのです。

練習：書き出してみよう
● 体重を減らすことばかりに執着することをやめる

　たった今から体重を減らす努力をしないと決めたら，状況はどうなる

でしょう。これまで摂食障害は，目指している完璧な体重が達成できたら何をもたらしてくれると約束してくれていましたか。約束は実現すると思っていましたか。または実現しましたか。体重を減らしたいという願いは，あなたの回復を他にもどのような形で妨げてきましたか。回復を第一に位置づけて，体重の問題はそのあとで取り組むとしたら，どんな状況になると思うかを書き出してみましょう。

● 体重測定

どの摂食障害に罹患しているとしても，体重を量ると回復の過程の妨げになると言えるでしょう。回復したクライアントさんたちへの聞き取り調査では，うまく回復するうえで体重を量らないことがとても大きな要素だったという回答が得られています。

　体重を量らないことが，回復を維持していくうえでとても役に立ちました。治療を始める前の私は，体重計中毒とも言えるくらいで，体重計が示す数値を操作しようとしては必ず摂食障害行動に戻っていました。その頃と比べてみると，今では体重を量りもしなければ数値が頭をよぎりもしなくなったというのは，とても信じがたいことです。体重計は，もうどうでもいいのです。これまでも一度たりとも役には立たなかったですし，私が回復することを何年も邪魔し続けてきました。だから，もう体重計には一生乗りません。体重を知らないというのは，なんて自由なのでしょう。私のアイデンティティは，もう数値では決まりません。数値に頼っていても，結局はどこにも行きつきませんでした。数値にがんじがらめにされたまま，空腹感にも身体にもまったく注意を向けなくなっていたのですが，いつ何を食べるかを決めるためには，本当はそこに注目するべきだったのです。体重計をいくら見ていても，空腹感も身体の感覚も決してわかりませんでしたし，

これからもきっとわからないでしょう。

——JD

　体重を量ると，回復への過程でさまざまな支障があります。ぜひとも，**体重を量るのをやめて，体重計を捨ててしまってください**。その大きな理由を3つ紹介しましょう。

1. あなたが現在とても痩せているのでしたら，回復への過程で体重が増えてくるのが目に見えると，とても大きなストレスになって，不安がますます強くなるでしょう。それまで回復への道を順調に進んできて，気持ちも前向きに取り組んでいたクライエントさんが，体重計に乗って数値を目にしたとたんにそうではなくなってしまうことがよくあります。体重を量ると，回復過程が遅れ，次のステップに進むことにも時間がかかるようになり，前に進まなくなってしまう場合さえあります。体重を測定して役に立ったケースを私たちは見たことがありません。どうしても体重を管理しなければならないのでしたら，栄養士，心理士，医師，またはその他の信頼できる誰かに任せて，あなたには数値を伝えないようにお願いするとよいでしょう。

2. あなたが過食と嘔吐に苦しんでいるのでしたら，そうした摂食障害行動をやめたときに体重が増えることに気がつくはずです。そうすると，体重がこのまま増え続けるのを止めるためには嘔吐し続けなければと結論づけてしまうかもしれません。しかしそれは違うのです。あなたの身体は，食べ物が胃の中にある状態に適応していくのですが，それには少し時間がかかります。身体が一時的に水分を取り込んで体重が増えるかもしれませんが，それも食べ方が正常になれば自然に元に戻ります。あるいは，元から不足していた必要な水分を取り込んだための増加分かもしれません。イメージを抱きやす

くするために，庭に水を撒くためのホースを思い出してください。そのホースに水が満ちた状態を考えてください。ホースは重くはなりますが，太くはなりません。外見はまったく変わりません。クライエントさんが過食と嘔吐をやめると，はじめの数週間は体重が少し増える場合がありますが，安定したリズムの食事に慣れてくると，身体が適応して，一時的に増えた体重はたいてい元に戻ります。あなたが命に危険があるほど痩せている，または体重測定をやめるのがあまりにも怖くて段階を踏むことが必要といった理由でどうしても体重測定をする必要があるのでしたら，他の誰かに体重を量ってもらいましょう。この点については，またあとで詳しく説明します。

3. 過食をする，またはその他の理由であなたの体重が自然な範囲を上回っている場合も，体重測定は回復への過程で妨げとなるでしょう。本当に回復するうえでは，体重を毎週一定量ずつ減らすことではなく，食べ物とのつきあい方を癒すことのほうが最終目標となります。回復への過程をどれだけ進んできたかを測るための尺度として体重を使うと，いくつかの理由で逆効果になるでしょう。たとえば，食事のあとにさらに過食しない，怒りにまかせて食べないなどの目標をうまく達成できたにもかかわらず体重計が期待通りの数値を示さなかったら，がっかりして摂食障害行動に戻ってしまいやすくなります。また，体重計の数値が期待通りの早さで落ちていかないときにも，回復するのをあきらめてしまう理由になりかねません。行動を改善できてから体重に結果が現れるまでにはたいてい時間がかかりますので，体重を量るととても混乱しやすくなるのです。

あなたが今やめようとしているのがどの行動か，また体重がどの範囲にあるのかとは関係なく，体重計を捨てることはできるでしょうか？ 体重が増えているかどうかを知る必要がある，体重が管理できているのを確かめないと安心できない，などの理由からどうしても体重を量らなければな

らないのでしたら，他の誰かに頼みましょう。快く引き受けてくれそうな栄養士，心理士，医師，または信頼できる人に相談して，適正体重の範囲からはずれていないかどうかだけを教えてもらいましょう。相談するときには適正体重の範囲について合意して共有してから，どの数値になったらあなたに知らせるべきかを打ち合わせておくとよいでしょう。お勧めは，あらかじめ目標体重を決めておいて，目標に達したときに，または目標値から増減したときに，そうと知らせてもらう方法です。体重を維持するのが目標でしたら，あなたの体重を量る人は，維持できているかいないかの点だけをあなたに伝えることができます。このとき，維持する適正体重からプラスマイナス 1.5 キログラム程度の範囲に入っている状態は，体重が維持できていると言えるでしょう。体重計を手放して体重測定をやめようとするのがとても難しいことを，私たちもよく知っています。しかし，回復したいと思うのでしたら，これは何よりもまず変える必要のある重要な行動のひとつなのです。私たち著者も今ではもう体重を量りませんし，クライエントさんたちにも量らないようにと伝えています。体重を量るのをやめてみると，それがあなたにとっても役に立つことだと必ずおわかりになるでしょう。体重測定についてのクライエントさんたちのコメントをごく一部，紹介します。

　治療を始める前は，一日に何度も体重計に乗っていて，そのときに目にする数値でその日がどんな日になるかが決まっていました。まるで体重計の数値が私という存在を決めているような気分でした。数字が気になりだしたら，もう他には何にも集中できなくて，回復にさえ注意を向けられません。数値が期待したものでないときには動揺しましたが，思い通りだったことがあったかというと，それもありませんでした。いつも，もっと体重を減らせるはずだ，体重を増やさず維持するために食べないようにしなければ，と考えていました。結局，体重を量ってよかったことは何ひとつありませんでした。体重計に乗る

のをやめるには時間がかかり，信頼できる人間関係が必要でした。はじめは怖かったので，大丈夫だと念押ししてもらうために栄養士さんに体重を量ってもらいました。でも，やがて量ってもらう必要さえなくなりました。いくらか時間はかかりましたが，摂食障害の行動をやめて食事プランに沿って食べ続けるだけで，私は大丈夫，体重計の数値から何かを教えてもらう必要はないのだと気づきました。

――JW

　モンテ・ニードにいる間じゅう，自分の体重をまったく知らずにいられたのは，体重計から卒業するうえで，とても大きな助けになりました。治療を離れてからは，体重を知りたい，知っても振り回されないだろう，と思うときが何回かありました。でも体重計に乗るたびに，数値が期待通りでも，期待よりも高くても低くても，必ず数字に呑み込まれました。数字が頭をめぐって，どうしたら変えられるか，どうしてその数値なのか，そのまま維持するかもっと良い数値にする方法はないかばかりを考えました。体重測定は，必ず心に動揺を与え，あっという間に食事と気分に悪影響を及ぼしました。そしてやっとわかりました。体重を量らなくても私はちゃんと生きていけて，体重測定なんて私の回復にとっても人生にとっても害をもたらすものでしかないということが。私は今でも体重を量りません。数字が「わたし」という存在とはまったく関係ないと理解できるようになったのは，すばらしいことだと思っています。

――KM

◉ 私たちの振り返り――体重測定

　グエン：摂食障害が一番ひどい時期には，一日に何回も体重を量っていました。自分でもどうすることもできない強迫的な衝動でした。

体重を知らないではいられず，いてもたってもいられなくなって店まで出かけて，体重計の包装を片っ端から開けながら体重計に乗り，強迫観念から躍起になっているような素振りは見せずに，あたかも一番良い体重計を買おうと吟味している手堅い客のふりをしたこともありました。体重が増えていないことを確かめる以外に，不安を静める方法がなかったのです。体重さえ増えていなければ，私はまだこれまでと同じで，まだ大丈夫で，まだ物事をコントロールできていると思っていました。でも安心感は決して長続きせず，すぐにまた体重計に乗らずにはいられない例の衝動を感じるのでした。

　朝の体重次第で，その日一日がどんな日になるか，自分をどのように感じるか，何を食べるか，何を着るかが決まりました。体重が200グラムほど増えるだけで，気分は落ち込み，自分を責めながら独りになって，もっと厳しい制限を設けました。体重が変わっていなければ，打ちのめされはしなかったけれども，前の日にどんな活動をしていたかを考えながらがっかりすることが常でした。減っていれば，ちょっとした喜びで心がほっこりと温まり，満足して，穏やかな気持ちになりました。世界に出ていっても大丈夫だと自信がもてました。私は，体重さえ減れば好きなものを食べても安全で自由だと感じられるはずだと思っていました。でも，くつろいで食べられる日は決してやってきませんでした。体重が減るほどに，ますます不安で安心できなくなっていったのです。痩せようと思ってした努力に見合うだけの反応が体重計の数値に表れないと，怒りがわいてきて，ふさぎこんで何日も不機嫌になり，閉じこもった状態で自分の身体と戦いながら苛立っていました。

● キャロリンとグエンの治療場面から

　キャロリン：治療中のクライエントさんたちには体重を教えないこ

とにしています，とグエンに伝えたとき，彼女はとても動揺しました。とても不安になって，疑いのこもったまなざしを向けてきました。私のところで治療を続けてくれないかもしれないとさえ思ったくらいです。私がグエンの恐れの気持ちをよく理解している点を伝えなければ，と強く思いました。体重測定についての私の哲学が，クライエントさんたちをコントロールするためのものではなく，グエン自身が癒される過程で必要なものなのだと理解してもらわなければいけないと考えました。協力しながら一緒に治療を進めるために，私が一方的にルールを押しつけるのでなく，グエンも理解して同意できるように私もどうにか努力する，と伝える必要があると思いました。

キャロリン：「私がクライエントさんたちに体重を知らせないのは，数値が役に立たないと思っているからよ。実際のところ，数値を見ると，むしろ自分に対して否定的な解釈をしてしまうの」

グエン：「でも，それはなんだかおかしな話だし，体重の数値を自分に対して否定的に解釈するというのがどういうことなのか，よくわからないわ。私には自分の体重を知る権利があると思うけど」

キャロリン：「グエン，私がどうしてクライエントさんに数値を教えないか，どうして数値があなたにとって有害だと考えるか，説明させてね。私も体重をもう量らないし，私の目標は，あなたにも体重計に乗らないといずれ決心してもらうことだと思っているの。それでも，この会話を終えたときにまだ納得できていなかったら，今日の体重は教えてあげるわ」（私は体重を教えるとはめったに言いません。グエンにこう伝えたのは，そうしないと彼女の信頼を失うのではないかと思ったからです。実際，私がグエンの話にしっかり耳を傾けている

ことに彼女が気づくと，彼女の身体がリラックスしていく様子がわかりました）

グエン：「はい」

キャロリン：「まず私は，体重計の数値で自分を評価してはいけないと思っているの。私が摂食障害に苦しんでいた時期にも，回復しようと頑張っていた時期にも，数値が役に立った試しはなかったのよ」

グエン：「でも数値を知らないと，もっと不安になるわ。体重を知っていると安心するの」

キャロリン：「ここへ来る前に数値を見て，どのように安心できたかを本当に説明できるかしら。いくらかでも役に立っていたようには見えなかったけど……」

グエン：「数値を見ないと，体重が増えているかもと思って，とても怖いし，ますます食べ物を制限したくなると思うの」

キャロリン：「でも，あなたは体重を量っているときも，食べ物を制限していたわよね。体重計に乗って数値が増えていたら，減らそうとして食べ物を制限したし，変わっていなければ，もっと減らそうとして，または増えるのが怖くて，食べ物を制限したわね。減っていたら，a）効果があったから，またはb）せっかく減った体重が元に戻らないようにするために，やっぱり食べ物を制限していたのではないかしら」

グエン：（微笑みながら）「実を言うと，その通りだわ」

キャロリン：「すべて内緒にするつもりはないの。ただ単に体重を増やしてと言っているのではなくて，目標体重を具体的に設定しようと思っているのよ。たとえば，2.5キログラム増やす目標からスタートするなら，目標を達成したときにきちんと教えるわ。こうすると，あなたが自分で自分の回復を妨げてしまう状況を防ぐことができると思うの。あなたが自分で数

　　　　　値を見ると，調子よく進んでいる回復過程に必ず口を挟みた
　　　　　くなると思うから」
グエン：「まさにその通りだと認めないわけにはいかないわね。今ま
　　　　　でそんなふうに説明してくれた人は誰もいなかったし。それ
　　　　　でも，体重が増えすぎないか心配だわ」
キャロリン：「今言ったように，はじめの目標体重になったらきちん
　　　　　と伝えるわ。2.5キロ増えたときに，きちんと教えるから」
グエン：「それでもどうしたらいいのかわからないわ。数値を知りた
　　　　　くないとはどうしても思えないし，知っていないといけない
　　　　　気がするの」
キャロリン：「もちろんあなたは体重を知りたいだろうと思うわ。禁
　　　　　煙してもタバコを欲しがる人に少し似ているわね。あなたが
　　　　　体重を増やしたいなどと言いだすとも思っていないわ。とも
　　　　　かく，回復するためには怖いと思うことも，心地よくて『安
　　　　　全』と思える範囲からはみ出た行動もしなければいけないの。
　　　　　今までと同じことをしていてもよくはならないの。わかるか
　　　　　しら」
グエン：「ええ，ただとてもストレスに感じるわ。もう15年も毎日体
　　　　　重を量ってきているから」
キャロリン：「では，こうしましょう。私が今日提案したことを24時
　　　　　間かけて考えてみて。明日もう一度話をして，やっぱり体重
　　　　　を知りたいと思う正当な理由と，数値を知ることがどのよう
　　　　　に役立つのかを，あなた自身で説明できるかどうか考えてみ
　　　　　てくれるかしら。ひとつでも何かいい理由を思いついたら，
　　　　　明日あなたに体重を教えるわ」
グエン：「わかりました」

　キャロリン：次の日，グエンは，これまでの人生で初めて，本当の

意味で理解してもらった気がしたと話してくれました。私なら彼女を助けられるかもしれないとさえ思って，希望を感じてくれました。そして具体的な数値がなぜ役立つのかという理由も思いつかなかったと話してくれたので，その日は体重を教えませんでした。いいえ，そのあとも，治療期間を通じて決して体重を教えることはありませんでした。

◉ 秘訣 5 の終わりに

　意識して食べる方向に，一歩ずつ着実に進んでいるでしょうか。空腹感と満腹感に耳を澄ます，食事プランをつくってそれに沿って食べる，今までは抵抗があって食べられなかった食品を自分に許す，食行動以外で物事に対処する，など，どの方法にしても，意識して食べられるようになれば，回復がぐんと促されて人生が自由になります。さて，一見したところ，摂食障害に関連する食べ物がらみの行動で，本書でまだ説明していないものが他にもたくさんあります。同じくそうした行動もやめないかぎり，回復への道を進む努力の妨げとなり，回復への過程を完全に無駄なものにしてしまいます。また，たとえば運動のように，健康な人には害がないのに，摂食障害を発症している人にとっては回復への妨げとなる可能性のある活動もたくさんあります。問題行動を変えて手放せるようになることはとても難しいことですが，回復したいと思うのでしたら，なんとかしてやめる練習をしてみましょう。そうした行動ひとつひとつを変えるための方法を，6つ目の秘訣で見ていきましょう。

秘訣 6
自分の行動を変えるということ

　どれほど自分の行動を変えないといけないのか，本当に理解して回復への道をたどり始める人は，それほど多くないと思います。私は，あまりの心もとなさと，未知なるものを信じることの難しさに，圧倒されてしまったことを覚えています。でもいろいろと考えた挙句，未来に何が待っているとしても，それは私がこれまで持っていたものよりも，今持っているものよりも，きっとずっと私の役に立ってくれるはずだと思うようにしました。生まれてからの3分の2以上の時間を摂食障害行動に振り回されて苦しみながら生きていたので，それを手放していくことは果てしなく大変な作業でした。でもともかく，ひとつ，またひとつと，行動を変えていきました。
　　　　　　　　　　　　　　　　　　　　　　　　　　　　——KM

　摂食障害に苦しむ人の行動には，その人の幸せと回復を妨げているものがたくさんあります。何らかの食べ方や，食べ物をできるだけ避けようとする行動など，一見して明らかに摂食障害の問題行動だとわかるものは，摂食障害の診断基準として使われています。その他，一般の人でも普通に行っている行動で，すぐには摂食障害に関係しているとは気づかれにくいものの，実は回復を妨げている行動もたくさんあります。6つ目の秘訣では，それらの問題行動を見ていくことにしましょう。

◉ 「明らかな」摂食障害行動を変えよう

　食べ物の制限，過食，代償行為は，摂食障害の診断基準になっていますので，私たち著者はそれを「明らかな」摂食障害行動と呼びます。それがなければ摂食障害とは診断されませんので，回復するためにやめる必要のある行動だということは説明するまでもないと思われるかもしれません。ところが実際には，一方でそうした行動は続けたまま，他方で食事プランに沿って食べる，あるいは意識して食べることができるようになりたいというクライエントさんたちが大勢いるのです。もちろん，そういう行動をやめずに，同時に意識的にいくら食べてみても，回復することは難しいと言えるでしょう。また，そうした明らかな行動をやめたいと思っていても，どうしたらよいのか見当がつかないクライエントさんたちもたくさんいます。明らかな摂食障害行動をやめることがどれほど難しいか，私たち著者もよくわかっています。ただ単にやめようと思ってやめられるものでしたら，あなたはおそらくこの本を読んでいないでしょう。この6つ目の秘訣でお伝えする内容は，明らかな行動を手放そうとする段階で役に立つはずです。これまでに他の秘訣で学んだ方法も使いながら，以下でお伝えする内容も考慮に入れつつ，一歩ずつ進み続けていきましょう。

◉ 食べ物に関する明らかな行動──拒食する

　拒食し始めた頃は，身体はまだ正常な代謝を維持してきちんと機能していますので，減らした分に見合って，体重も簡単に減るように思うかもしれません。しかし身体が必要とするだけのカロリーをずっと摂らないでいると，身体はカロリー不足の状態を補おうとして代謝率を落とします。拒食したり，嘔吐したりすることによって身体に入る食べ物の量を減らそうとすると，それに反応して身体は，消化活動や代謝機能など，ほとんどの

身体機能を抑えて，エネルギーをなるべく消費しないようにします。つまり，エネルギーをできるだけ多く蓄えるようにするのです。このことをインターネットや雑誌で知ったクライエントさんの中には，代謝が一生落ちたままになったと思い込んで，もう一度しっかり食べることが以前にもまして怖くなった，と話す人がたくさんいます。しかし，怖がらないでください。もう一度きちんと食べ始めて，一日を通じて安定してカロリーを摂り続けていると，代謝は元に戻ってきます。そうした理由もあって，クライエントさんたちには，一日に三食と三回の間食をきちんと摂って，一日を通じて代謝が落ちないように燃料を注ぎ続けるようにと伝えています。第二次世界大戦中の飢餓の影響を調べた研究によると，被験者のうち摂取カロリー減少のために代謝率が最大で 40％まで落ち込んだ人たちの全員が，一年後には完全に元通りの代謝率まで回復していて，なかにはより高くなった人もいました（Keys et al., 1950）。摂食行動を正常にすると，身体は，これからも定期的に必要な栄養をもらい続けられると安心し始めます。身体に定期的に栄養を与え続けると，代謝率は正常に戻るのです。頭で語りかけて説得しても，運動をして強制しても，代謝は正常に戻せません。代謝率を元通りにしても大丈夫だと身体に伝えるためには，定期的に健康的な食事をする方法しかありません。もしそのまま食べ物を制限し続けて，身体が代謝を落としてエネルギーをため込もうとする自然なプロセスを逆転させないままでいると，やがて代謝は元に戻りにくくなり，**時間が経てば経つほど健康的な体重がますます維持しにくくなります**。さらに，カロリーをずっと摂らないでいると，健康的な代謝を保つうえでとても重要な筋肉量が減って乏しくなります。代わりに，身体は脂肪を蓄えようとします。なぜなら，脂肪を蓄える仕組みは，飢餓状態だと判断される環境では実際に好ましい身体の機能だからです。このように，体重をコントロールしようとして食べ物を制限すると，身体の組織そのものが脂肪を蓄えて代謝率を落とす体質に変わり，以前と同じカロリーを摂ったとしても体重が増えやすくなってしまうのです。

ダイエットを続けている，また摂食障害に苦しんでいる，などで摂取カロリーが少ない人たちは，時間が経つにつれてだんだん体重が減りにくくなり，一定の体重を維持するにも苦労するようになります。基本を押さえておきましょう。代謝活動を健康で活発な状態にするためには，定期的に頻繁に食べることが一番なのです。逆に代謝を遅くしたいのでしたら，断食または食べ物を制限するのが一番です。ちなみに，毎朝起きて朝食を摂るとき，私たちは断食している状態を破って（英語で朝食 breakfast とは，夜の間の断食を破るという意味），代謝を活性化していると言えます。身体がどんどんカロリーを燃やすようにするためには，燃料を供給し続けることが必要なのです。夜の間，暖炉に残された火を想像してみてください。朝になると，少しばかりの残り火が弱々しくくすぶっているだけでしょう。乾いた小枝か薪をくべると，炎が勢いよく上がって，火は大きく熱くなります。薪をくべなければ，火は勢いを失って，最後には消えるかもしれません。私たちの代謝も，実際に暖炉の火のように機能します。だからこそ，「カロリーを燃やす」という表現を使うのです。身体に食べ物を摂り込むということは，火に小枝や薪をくべるのと同じで，燃える勢い，つまり代謝を高めるということなのです。

練習：書き出してみよう
◉ 食べることを許す

　好きなものを食べてもいいし，必要な量を食べてもいい，と自分に許してみることはできるでしょうか。そうしようとするとき，どんな恐れを感じますか。食べてもよい食品リストに加えてもいいものがないか，考えてみましょう。食べ方を変え始めるためには，あなたに今，何が必要でしょう。食べ物を制限したために過食につながったと思うことがあれば，そのときの体験と，同じことを繰り返さないためには何ができる

のかを書き出してみましょう。拒食症に苦しむクライエントさんの中にも，最終的には過食へ移行する人がたくさんおり，過食症まで発症してしまう人もいます。何にしても，食べないようにしていると，身体はむしろ強迫的とも言えるほど強くそれを欲するようになります。クライエントさんには次のように説明します。「水にもぐりながら息を抑え続けているところを想像してみてください。あなたは，たったひとつのもの，つまり空気を必死に欲しがっています。水面から顔を出せば，無我夢中で空気を吸おうとするでしょう」と。

◎ 過食――原因を探り，やめるための方法を考えよう

　収穫感謝祭や特別なお祝い行事のときに食べすぎてしまうことがある，と話す人はたくさんいます。このような食べすぎはたまに起こるものであり，それによって体重は増えませんし，摂食障害にもなりません。私たちが問題にする過食では，短時間に大量の食べ物を食べて，そのときに空腹感や満腹感はまったく無視しており，しかもコントロールをすっかり失っているという感覚があります。過食のあとには，罪の意識と恥ずかしさと，苦しいほど食べすぎたことからくる強い不快感が伴います。

　過食は，拒食症の制限型を除くほとんどの摂食障害で，遅かれ早かれ，少なくともいくらかは見られる現象です。あなたも過食をしているのでしたら，摂食障害から回復するためには必ずいつかやめることが必要になります。摂食障害行動はどれもそうですが，変えたいと思うときには，その行動の理由が理解できているととても役に立ちます。過食は，怠けや意思の弱さから起きると思われがちですが，そうではありません。あなたが過食をする理由は，本書に取り組むうちにだんだんはっきりしてくるでしょう。また，行動を変えるためにどのようにすればよいのかということは，毎日のあなたの生活，信じていることを振り返り，身体からの声を敏感に聞き取り，気持ちにも敏感に気づき，どのように対応できるのかを見つめ

直すうちに方向性がわかってくるでしょう。

◆ なぜ過食してしまうのか

どういう状況になると過食してしまうのかを理解したいときには，いくつかに分類してみるとわかりやすいかもしれません．摂食障害に苦しむ人たちが過食する理由は，大きく3つに分けられます．

1. 食品を一切摂らない，または制限することから起きる過食

食事を抜くなどして空腹感がかなり強い状態になってしまうと，身体が伝えてくる信号に耳を澄ます，注意を集中して健康的な選択をする，満足したと感じたときに食べるのをやめる，食べたあとにどんな気持ちになるか観察してみる，といったことはほとんどできません．その状態では，食べたいという身体の衝動があまりにも強くて，他の感覚にはまったく気づけていないでしょう．特定の食品を避けたり，食べることを長い間我慢したりしている場合も同じです．たとえば，ポテトチップスを「悪い食品」と考えて食べないようにしていると，次に少し食べたときに「扉を開いて」しまったように感じ，気がついてみると普段よりもかなりたくさん食べているか，満足を通り越して苦しいほど食べているかもしれません．長期間ダイエットを続けている状態もまた似ていて，そうしたクライエントさんたちの多くが，ダイエットについて考えたり，特定の食品を食べてはいけないと想像したりしただけでも過食のきっかけになる，と語っています．たとえば月曜日からダイエットをすると計画していると，直前の週末に過食しがちになります．過食を誘発してしまうような食事制限をせずに，「過食食品」をもう一度食生活に上手に組み入れられると，過食したいという衝動を少しは和らげることができるでしょう．過食食品もお腹が空いたときにはいつでも食べていいのだ，あとからそれを食べることを禁止したり制限したりするつもりもない，という点をときどき自分に言い聞かせると効果的かもしれません．摂食障害に苦しむ人の中には，カロリーは制限し

ないけれども，食べてよい食品の種類と量についてとても厳密な決まりを定めている人がいます。その人が何かの機会にそうした食品を口にしてしまうと，心の中でスイッチが入ってしまい，過食を始めるきっかけになる場合があるのです。食べ物を制限するとかえって過食を誘発しやすいという事実はなかなか受け容れにくいかもしれませんが，私たちはクライエントさんたちのこの行動パターンを数多く見てきました。あなたの過食したい部分は，あなたの食べ物の制限の仕方や，あなたなりの決まりに反抗しているのだ，と考えるとよいかもしれません。実際，2つ目の秘訣の「摂食障害の部分と健康な部分を対話させよう」を見返してみましょう。食べ物がきっかけで過食したくなったときに，衝動をやり過ごす方法が見つけられるかもしれません。

2. 感情や，強い感覚から引き起こされる過食

誰でもときには感情にまかせて食べてしまうものですが，人によっては，特に感情に対処する方法を他に知らない場合，感情にまかせた食べ方がそのまま過食性障害や過食症につながってしまうことがあります。たとえば，友達や恋人と喧嘩をしたあとや，気持ちが動揺したあとにすぐに過食に向かうのでしたら，それは感情にまかせて食べていると言えます。感情にまかせて食べるときには，飴，クッキー，ポテトチップスのようにある種の精製炭水化物を含む食品が選ばれがちです。理由は，1) 脂質と糖質をたくさん含んでいるので，舌にある味蕾にも，脳内にも，強くて心地よい刺激になるため，また，2) ダイエットをするときには禁断の食品とされる場合が多いためです。強い快感をもたらしてくれるこうした食品を過食すると，脳の中で，ますます過食を強化する方向へ化学的な変化が起きてしまいます。とはいえ，毎日の生活の中ではどんな食品も過食の対象になり得ると気づいておくことは大切です。過食に苦しむ人の多くが，あらゆるものを手当たり次第に過食します。過食は，どうしてもコントロールできない強迫的な行動なのです。私たちが感情にまかせて過食するときには，

できるだけたくさん食べることで，何らかの気持ちから目をそらそう，空虚な感じを満たそう，寂しさを紛らわそう，孤独を癒そう，怒りを押し込めよう，恐怖をなんとかして打ち消そうとしています。つまり，過食をすると内面にある気持ちからいち早く逃げられるのです。ここまで読み進めてきたみなさんでしたら，4つ目の秘訣でお伝えしたもっと健康的な方法を使って，気持ちをそのまま感じた状態で，過食せずに対処できるようになっているかもしれません。

3．心の伴わない，無意識な，回避のための，習慣化した過食

　3つ目は主に，何かから逃げたり，感覚を麻痺させたりするために過食を利用する場合です。たとえば，とても気の重い電話や，やりたくない課題を避けようとしているときなどによくみられます。食べていることをまったく意識していない場合もありますし，強迫的に食べていることを意識してはいるものの，どうしてなのかが自分でもまったくわかっていない場合もあるかもしれません。私たちはこれを「心が伴わずに食べている，または，無意識に食べている」状態と呼びますが，それは，なぜ食べているのか，食べ物を利用してどんな気持ちを抑圧しようとしているのか，たいていの場合，わかっていないためです。しかし，無意識な過食への気づきを高める方法はたくさんありますので，過食の途中でもやめられるようになります。まずは，心を伴わない食べ方をしやすい場所や状況を避ける，などから始めるとよいでしょう。たとえば，テレビを観ながらただ食べているだけ，という人はたくさんいます。何かを食べるときには，食べることから注意を奪いがちな活動はなるべく避けましょう。何かを先延ばしにしようとして過食しているのでしたら，その圧倒されるような作業を避けるのではなく，ひとつひとつ達成可能な小さなステップに分けると，過食のエピソードをかなり減らしやすくなるかもしれません。過食して避けても，怖いものが消えてなくなるわけではありません。過食し終わってみれば，避けたかったものは何であれ依然としてそこにあり，しかも過食して

しまった行動そのものへの思いも加わって，おそらく過食する前よりももっと嫌な気分になっているでしょう。なかには，習慣で過食する人もいます。あまりにも長い間過食を続けてきたのですっかり当たり前になってしまって，特に何かきっかけがあるわけでもないのに過食をしてしまうようになるのです。

練習：書き出してみよう
◉ 過食する前に，どんな感覚があるのかを探ってみる

　次に過食したい衝動に駆られたら，「衝動の波に乗った」ままで5分から10分ほど内面を探り，気がついたことを書き出してみましょう。衝動の波に乗りながら，次のように自分に問いかけてみてください。「私は何を感じているだろう」，「衝動を感じる直前には，何が起きていただろう」，「何を避けようとしているのだろう」。避けようとしているのは，気持ちかもしれませんし，やらなければいけない何らかの課題かもしれません。また，「私が本当に必要としているのは何だろう」と問いかけてもよいでしょう。お腹が空いているわけではないのでしたら，必要なのは食べ物ではなくて，何か別なものかもしれません。答えは，単純なときもあります。子どもたち，勉強，心配事などから離れてほっとする時間が少し必要なだけかもしれません。あるいはもっと複雑で，気の重い対話を切り出さなければいけない，新しい仕事を探さなければいけない，などといったことかもしれません。

　過食したい衝動に抵抗するために，4つ目の秘訣で紹介した困難な思考と気持ちに対処するための練習と，これから7つ目の秘訣で紹介する周囲に助けを求める方法を試してみるとよいでしょう。
　過食をしても，それを埋め合わせるための摂食障害行動をしないでいら

れる人はたくさんいます。しかしその一方で，何かしらの埋め合わせ行動に頼る人もたくさんいます。ごく一般的な埋め合わせ行動は「代償行為」ですので，次にそれを見てみましょう。

◎ 代 償 行 為

　代償行為は嘔吐のことだと思っている人がほとんどですが，摂食障害の臨床現場では，望まないカロリーや水分を排出して捨て去ろうとする目的で使われるあらゆる方法はすべて代償行為と呼ばれます。代償行為だと考えられているのは主に，嘔吐，下剤乱用，利尿剤乱用，浣腸乱用の四つです。こうした行動はいずれも代謝率を落とすもので，身体に害を与え，ときには身体や命を危険にさらす恐れさえあります。どの形で代償行為をしているにしても，身体がそれを補う方法を見つけて適応するにつれて，やがて効果がなくなります。それぞれの行動を詳しく見ていきましょう。

◆ 嘔　吐

　あなたが嘔吐している，または以前にそうしていたのでしたら，それをやめることがとても難しいとおわかりでしょう。嘔吐は，食べすぎを埋め合わせる目的で始まったとしても，そのうちそれ以外のさまざまなことへの対処法になるかもしれません。また，これは簡単に習慣化してしまいます。代償行為として嘔吐をするクライエントさんのほとんどが，吐くことをやめたいと思っていますが，それがもっと大きな一連の食べ方の問題だとはなかなか受け容れられないようです。全員とは言いませんが，一連の問題ある食べ方とは，一般に「拒食，過食，嘔吐」というつながりです。ですから，吐くのをやめたいなら過食をやめる必要があり，過食をやめたいなら拒食をやめればよい，と考えることは理にかなっているでしょう。確かにその通りで，この秘訣でもその順番でそれぞれの行動のやめ方を説明していきますが，実際の治療では，むしろ嘔吐をやめる介入から始ま

す。それには、いくつかの理由があります。

　まず、過食から一連の行動をやめようとすると、過食してしまったときに、「過食したのだから嘔吐しなければいけない」という言い訳ができてしまいます。もちろん過食をしなくてすめばよいのですが、仮にしてしまっても、「だからといって嘔吐しないようにしましょう」とクライエントさんたちには伝えています。こうした意味からも、まずやめるべき行動は、嘔吐ということになります。どんな理由であろうと、嘔吐することをやめる努力をしてみましょう。

　嘔吐から取り組み始める理由としては、拒食または過食をはじめのステップにすると、どちらの行動も定義するのが難しくやや曖昧になってしまうからです。何が食べ物の適量かは、人によって考え方が異なり、かなり個人差があります。ある人にとっては拒食しているつもりでも、別な人にとっては過食している量だと感じられるかもしれません。それと比べると、嘔吐はわかりやすく、とても具体的です。「吐く」ことに適当な量はありません。尺度としてとても具体的でわかりやすく、吐いたか、吐かなかったかのどちらかになります。

　また、吐く行動が必ずしも過食の結果として起きるとは限らない点も挙げられます。普通の量の食事をしても、またはデザートのように「禁止された」食品を食べても、吐く人がいます。なかには、「気持ちを消し去るために」吐く人もいます。こうした理由すべてから、私たちの治療では、クライエントさんたちにはまずは吐く回数を減らす、またはやめる取り組みから始めるようにと伝える場合が多いのです。

　吐き続けているとどのような問題が生じるのかについて考えてみると、やめやすくなるかもしれません。吐くと、身体は代謝率を下げようとして反応しますが、それは、食べ物を嘔吐することは身体が実際に消化するカロリーを制限しているのと同じだからです。嘔吐は、消化や栄養面以外でもさまざまな形で身体にとって有害です。一番よくある問題は、脱水、歯のエナメル質の劣化、虫歯、歯茎の病とそれに続く歯の喪失、耳下腺の腫

れとその結果としての顔の腫れ，皮膚・髪・爪・骨の不調などです。さらに深刻なものでは，吐く行動を続けていると食道が傷んでバレット食道の状態になる恐れがあります。この状態では，食道表面の健康な細胞層が胃酸で傷ついていますが，胃に近い部分の食道の粘膜が破れる，マロリーワイス症候群と呼ばれる症状を伴う場合もあります。いずれにしても深刻で，命にかかわりかねません。嘔吐には，他にも電解質とミネラルのバランスが崩れる深刻な副作用もあって，心機能を弱めて心臓発作を引き起こし，死に至らせる恐れもあります。あなたがこの文章を読みながら，これは私には起きないだろうと考えているのでしたら，大間違いです。こうした深刻な副作用は実際にあり得るもので，嘔吐を長く続けていればいるほど，危険性はますます高くなります。いつ起きるかを予測する方法はありません。私たち著者の経験では，みなさん，たいがいは元気で，ある日突然，起きるのです。スメルツアー夫妻のお嬢さん，アンドレアは，過食症と診断されてからわずか一年後のある日，眠っている間にベッドで亡くなっていました。彼らが 2006 年に出版した『アンドレアの声（*Andrea's Voice*）』には力強いメッセージが記されていて，アンドレアの日記も紹介されています。調子よく過ごしていたと思ったら，ある日突然摂食障害があなたの命を奪っていく，などということが起こり得るのです。

◆ 下剤乱用

摂食障害に苦しむ人たちの中には，下剤を乱用する形で代償行為をする人もたくさんいます。下剤は腸と身体を痛めますが，身体は簡単にその作用に依存するようになります。「体重を減らす」ために，または体重を増やさないために下剤を飲んでいるのでしたら，それは危険な行動で，長い目で見ると決して減量が成功するはずのない方法です。なぜかを理解すれば，体重を管理するために下剤を飲んでもまったく意味がないことがわかるでしょう。まず，あなたが食べたものは，胃に入ってから分解され，さらに小腸へ送られて，そこで炭水化物，脂質，タンパク質，ビタミン，ミ

ネラルが身体に吸収されます。残るのは一般に，食物繊維の塊とその他の不要物ですが，それが大腸に入って便になります。大腸の主な機能は，この不要物から水分を再吸収して固めることです。下剤は，大腸を刺激して不要物を体外に排出させます。ですから，ほとんどのカロリーはすでに小腸で吸収されてしまっているので，一日中トイレに座ったあとの「体重減少」は，身体の実質が減ったのではなく，ほとんどが水分なのです。つまり，下剤を飲むと身体から水分が失われ，またすぐに水分をため込もうとしますので，身体が膨らんだ感じがして，前よりもさらに気分が悪くなるでしょう。ひょっとしたら，膨らんだ身体から水分を排出しようとしてさらに下剤を飲み，悪循環に陥るかもしれません。

　下剤を長期的に乱用することの効果のなさとそれに伴う危険を知るだけで，乱用をやめられる場合もあります。下剤を使うと起こり得る問題点をいくつか挙げてみます。

- 慢性の便秘（身体が下剤に依存するようになってしまったため）
- 腹部の強い痛み，チクチク刺すような痛み，膨満感，ガスがたまりやすい
- 脱水
- 吐き気
- 直腸の機能喪失。腸のコントロールが失われる（便の垂れ流しはかなり悲惨です）
- 電解質の乱れ。不整脈や心臓発作を引き起こす
- 腸の機能が完全に失われる
- 結腸を部分的または完全に切除しなければならなくなる

こうした危険性や効果がない点などをわかっていても，それでも下剤の乱用をなかなかやめられないで苦労するクライエントさんも大勢います。あなたも，やはり下剤を使ったあとにスリムになった気がするのが好きだ

と言うかもしれません。また，以前にやめようとしたときに経験した便秘，反動からの浮腫，「体重の増加」がまた起きるのではないかと恐れているかもしれません。しかし，そうしたものは一時的な副作用にすぎず，容易に管理できますし，時間が経てば解決します。それに対して，とても重要なこととして覚えておいてもらいたいのは，下剤を長期間乱用したときの医学的リスクは乱用期間に比例して高まり，手遅れになると取り返しのつかない影響が生涯にわたって続くこともあるということです。私たちが見てきたクライエントさんたちの中には，腸の機能を失って，意思とは関係なく便で服やベッドを汚してしまう人たちがいます。また，部分的または完全に人工肛門にする必要があり，腸からの排出物を集めるための袋をつけて暮らすようになった人もいます。すべて，下剤乱用が原因でした。

　下剤を日常的に使ってきたのでしたら，身体がもう一度自分の力で機能できるようになるまでは，「禁断症状」が出てとても不快な思いをする時期が必ずあると覚悟してください。下剤は，一気にやめるのではなく，少しずつ量を減らすとよいでしょう。クライエントさんたちは，浮腫の辛さを和らげるには日中，足を高いところに置くとよいと言っています。温かい湯船につかることも浮腫の不快感を和らげ，また高タンパクの食品を食べることも効果があります。場合によっては，普通の食事の他に，下剤ではなく便を柔らかくする緩下剤，ミネラルオイル，繊維などを補ってみるとよいかもしれません。ただ，いずれにしても，はじめに身体的にも心理的にも辛い時期があると覚えておきましょう。下剤への依存を断ち切ろうとしているのでしたら，ぜひ医師に助けを求めてください。著者の一人，コスティンは2007年に出版した本（2007a）の「医学的評価と管理」という章で，下剤の乱用についてさらに詳しく検討しています。

◆ 利尿剤

　利尿剤を使用するのも，体重を管理しようとするときにはまったく理にかなっておらず，効果のない方法です。利尿剤の目的は，身体が保持する

水分を減らすことです。身体が必要としていないときに利尿剤を飲むと，脱水を起こして電解質のバランスが崩れ，入院や死に至りかねません。利尿剤を飲み続けると，実際には身体が水分をため込むようになり，利尿剤を飲むのをやめたあとでもなかなか元に戻らなくなるかもしれません。

◆ 浣　腸

　ときどきですが，浣腸を使って体重を減らそうとするクライエントさんがいます。はっきり言って，浣腸は大腸から便を取り除くためのもの以外の何ものでもありません。体重がいくらかでも減ったのでしたら，それは不要なものを排出したというだけの話で，それなら自然な方法で排出するほうがよほどよいでしょう！　そうする力を身体はもともと持っているわけですが，浣腸を使い続けるとその機能を失いかねません。ひどい便秘に苦しんでいるか，浣腸が必要だと思うほどの医学的な症状があるのでしたら，医師の診察を受けましょう。

● 回復を妨げる行動

　ここまで伝えてきた行動ほど摂食障害とは直接的に関係ない，または一見して明らかではない行動で，実は摂食障害に大きく関係している日常的な行動が他にもたくさんあります。あなたが摂食障害を発症しているのでしたら，「回復を妨げる行動」をすべて見つけ出して向き合うことが必要でしょう。この節では，私たち著者が日頃からとてもよく遭遇する行動をいくつか取り上げます。ここで紹介する情報がいくらかでも参考になり，あなたの今の行動についてこれまでとは違った視点から考えられるようになることを願っています。また，そうした妨げになっている行動を上手に変えた人たちからの有用なアイディアを参考にし，あなた自身が行動を変えるための新しい方法を多少なりとも考えつくことができればと思います。以下では，3つのステップを踏みながら行動を変えていくガイドライ

ンを，例とともに紹介していきます。行動を変えるためには実際にどのように取り組んでいけばよいのかがわかるでしょう。まず，次のリストに挙げた項目の中から，あなたに当てはまる行動があるかどうかを考えてみましょう。

- 強迫的な運動
- カロリーを数える，食品表示ラベルを読む，食品を計量する
- 食べ物に関連した儀式がある（細かく刻んでから食べる，飲み込む前に徹底的に噛む，食べ物を吐き出す，小さな皿を使う，など）
- 周りにいる人と，また雑誌やテレビで出ている人と自分を比べる
- 身体をチェックして太さを測る
- 食べる量を減らす気持ちを高めるために，痩せていなければ着られない服を持っている
- 断食する，食事の代わりにミキサーにかけた野菜ジュースやフルーツジュースを飲んで体内を洗浄する，身体から毒素や老廃物を出すためのダイエットをする，痩せ薬を使う

このリストにはなくても，あなたの摂食障害の一部になっていそうな「回復を妨げる行動」は他にもたくさん考えられます。あなたを摂食障害思考から抜け出せないようにしたり，前に進むのを妨げたりしている行動は，すべてきちんと見直して取り組んでいくことが大切です。摂食障害に罹患していない人でもしている行動だから，といって正当化していることもあるかもしれません。しかし自分をごまかさないでください。あなたが摂食障害に苦しんでいるのでしたら，ここに挙げた項目はもちろん，他にどんな決まりがあるにしても，摂食障害に関連した行動のすべてに誠実に向き合って対処していくことが大切です。本当に健康になって，そのまま健康でいるためには，そうした行動は手放すか変えていかなければならないのです。

◆ 強迫的な運動

　最もよく「正当化」できる行動のひとつが，強迫的な運動です。運動はもともと健康に良いとされ，体調を良好に保つには欠かせないとさえ言われていますので，正当化しやすいのですが，過ぎたるは及ばざるがごとしです。著者の一人のキャロリンが以前に，「何でもよいので，摂食障害に苦しんでいる人にあげてみてください。さらに体重を減らすためにそれを利用する方法を必ず見つけるでしょう」と発言していますが，強迫的に運動する人たちは，まさにこのフレーズの通りだと言えます。

　カロリーを消費させる強迫的な運動を代償行為のひとつと考える人も多いのですが，専門的には，これは代償行為ではないと考えられています。摂食障害に関連する専門用語では，代償行為は過食を「埋め合わせ」ようとする行動です。過食症に苦しむ人が過食を埋め合わせるために用いる行動には，嘔吐の他に，断食と強迫的な運動があります。ただし，強迫的な運動は，摂食障害の中でも過食症のクライエントさんだけがするわけではありません。過食をしないクライエントさんでも，体重が増えるのを防ごうとしたり，もっと体重を減らそうとしたりして，強迫的な運動をする場合があります。実際，他に摂食障害の特徴は何も示していないのに，運動中毒だけを発症する人もいます。では，身体に良いはずの運動が，いったいどの段階から問題となるのでしょう。あなたの運動が強迫的なものでしたら，あなたは運動に熱中するあまり，運動を積極的に選んでいるのではなく，しなければいけないという義務感でやめられなくなっています。本質としては運動「中毒」の状態と言え，運動の結果体調が悪くなったとしても，活動の強度を落とせなくなっています。運動の量はどこまでが健康で，どれだけを超えると強迫的または極端と言えるのかの線引きは，必ずしも簡単でなく，合意されているものでもありません。基本的に，運動が強迫的と言えるのは，これといった目的もなく過度に身体を使った活動をしていて，どんなトレーニング方法にもないほど運動量が多く，あなたの健康と幸せのためになっているというよりもむしろ害になっている場合で

しょう。あなたの運動が問題かどうかを見極めるときの参考になるリストを Maine (2000, p.253) が発表していますので，見てみましょう。

◆ 強迫的な運動の目印*

- その日が「良い」日だったか「悪い」日だったかを，運動した量に基づいて判定する。
- 自分の価値を，運動した量に基づいて判断する。
- 決して運動を休まず，気持ちや予定を一切考慮しない。
- ケガをしていても運動する。
- 仕事やつきあいのスケジュールを，運動を中心に考えて調整する。
- 運動するために家族の行事や友達との約束をキャンセルする。
- 何かで運動を妨げられると，怒り，不安，焦りを感じる。
- ときどき運動をやめられたらと願う瞬間があるけれども，やめられない。
- 他の人が自分の運動量を心配しているのを知っているが，その人たちの忠告に耳を貸さない。
- もっと何周も走らなければ，もっと遠くまで走らなければ，もっとダンベル運動をしなければといつでも感じていて，それまでにした運動に満足する瞬間がほとんどない。
- 食べすぎた（または，ただ単に食べた）のを埋め合わせるために運動する。

---

*許諾を得て再録。

練習：書き出してみよう
◉ あなたの運動を評価してみよう

　ノートを取り出して，「強迫的な運動の目印」のリストに目を通しながら，あなたに関連する項目をすべて書き出してみましょう。リストの項目の中に当てはまるものがひとつでもあるようでしたら，あなたの運動の仕方には問題があると考えられ，回復への道を進むときの妨げになります。周りの人から，あなたの運動は問題だと指摘されますか。あなた自身，運動の仕方に問題があると思いますか。問題を解決するために，何かを試しましたか。運動後に，何か好ましくないことは起きますか。

◆ 運動のしすぎはなぜよくないか

　運動のしすぎは，必ず身体に害になります。十分休ませて，運動したあとの疲れや傷を修復する時間を与えないと，身体をとても傷めることになります。特に，食べ物を制限しているときに運動をしすぎるのは，とても危ない組み合わせです。摂取したカロリーが運動に必要なエネルギーとして十分ではないと，身体は，脳や筋肉の働きに必要な血中グルコースをつくるために，筋肉にあるたんぱく質を分解してしまいます。先ほども説明したように，筋肉量が減ると，代謝率が落ちます。身体のエネルギー（カロリー）を運動で使い切ってしまうと，身体の他の臓器や脳の機能，髪や骨の健康などを支えるために必要なエネルギーも不足し，危険になります。健康な人では，骨はたえず代謝され破壊されては再生され続けますが，その代謝に必要なエネルギーが足りなくなると，骨がもろくなって，ちょっとした衝撃でも，疲労骨折，骨折，その他の怪我に結びつきやすくなります。ホルモンレベルもまた，骨を健康に維持するプロセスに大きく影響する要素ですが，ホルモンレベルの低い状態は，骨密度の問題と関連づけられて

います。運動をしすぎるうえに食べ物を制限すると，ホルモンレベルが低下します。強迫的に運動している人の中には，体重が正常でも生理が来なくなる人がたくさんいます。身体は，そのときの運動量をそのまま維持するために必要なエネルギーが供給されていないと感じると，機能をいくつか停止するのです。生理が来なくなったのでしたら，それは身体のバランスが崩れてストレスがかかっているというはっきりとした証拠です。おそらくカロリー量が足りない，または体脂肪が足りないことを意味していますが，あなたが運動を過度に行っているのでしたら，それも原因のひとつになっているはずです。重要な点として，ホルモン補充療法は閉経後の女性では骨密度低下に効果があると言われていますが，摂食障害を発症した女性が，ホルモン剤を飲み，生理を無理に起こして骨粗鬆症や骨密度低下をいくらかでも予防しようとしても効果がないことがわかっています。さらに，ホルモンを補充する経口避妊ピルを飲んで人工的に生理が来ると，生理周期も正常になり，健康になったと思い込むクライエントさんがいますが，それは間違いです。経口避妊ピルを飲んでいる間はホルモンレベルが人工的に高くなっていて，ホルモンの入っていないプラセボに切り替えた期間だけレベルが落ちて子宮から出血するのです。ホルモン剤を飲んでいるのでしたら，あなたの身体に月経を自然に起こす力があるかどうかは，決してわかりません。私たち著者は，クライエントさんたちに骨密度測定検査を受けるようにと勧めています。摂食障害に苦しんできた期間，または強迫的に運動してきた期間がそれほど長くなくても，ベースラインとなる骨密度をしっかりと検査しておくことは，後々比較するためにも大切です。

　コントロールを失うほどの運動中毒になるのはどんな人なのかは予想できませんが，研究からは，十分食べていないと，比較的あっという間に運動中毒になりやすいことが示されています。特に問題になりやすい組み合わせは，食事の制限とランニングです。ラットを使った研究では，ランニングのための回転車をケージに設置しておくと，普通の食事を与えられた

ときには，ラットはときどき回転車に乗って走ります。一方，同じラットに食事を与えないと，ランニング中毒になり，死ぬまで走り続けることもあるのです！　また，走ることが摂食障害症状を再燃させやすいということもわかっています。私たちは，摂食障害に苦しむクライエントさんたちには，ランニングに代わる運動を見つけるようにと伝えています。少なくとも，回復への道を進み始めたばかりの頃や，体重が戻ったばかり，その他にも何かを安定させたばかりの頃には，ぜひとも走ること以外の運動にしたほうがよいでしょう。これまで強迫的に運動をしてきたクライエントさんの中には，今後は一生走ることをやめるために，代わりとなる運動を見つける必要がある人もいます。また，少なくともしばらくの間は，運動そのものを完全にやめなければならない人もいるのです。

◆ あなたの運動を正常化させるために

　あなたが強迫的に運動しているのでしたら，周りの人と比べ，そうなりやすい遺伝的な要因を何かしら持っているのかもしれません。しかし，それ以外に，心理的な理由もおそらくあるでしょう。内面をよく探ってみると，運動を利用して，気持ちに対処している，コントロールできる感じを得て自分を安心させている，自尊心を保っている，といったことに気がつくかもしれません。また，あなたはおそらく目標を確実に達成していく人で，いつも新しい目標を設定しては達成し続けていないと自分に満足できない傾向があるのではないでしょうか。そして，肉体的に辛い状況も精神力で乗り越えられる強い自分に誇りを感じているでしょうし，自分を律して自己犠牲を払う振る舞いには価値があると考えているでしょう。そうでしたら，本当の意志の強さと自制心とは，この際，運動を減らす，または完全にやめることだと理解できるでしょうか！　考えてみてください。運動することと，一日休むことでは，あなたにとってどちらがより難しいことでしょうか。

　また，仕事，家族，周囲との人間関係よりも，強迫的な運動に注ぐ気持

ちのほうが強く，重要であると思っていることにも気がつくはずです。実際に，強迫的な運動は親密さの問題と関連しているようです。何か問題が起きたりストレスを感じたりしたときに，誰かに助けを求める代わりに運動しているのではないでしょうか。あなたを愛してくれている周りの人たちは，あなたの運動が人間関係を妨げていると言っていませんか。あなたが強迫的に運動しているのでしたら，親密さの問題と人間関係について振り返ってみてください。私たちのクライエントさんの中にも，他の人と親密になるのを避けるために強迫的に運動する人たちがたくさんいます。そのクライエントさんたちは，自分の弱い部分を見せたり，他の人を頼ったりすることがなかなかできません。この点については，自分の人間関係について振り返ってみるとよいでしょう。次の７つ目の秘訣では，周りの人に助けを求める方法を考えてみます。

　健康でバランスの取れた食事プランをつくることが大切なのと同じように，健康でバランスの取れた，しかも楽しい運動プランを立てることも大切です。運動を，「カロリーを燃やす」方法ではなくて，活動的になって自分自身を楽しむ方法だと考えるとよいでしょう。大好きな活動を見つけましょう。たとえば，ダンス，ハイキング，サイクリングなどかもしれません。一緒に運動できる友達を見つけましょう。バスケットボールのシュート，バレーボール，ローラースケート，海岸の散歩などが友達と一緒に楽しめるでしょうか。人によっては，ある運動は摂食障害思考や強迫的な行動（ランニング，固定された自転車のペダルを漕いで有酸素運動をするスピニングなど）のきっかけになるのでやめたほうがいいと思うけれども，ヨガ，ピラティス，友達と一緒に散歩するなどの活動であれば健康的に続けられると思うことが多いようです。どんな運動をするのが最適なのかを考える過程そのものも，運動プランの目標と同じくらい重要です。

　　キャロリン：私が初めてヨガのクラスに参加したのは，拒食症と運動中毒から回復しようとしているときでした。それまでは強迫的なラ

ンニングをしていたので，身体はストレスであちらこちらが傷んでいて，違う運動をする方法を探さざるを得なくなったのです。そこでヨガを選んだのですが，初めてクラスに参加したときには泣きました。運動中毒の症状がとても重い時期で，「こんなの運動じゃない。簡単すぎて，絶対に体型を維持してくれないわ」と思いました。それでも続けてみてもう少し様子を見ようと考えたのは，泳ぐのは嫌でしたし，自転車は持っておらず，スピニングはどうしても面白そうには思えなかったからです。結果的に，ヨガは体調をよく保ってくれて，今でも続けています。それだけではありません。ヨガは，私の人生を別な意味でも大きく変えてくれました。それについては8つ目の秘訣で詳しくお話ししましょう。

　強迫的な行動をあえて行わないようにするための方法がいくつかあります。運動の目標として掲げてもよさそうな項目のリストを，コスティンの著書（2007a, p.57）から再掲します**。

- 運動時間を減らす。時間を細かく区切って少しずつ減らしていきましょう。
- ランニングはいつ始めていつ終わるかを自分で決めるので，だらだらと続けてしまいがちです。それよりも，時間をはっきりと区切って運動できるクラスに参加するほうがよいでしょう。
- 運動の種類を変える。たとえば，ランニングをしていたのでしたら，一日はヨガやウェイトトレーニングに当てるなど。
- 運動する日数を減らす。
- 目標体重を決めて，体重がそれより増えたときだけ運動をしたり，運動量を増やしたりする。

** McGraw-Hill Companiesから許諾を得て再録。

- 場合によっては運動を一切やめる。健康上の理由で必要な場合もあるかもしれませんし，運動中毒の悪循環を断ち切るために必要な場合もあるでしょう。

練習：書き出してみよう
◎ あなたの運動は健康的ですか？ それとも強迫的ですか？

　あなたの運動について，問題があると思われそうな兆候をすべて書き出して，リストをつくってみましょう。あなたの運動について周りの人が言うことや，運動できなかったときのあなたの気分や行動なども含めて書いてみてください。親しい人に，あなたの運動について本心ではどう思っているかを尋ねてみましょう。このとき，その人にあらかじめ，自分は反論せず，きちんと素直にその人の言うことを聞くつもりだと伝えておくとよいでしょう。次に，先ほど紹介した目標としてもよさそうな運動プランの項目を見ながら，今の運動習慣をやめる，減らす，または変えるためのあなた自身の目標を考えてみましょう。実際に行動を変える方法については，あとからまた詳しく説明します。

　すでに強迫的に運動していてそのレベルを落とせない，またはすでに健康がかなり脅かされている，といった状態でしたら，ひとまず運動を完全にやめて，心と身体の状態が改善されるまで待つ必要があるかもしれません。この状態に分類される人たちのほとんどは，医師にストップをかけてもらうか，スポーツチームから強制的に参加しないように言われるか，治療プログラムを始めるかでもしないかぎり，運動を管理できないでしょう。この過程に取り組むときには，専門家の援助が必要になるでしょう。

◆ カロリーや，脂肪分，炭水化物などを計算する

　カロリー，脂肪分，その他何でもそうですが，常にこだわって計算していると，その行動は，はじめのうちこそ安心できたり，食べ方をコントロールできているような感覚が得られたりしますが，そのうち自分ではやめられない強迫的なものとなってしまいます。行動が独り歩きを始めて，習慣性を帯びるようになり，始めたばかりの頃にあった合理的な考えをすべて押しのけるほど優位なものとなってしまうのです。カロリー計算をやめるという考え方を紹介すると，ほとんどのクライエントさんが，そうしたいと思うと認める一方で，自分にはできないと考えます。カロリー計算を頭から追い出すなんて無理なのではないか，ほとんど自動的に行っているのに，全体のカロリーを計算しないでいられるはずがない……。私たち著者も，同じように心配したことを覚えています。それでも，私たちは二人とも，今ではカロリーであれ何であれ，意図的にも，無意識的にも数えないようになりました。はじめの一歩は，食品表示ラベルを**見ない**ようにして，食べるものの脂肪のグラム数やカロリーを認識しないようにすることです。また，決して数字をメモしたりしないように！　はじめは，その程度なら，まだ頭の中で計算できるので，大した取り組みではないと思うかもしれません。しかし，そうしながら，カロリー数を知らない新しい食品を食事にどんどん取り入れていくと，カロリーの全体数を計算できなくなってきます。何カロリー含まれているのかを知らない新しい食品をたったひとつ食べるだけで，一日の総カロリー数はわからなくなり，あなたの脳を支配していた計算体系は崩れ始めます。もちろん，カロリー数をすでに知っている食品もありますが，新しい食品は他にいくらでもありますので，そうしたものを食事に取り入れるたびに，あなたの心を縛りつけている罠から抜け出して自由になる機会をつくり出していると言えるのです。信じてみてください。必ずうまくいきます。「意識して食べるためのガイドライン」に沿って食べられるようになると，カロリーを数えなくても平気になるでしょう。

◆ 食べ物に関する儀式

　食べ物に関する儀式は，食べ物のルールとは違いますが，同じくらい変えることが難しく，あなたに身動きを取れなくさせてしまいます。食べ物に関する儀式は，あなたが日頃から行っていて，食べることに関して，または食べている間に，「安心」させてくれる行動です。たとえば，以下のような行動がよく見られます——いつも決まった食品を決まった方法で調理して食べる，毎日同じ時刻に食べる，細かく刻んでから食べる，決まった順番で食べる，いつも同じ食器または同じサイズの食器しか使わない。こうした行動があっても，きちんと食べてさえいれば問題にはならないだろうと考えるかもしれませんが，実際は，こうした行動があると一定の決まりに依存した人生から抜け出せなくなります。脳は，最初は変わりたがりませんが，儀式を崩しだすとすぐに少し融通を利かせ始め，食事や間食をすることが次第に容易になってくるでしょう。土を盛った山のてっぺんにビー玉を置いた場面を想像してください。ビー玉は，土山の斜面のどこでも転がり落ちていけますが，何日も続けて同じ道筋を転がるようにしていると，やがて深い溝ができて，ビー玉は毎回その溝ばかりを転るようになります。脳の働き方もこれに似ています。ですから，食べ物に関する儀式を打破するためには，ビー玉を今までとは違った道筋を転がるようにしてあげるとよいでしょう。儀式を行わずに前とは違うやり方をして，自由を広げていくのです。食べ物に関する儀式を手放そうとしているときには，代わりに新しい儀式をつくってしまわないように意識してみましょう。いったんつくり上げてしまうと崩すことはとても大変ですので，新しい儀式が根を張らないように予防するだけでもとても効果的です。

◆ 比較する

　周囲の人たちや雑誌・テレビに登場する人々と自分を比べることには問題があり，自分の身体に対して否定的な気持ちを抱きやすくなります。回復を妨げる他の行動と同じように，クライエントさんたちは，他人と自分

を比べるのは，自分は痩せているから大丈夫だと安心するため，または「もっと頑張ろう」と気持ちを高めるためだと話してくれます．しかし，比較して安心しよう，または気持ちを高めようとしても，決してうまくいかない理由がいくつもあります．あなたが自分の身体を見るときの認知が歪んでいる点（つまり，摂食障害を発症していても自分だけはまだ十分痩せていないと考えている点）とはまた別に，あなたはおそらく，視野に入る**全員**とは比べていないという点です．全員と比べることはせず，自分よりも痩せていて，きれいで，スタイルが良い人とだけ比べているはずです．映画館に行ったとき，ロビーや場内にいる実際の人たち全員と比べているでしょうか，それともスクリーンに登場する映画スターと比べていますか．ジムに行くと，トレーニングをしてくれるインストラクターと比べていますか，それともジムにいる他の人たち全員と比べていますか．あなたよりも痩せていて，きれいで，お金持ちで，頭の良い人は必ず見つけられますし，あなたが持っているものをどれひとつとしてあなたほど持っていない人も必ず見つけられるはずです．クライエントさんたちが自分や他の人たちを上か下かに判定してランクづけしているのを耳にすると，悲しい気持ちになります．魅力的とされる範囲をあまりにも狭く設定して身体つきや体重を比べようとするのは，この文化の中で学習された行動ですが，その行動を「取り消す」ためにはかなりの努力を要するでしょう．しかし，ここで太鼓判を押しますが，他の人と自分を比べることをやめて，ありのままの「あなた」を受け容れ，自分の内面に価値を感じられるようになると，あなたは間違いなくこれまでよりもはるかに喜びに満ちて幸せになることができます．それでもどうしても他の人と自分を比べてしまうのでしたら，少なくとも公平になりましょう．雑誌に登場する画像処理ソフトで加工された写真のモデルや，ヨガの先生とは比較しないでください．スーパーで買い物をしている人たち全員，または道で見かける3人目ごとの人たちと比べてみてください．こんなフレーズを覚えておくと役に立つかもしれません——**比べてみてもみじめなだけ，それならせめて公平に**．

練習：書き出してみよう
◉ あなたの「回復を妨げる行動」

「回復を妨げる行動」のリストを見返してみてください。リストにある項目であなたがしている行動があればすべて書き出し，他にも心当たりがあれば，それもすべて書き加えましょう。この練習の最終目標は，あなたの意識を体重や外見に引きつけている，またはあなたを摂食障害から抜け出せなくしているのはどの行動なのかを，ぴたりと突き止めることです。

◉ 取り組みやすくする

回復するまでに設定する目標の数やこなさなければいけない課題の量を考えただけでも圧倒されそうになるかもしれません。しかし，このような長期的なプロセスも，これなら十分こなせる，というひとつひとつの小さなステップに分けると，ずっと取り組みやすくなります。ここで紹介する「今週の誓い」を利用すると，いくつかの分野に分けてその週の目標を具体的に設定できて便利でしょう。「今週の誓い」に沿って，栄養，行動，運動，人間関係のそれぞれの領域で十分達成できそうな短期目標を設定します。クライエントさんたちは，「今週の誓い」を使うと，分野ごとにその週は何を目標に取り組むのかということが具体的になって，課題を管理しやすくなったと言います。行動を変えるために設定したあなたの目標を最後までやり通そうとするときにも，「今週の誓い」が役立つかもしれません。あなたが治療を受けているのでしたら，この「誓い」を持っていき，心理士さんと相談しながら分野ごとの目標を設定してもよいでしょう。

「今週の誓い」の例

名前＿＿＿＿＿＿＿＿＿＿＿＿＿＿＿＿
日付＿＿＿＿＿＿＿＿＿＿＿＿＿＿＿＿

A．食事と栄養面での目標（食事プランに従う，新しい食品を取り入れる，他の人と一緒に食べる）
　1．朝食で新しいメニューを試す。
　2．食事日記を毎日しっかり記入する。
B．体重と体重測定についての目標
　1．体重を量らない。
　2．体重を保とうとしない。
C．運動の目標
　1．週3回ランニングをする代わりにヨガのクラスに参加する。
　2．運動をまったくしない休息日をつくる。
D．行動面での目標
　1．過食か嘔吐をしたくなったら，日記を書く。
　2．自分の中の健康な部分と摂食障害の部分を対話させてノートに書き出す。それを今週は少なくとも3回はする。
E．人間関係と家族面での目標
　1．友達を今週一回夕食に誘う。
　2．過食か嘔吐をしたくなったら誰かに電話をかける。

変わりたくないと思うのはよくあること

　行動をやめたり変えたりすることが難しい理由は，そうした行動のおかげでしっかり振る舞えている，健全でいられる，安全な範囲内にいられる，とあなたがおそらくいつからか信じ込むようになっているからです。行動をやめるという考え方を紹介されたときに，すぐに強い反発を感じたとしても驚かないでください。そう感じるクライエントさんたちは大勢います。クライエントさんたちは，「それはもう，どうしてもしないといけないのです」，「ずっとこうしてきました」，「行動をやめても，私の場合は効果がありません」，「やめたら，もっと混乱してしまいます」などとよく話します。しかし，こうした発言は，行動を変えると何が起きるかということについての間違った思い込み，または自分には変えられるはずがないという信念に基づいています。変わるためには，状況をありのままに受け止める力や根気強さが必要ですが，あなたも自分にはそうした資質や能力がないと感じているのかもしれません。ひょっとしたら，人は一般にこうした能力を身につけているか，あるいは身につけていないかのどちらかだ，と信じているのではないでしょうか。しかし，思い出してみてください。それは典型的な「白黒」思考です。実際には，そうした力が生まれながらに備わっている人はいないのです。行動を変えるための方法は，練習しながら身につけていくものです。その術を知っている人はそれを徐々に身につけてきたのですから，あなたもそうできるようになるでしょう。

行動を変えるための3つのステップ

　ここまで読み進めてきて，あなたが取り組むことのできる行動，また変わろうとするときに妨げになる歪んだ思考や認知などに，なんとなく見当がついてきたでしょうか。以下では，3つの段階を踏みながら行動を変え

ていく過程についてお話しします。あなたがどの妨げ行動から取り組み始めると決めても，必ず役に立つはずです。

◆ ステップ１：変えたいと思う行動について書き出し，気づきを高めよう

　変わるためには，まず変えたいと思う行動をもっと敏感に認識することが必要になるでしょう。一週間かけて，変えたいと思う行動に注意を向けて書き出しながら，行動そのものを観察し，また行動に伴う特定の気持ちがどれほどの頻度で，いつ，どこで，どのように，なぜ湧いてくるのか観察してみましょう。以下では，あるクライエントさんが身体の外見を確かめるボディチェック行動を変えようと取り組んだ例を紹介します。彼女をジーナと呼びましょう。ジーナは，気持ちをコントロールして管理するために，また食べ物に関連して何かを決めるために，ボディチェックを使っていました。ジーナは治療中，日記にボディチェックに関係する行動をすべて記録するようにと指示されました。自分がどれほど頻繁にその行動をしているのか，また行動する前後にはどんな気持ちがあるのかについての気づきを高めることが狙いです。ときには気づきを高めるだけで行動を変えられる場合がありますが，いずれにしても自分の行動に気づくことが第一歩で，それがなければ決して前には進めません。233ページのジーナの日記からの引用を見てみましょう。

　ここで注目したいのは，ジーナが自分の身体の変化を**認識する**たびに，彼女の気持ちもほっとして慰められた状態から，不安で，苛立って，怒りを感じる状態まで揺れ動いているという点です。論理的に考えるなら，ジーナの身体が一日のうちにそれだけ変動するはずはないのですが，彼女が抱く「ボディイメージ」は明らかに変動しています。はじめのうち，ジーナはボディチェックをどうしてもやめたがりませんでした。ボディチェックは自分の身体がきちんとコントロールできていて，どんどん太ってきてはいないことを確認するためにしているつもりだったので，行動は不安をい

くらか和らげてくれていると考えていたのです。しかし実際は，ボディチェックをするとかなり頻繁に気分が動揺することにも気づいていました。ボディチェックをして一時的に気持ちが慰められたときでさえ，そのあと何度でも確かめずにはいられない衝動に駆られました。見たことで不安になったり苦痛を感じたりしたときには，不安を和らげてくれる身体の部分を見つけようとして確かめ続ける衝動にも駆られました。そして，この次にボディチェックをしたときに必ず前よりも良い経験になるようにしようとして，食べる量を減らそうとしたくなるのでした。ボディチェックに関連した行動を続けているかぎり，ジーナが食べ物との関係をいくらかでも良い方向へ変えようとしても，ほとんど不可能でした。ジーナが抱く自分のボディイメージは歪んでおり，ボディチェックはジーナの膨大な時間とエネルギーを奪い取り，彼女の回復を妨げていたのです。ボディチェックは役に立っているとはじめは信じ込んでいたジーナですが，日記に記録を書くことで行動そのものとそれに伴う気持ちに自分で気づけるようになり，ボディチェックは実は問題なのだと理解することができたのでした。

◆ ステップ2：計画を立て小さなステップをこなしていこう

　クライエントさんが回復を妨げている行動に気づくことができていて，それをやめられるよう取り組みたいと思っている場合には，具体的で，また数字で示せる目標をいくつか設定するようにしています。これは，不快な感覚や問題行動のきっかけになりやすい状況を減らすことを目的としています。ジーナの場合には，寝室の全身鏡を覆ってもらい，首と顔しか映らない鏡だけを置くようにと伝えました。また，ボディチェックをしたいという衝動に駆られるたびにそれをするのではなく，一日に何回ボディチェックをしていいかを具体的に決めました。たとえば，朝着替えたあとに一回，お昼頃に一回，寝る前に一回，という感じです。ボディチェックをしたくなったときに行う別の行動として，友達に電話をかける，歌を聴くなど，あらかじめ具体策を考えておきました。ボディチェックの回数を

月曜日

7：00 　全身が映る鏡でボディチェックをした。骨が浮き出て見えるのを確認した（ほっとした）。

8：00 　着替え終わったときに，ベルトを一番内側の穴で締められるのを確かめた（ほっとした）。

8：15 　着ている服のせいで太って見えないかどうかを確かめるために，鏡を見てボディチェックをした。3回服を取り替えた（心配，どうしたらよいかがわからなかった）。

8：45 　バスを待っているときに，バス停の近くにある窓に映る自分の姿を見てボディチェックをした。パンツが似合っていないと思った（周りの人の目が気になって，怒りを感じた）。

9：15 　職場のトイレでボディチェックをした。この鏡で見ると大丈夫だと思った（ほっとした）。

12：00 　窓に映る自分の姿を見ながら，お腹が平らかどうかボディチェックをしたけれど，平らには見えなかった（不安になった）。平らではないお腹を見てしまったので，ランチを食べたくない。代わりに歩き回ったら，お腹がさっきよりは平らになったように感じられた（ほっとした）。

17：00 　仕事のあとに銀行の窓ガラスに映った自分の姿を見ながらボディチェックをした（苛立った）。

18：00 　自宅に帰って着替えて確かめたけれど，何を着ても太って見えた。ジーンズを履いて，ベルトをきつく締めて，あまり食べないようにした（泣いた）。

19：00 　ほとんど食べなかった。ベルトを一番内側の穴で締めたときに，この間よりもきつくなっていたことに気がついた（不安，集中できない，苛立った）。

20：00 　テレビを観ながら，腰骨を触ってみて，鎖骨が浮き出ているのも確かめる（いくらかほっとした）。

22：00 　ボディチェックをして，特にお腹を鏡で確認してからベッドに入る（悲しくて，不満）。お腹はまだ平らではなかったので，明日こそもっと平らになるように頑張ろうと決めた。

把握して徐々に減らすために日記をつけ，最終的に行動しないでもいられるようになるまで続けました。また，ジーナへは，ボディチェックのために使っていたベルトも捨てるように言いました。買い物に出かけても窓に映った自分の姿をなるべく見ないように意識して，見ないでいられたときに自分にご褒美をあげる方法も考える，と話し合いました。こうした具体的な目標はどれも，ジーナがボディチェックの回数を減らし，ついにはやめるうえで大いに役に立ちました。

　ボディチェックのような行動は，習慣として身についていて，やめることがとても難しいものです。習慣化した行動は一般にそうですが，やめようとするときには目的をもって意識的にかなり努力しなければいけません。また，完璧になくせるものでもありません。ジーナの場合もしばらくは，気がつけばお店のショーウィンドーに映る自分の姿を眺めていました。しかし，それは，ジーナが自己意識をだんだんと高め，次第に新しい見方を育み，そうした行動が彼女自身にどう影響を及ぼしているかについて分析できるようになるうえで役立ちました。やがてジーナは，ボディチェックという行動をしないでいられた日には気分が以前ほど浮き沈みすることなく，周りの人とのかかわりにも気を配り，しっかりと関係が築けるのだということがわかり始めてきました。また，ボディチェックをしていなくても，身体に何か大変なことは起きないものなのだということもわかるようになりました。回復を邪魔するこうした行動を変える段階では，その過程の一部とも言えるのですが，はじめに不安や苦痛がつきもので，それを乗り越えれば，誰もが問題行動から解放されてほっとします。他のクライエントさんたちが，ボディチェックやボディイメージに関する問題行動をやめるうえで助けになったという方法をいくつか紹介しましょう。

- 「スキニー」ジーンズを捨ててしまう。
- 摂食障害行動のきっかけとなる写真が載っている雑誌は買わない。
- 巨大な全身鏡は気分を悪くしてしっかりした食事を摂らないようにさ

せるから捨ててしまう。
- ヨガパンツのようなゆとりのある服を何枚か買う。
- カロリーはもう書き留めない。
- 食べ物の儀式に従って行動する前には，日記をつけるか，誰かに電話をかける。

　以前は，ボディチェックをすることが痩せた身体を保つうえで助けになると思っていました。やめるには少し時間がかかりましたが,いったんやめてみると，絶えずチェックしていた行動こそが私をあれほどみじめにしていたのだと気がつきました。ありのままの身体を受け容れることよりも，はるかにみじめに感じていたのでした。

——ＣＲ

　洋服ダンスの中を片づけることは，ただ単に服を捨てることよりもずっと心が痛むものでした。それぞれの洋服は，これまでの人生で私を完璧に美しく飾り立ててくれていた鎧かぶとのようなもので，私の内面の暗く，空虚で，歪んだ，嘘と苦しみと悲しみに満ちた世界を覆い隠してくれていたのでした。どの一着にもそれにまつわる体重に関する物語があり，人生で誰かを喜ばせてきた出来事があり，過食症が私の世界を破壊していた時期の話が詰まっていました。自分を守り，新しい人生を歩み始めるためには，ここにある服を捨ててしまわなければいけないとわかっていました。どこかで新しい人生を始めようとしている他の誰かの役に立ってくれればと願いながら，服を箱に詰め，一番近くにあるリサイクルショップに持っていきました。

——ＫＭ

練習：書き出してみよう
◉ 小さな一歩を踏み出す

　あなたの回復を妨げている行動をやめるか，減らすために，どんな小さな一歩が踏み出せるでしょうか。なるべく具体的に数字や量で示せるものを書き出してみましょう。たとえば，鏡をひとつ覆う，以前に体重や体型をチェックするために使っていた服を手放す，みじん切りにしていた食べ物は倍くらいの大きさの荒刻みにする，などが考えられるかもしれません。書き出したものの中から少なくともひとつを選んで，取り組んでみると心に決めましょう。

◆ ステップ３：違いに気づこう

　最後のステップでは，行動を変えた結果として何がどのように変わったかを分析してみます。考え方と行動をほんの少し変えただけで気持ちがどれほど大きく変わるかということに驚く人が大勢います。しかし覚えておいてほしいのは，たいていの場合，気分が良くなる前に一時的に気分が落ち込む時期があるということです。ノートを取り出して次の練習に取り組むと，ほんのわずかな気持ちの変化にも気づきやすくなるでしょう。ジーナの場合，摂食障害行動が不安を軽減してくれていると信じ込んでいましたし，行動をやめた直後には実際に不安が高まりました。行動をやめることができ，少し時間が経ってみてはじめて，不安が本当に和らいでいるとわかったのでした。

練習：書き出してみよう
経験を分析しよう

　問題行動をしているときの自分の気持ちと，それをうまくやめられたときの気持ちをノートに書き出してみましょう。何日かやめたままでいられると，気持ちはいくらかでも変わるでしょうか。一週間後にも，また意識して振り返ってみましょう。その行動を生涯完全にやめるとなると，どんな気持ちが湧き上がってくるか，どんなことになりそうかということさえ，わかるようになるかもしれません。忘れないでほしいのは，衝動に従わずにそれらの行動をやめると，当初はとても不安が強くなるということです。しかし，その不安をそのままにしていると，やがて衝動も，それに続く不安も，どちらも弱くなってきますので，時間とともにそれらの行動はやめやすくなるのです。

自分へのご褒美と問題行動をしてしまったときの決まり

　クライエントさんたちには，行動を変えようと頑張る気持ちを高め，維持する方法を考えるようにと伝えることがあります。私たちは，摂食障害に関連した行動を変えるメリットとデメリットをリストに書き出してもらう方法をよく使います。その他にも，効果的な自分へのご褒美や，また問題行動をしてしまったときの決まりについて考える場合もあります。たとえば，一週間体重を量らないでいられたら，自分へのご褒美として，きれいなペディキュアを塗るとか，他に何か自分にとって嬉しいことをするとよいかもしれません。逆に，問題行動をしてしまったときの決まりを考えるときには，上手に工夫すると効果的ですが，独創的でなかったり懲罰的すぎたりすると逆効果になるかもしれませんので，その点は注意しましょ

う。問題行動をしてしまったときの決まりを考えるというのは目新しく感じられるかもしれませんが，役に立ったと話すクライエントさんたちがいますので，あなたも考えてみるとよいでしょう。やめようと取り組んでいる問題行動をしてしまったらこれをするという決まりの内容としては，本当はしたくないこと，あるいは信念に反することなどが考えられるでしょう。たとえば，自分の信念に合わない方針の団体に寄付をする，配偶者の車を洗う，実家と物置の掃除をする，などがよいかもしれません。私たちのお気に入りとも言える例は，プロのサーファーだったクライエントさんが，三日続けて嘔吐しないでいられるまではサーフボードを預けておくと決めたことです。これが彼女の気持ちを一番高めた方法でした。何が一番良いかを決められるのは，あなただけです。あなた自身が独創的に思いついたものでしたら，自分へのご褒美や，問題行動をしてしまったときの決まりは，行動を変えようとするときの役に立つでしょう。

◎ 前進しているかが重要で，完璧でなくてもいい

　私たち著者もそうでしたし，ほとんどのクライエントさんもそうですが，あなたも，変わるプロセスが遅々としていて，もどかしく，まったく思い通りにならないと感じているのではないでしょうか。どこにもたどり着けていない，試す価値もない，または自分にはどうしてもできないと考えているかもしれません。進歩が見えなくても，自分を批判したり責めたりしないでください。他の誰かがこの方法を使って変わろうと頑張っている姿を想像してみてください。そもそも，自分を非難してうまくいくようになるのでしたら，あなたはとっくに回復しているはずです。行動を変えて回復していくプロセスを，何かに**向かって取り組んでいる**のだと考えてみましょう。あなたは，今の瞬間の自分をありのままに受け容れられるようになりつつあって，ベストを尽くしており，変わろうとしてこれからも取り組み続けるのです。この過程では，自分への思いやりが必要になります。

◉ 自分への思いやりと変わること

　強迫的で，破壊的で，回復への妨げとなる行動を変えて手放していこうとするときには，自分への思いやりが必要になります。自分を思いやるなどということは間違っていて，受け容れがたい，とあなたは感じるかもしれません。自分を思いやるなんて甘やかすのと同じ，あるいは，自分を思いやったり他の人が気遣ってくれたりするのは変わらなくてもよいと言われているのと同じ，と思うかもしれません。あなたがおそらく気がついていないのは，ありのままを受け容れる，思いやる，許す，共感するといった自分を大切にする行動は，自分の中の決まりや，期待，制限などとバランスが取れていないといけないということです。どちらの側が強くなりすぎても，不幸せになって，いつまでたっても回復することができません。自分を思いやる方法を身につけることは，目標や制限を設けて規則に従って行動できるようになることとまったく同じくらい重要なのです。

◉ 思いやりと，ありのままを受け容れることの関係

　自分には思いやってもらう資格などない，または，自分を思いやるということは自分が弱くて甘えていて憐れだということだ，と思い込んでいる人がたくさんいます。そうした考えは少し厳しすぎるのではないかと指摘すると，ほとんどのクライエントさんは，そんなことはない，「本当」だと思う，と答えます。そこからわかるのは，思いやりの本質が理解されていないということです。また，クライエントさんたちの考え方がいかに批判的で否定的かということもうかがえます。自分への思いやりとは，今この瞬間のあなた自身をありのままに**受け容れて**，これまでの人生でどのようにしてここまでたどり着いたのかを**理解する**ことです。自分自身を思いやるとは，これまでの人生全体という文脈の中で，今あなたが抱えている

問題を理解できるようになるということです。つまり，あなたの考え，行動がどこからきているのか，周りの世界をあなたがどのようにとらえているのか，どんな人とのかかわりや援助を受け容れてきたのかといった要素をすべて考慮したうえで，あなたはあなたなりに**ベストを尽くしてきた**のだと受け容れるということなのです。状況をあなたなりにもっと良くすることができたのでしたら，あなたは必ずそうしていたはずだということが，この考え方が間違っていないことを裏付ける証拠です。今まで以上には，自分のことを大事にすることができなかったのです。しかし，だからといって今，自分を変えることができないというわけではないのです。

● 秘訣6の終わりに

　摂食障害を助長している行動も，回復を妨げている行動も，どちらも数えきれないほどあって，それをすべて変えることはとても無理だ，とあなたは感じているかもしれません。実際，あなたはおそらく，「それができれば，とっくに回復しているのに」と思っているのではないでしょうか。それこそ，私たちがここで伝えたいことなのです。私たち著者も乗り越えることができましたし，何千という人たちが乗り越えてきているのですから，あなたも必ず乗り越えられるのです！　摂食障害行動をやめるとなると，不安定になり落ち着かない，と感じるかもしれませんが，怖いという理由でこの害のある苦しい症状をそのまま維持することは決してよくありません。変化を起こすときには，はじめは不快な気持ちが必ず湧いてきます。クライエントさんたちには，良くなる前には悪くなる時期が必ずあると念を押しておきます。しかし，いずれもっと気分が良くなるためには，この段階を通り抜けていくしかないのです。

　カロリーを数える，運動をする，といったこれまで一生懸命励んできた習慣をあきらめるということは，これまでの努力と犠牲が時間の無駄だったように思えるかもしれません。求めていたものが結局は何も得られずに，

これまでの何年間をただ無駄に過ごしてしまったと認めるのは辛いことでしょう。もう少しだけ頑張って，このままにしがみついていれば，昔から目指してきた目標を達成できるのではないか，と考えたくなるかもしれません。しかし，どこかで真実と折り合いをつけて，摂食障害行動が何をもたらしてくれているか，それが何を奪っているかということを受け容れる努力をしてみましょう。摂食障害は，決して本当の意味でもっとあなたを魅力的な人にも，もっと善い人にも，もっと苦痛を耐え抜ける人にもしてくれないのです。向き合うのが辛いとはいえ，実は，この気づきこそが，より良い人生を歩み始めるための扉を開いてくれるのです。ひとたび真実に気づいてしまうと，決してそれを否定できなくなり，これまでの行動がうまく機能していたと信じることさえもできなくなります。何と言ってもすばらしいのは，摂食障害を**手放す**プロセスは，視点を変えてみれば，別な大切なものを**生み出してそれを持ち続けていく**プロセスに他ならないという点です。その過程で，あなたがこれまで求め続けてきた愛情や自分への自信，人との温かい関係などがあなたにもたらされるでしょう。次の秘訣では，この人間関係について考えてみましょう。

秘訣 7
摂食障害にではなく人々に助けを求めよう

　摂食障害との関係よりも，もっと良い関係を築ける誰か実際の人に助けを求めてみましょう。

　　　　　　　　　　　　　　　　——治療中，キャロリンからグエンへ

　はじめは，これを食べたら太ると思い込んでいたものをどうしても食べたくなったときに，過食して嘔吐しました。そのうち，誰かに対して怒りを感じたとき，誰かに傷つけられたとき，また不安を感じたときにも，過食して嘔吐しようと考えるようになりました。それからとうとう，朝起きたらまず，今日一日はどのように過食して嘔吐しながら過ごそうかと考えるようになりました。過食や嘔吐をしないと，怒りを感じたり，心が傷ついた感じになったり，不安になったりするのでした。そんな私が回復できた大きな理由は，周囲の人たちに助けを求められるようになり，自分の気持ちを伝え，動揺したときにはただ話を聞いてもらい，その人たちを私の人生に迎え入れることができたからでした。

　　　　　　　　　　　　　　　　　　　　　　　　　　　——JN

家族関係や社会的な人間関係が良好だと，摂食障害を発症しにくくなります。なぜなら，良好な人間関係の中であなたが助けを求められる人がいれば，人生が難題を突きつけてきたとしても，なにも摂食障害を発症してしまうまで拒食，過食，嘔吐をする必要がないからです。ある研究では，苦しいときに支えてくれる人間関係を築いているかどうかは，それが友人，家族，治療の専門家，先輩など誰であるかにかかわらず，回復を助ける大きな要素であることが示されています（Strober & Peris, 2011）。友人や家族に摂食障害に苦しんでいると打ち明ける，心理療法に通う，サポートグループに参加する，導いてくれる回復者を探すといったことは，どれも他の人に助けを求める方法です。周りの人に助けを求めると，古い行動パターンを打ち破り，根底にある問題を癒して，最終的には人生にもっと喜びを感じられるようになります。やがて，それまでの摂食障害との関係は，本物の人間関係に取って代わられるようになるのです。

　人生を快適にしよう，気持ちに対処しよう，またはともかくその日をやり過ごそうとして現実の人間関係ではなく摂食障害を利用しているということを，あなた自身は，気がついているかもしれませんし，いないかもしれません。いずれにしても，回復して，そのあとも摂食障害行動をきっぱりとやめたままでい続けるためには，摂食障害行動を用いずに，周囲に助けを求められるようになる必要があるでしょう。7つ目の秘訣では，苦しい気持ちや日々の問題に対処するときに周囲の人たちを頼ることが回復にとってなぜそれほど大切なのか，また意義深い本物の人間関係を築くことがなぜ必要不可欠なのかということを考えていきましょう。

　痩せていたときに履いていたジーンズをもう一度履けるようになるよりも，友達を誘って新しい服を買いに行き，彼女と一緒にいる時間を楽しめるほうがよっぽどいい，と気づいたときのことを覚えています。摂食障害にそれほど頼らずに，他の人との関係から何かを得られるようになればなるほど，そんな頼もしい人間関係をもっと築きたく

なりました。だんだんわかってきたのですが，私が摂食障害にそれほど没頭していないときのほうが，周りの人たちからの反応も良好だったのです。これまでに摂食障害がもたらしたものよりも，周りの人たちが私のためにしてくれることのほうがはるかに重要なのだと「理解した」瞬間は，回復の過程での大きな曲がり角でした。

——ＲＬ

◉ 回復に向かうときは辛いもの。助けを求めよう

　気持ちにしっかりと向き合ってそれを感じることも，自分の中の思考に反論することも，行動を変えることも，どれもとても大きな努力を要する作業です。気分が良いものではないですし，圧倒される感じがするものです。摂食障害を乗り越えようとすることは，少なくともはじめは，決して楽しいプロセスではないのです。ここまで読み進めてきたあなたでしたら，今までに紹介した練習問題にいくつか，またはたくさん取り組んでみたでしょうか。そうだとすれば，摂食障害行動を途中でやめる，新しい食品を試す，体重計を捨てるといった取り組みが，どれもとても辛くて不快な感じがするものだということをわかっているでしょう。そもそもそれだけ努力する価値があるのだろうか，とも考えているかもしれません！

📖✎

練習：書き出してみよう
◉ 回復に向かうことはなぜこれほどまで
辛いことなのでしょう

　ノートを取り出して，摂食障害行動をやめようとしたときにどのような意味で辛かったのかをすべて書き出してみましょう。摂食障害の衝動に従って行動しなかったとき，回復に向けて小さな一歩を踏み出したと

き，あなたはどのように感じていましたか，またはどんなふうに感じると思いますか。不快な考えや気持ちは，あなたが回復に向けて前に進むことをどのように妨げてきたでしょう。他の誰かがあなたと同じ状態で苦しんでいるとしたら，何と声をかけてあげますか。あなたは誰に助けを求めますか。

一般に，病から回復するときは気持ちがどんどん良くなるものと言えるでしょう。うつ病に苦しんでいる人でしたら，抑うつ気分が和らぎ始めるとほっとしますし，不眠に悩む人なら，いくらかでも長く眠れるようになると喜びます。ところが，摂食障害の場合にはこれとは異なり，回復へ向かう第一歩として体重が戻る，過食をやめる，下剤をやめる，嘔吐したい衝動に逆らうなどを実践し始めると，気持ちが楽になる前に，多くの場合，いったんはとても辛くなる時期があるのです。回復に向かおうとするときに辛い気持ちが湧き上がってくると，頑張り続けることが難しく，努力を完全にやめてしまう人たちも実際にたくさんいます。この苦しいプロセスに最後まで取り組もうとするときには，周囲の人たちに助けてもらうことが最善の方法でしょう。

　　ずっと，摂食障害が一番の友達でした。苦しかったり，何かが必要になったりしたときには，摂食障害を頼ってなんとかしていました。そんな私にとっては，誰かに助けを求めることはとても難しい課題だったのですが，それでも，気持ちが動揺したり不安になったりしたときに摂食障害行動に逃げ込むのをやめて，まずは心理士さんに，それから友人たちに電話をかけるようにしました。はじめは懐疑的で，何かが変わるなんて思えませんでしたが，最終的には，何もかもが変わることになったのです。

——KT

最初に助けを求める人は，治療の専門家，心理士，またはあなたと同じ苦しい経験を乗り越えてきた摂食障害から回復した人がよいかもしれません。あなたを助けるためにそこにいてくれて，摂食障害についてもよくわかっている人のほうが，理解してもらえないかもしれないと心配する必要がなく，安心かもしれません。はじめは，治療の日時を決めたりグループに参加したりして，摂食障害について話すことで自分自身への理解を深め，気持ちを振り返る場をつくることになるでしょう。しかし，やがてそうした治療の時間以外にも誰かからのサポートが欲しいと思うようになり，実際に必要になるでしょう。寂しい，怖い，苛立っている，といったときの**他に**，摂食障害行動をしたい衝動に駆られている瞬間にも，助けが必要だと思うようになるでしょう。心理士，栄養士，それ以外の治療の専門家のところへ通っているのでしたら，次の面談までの間はどのように連絡が取れるのかについて，それぞれの人の方針を確認しておくとよいでしょう。サポートが必要なときに電話をかけてもよいか，留守番電話にメッセージを残してもよいか，メールを送ってもよいか，ショートメッセージを送ってもよいのか，確認しておきましょう。周りの誰かに助けを求めるだけでも，あなた自身の問題行動への意識を高め，あなたの中の健康な部分を前面に引っ張り出してくることができ，支えてくれる人との間に人間的なつながりを感じられるようになります。心理士のなかにはさまざまな理由でショートメッセージやメールを受けつけない人たちもいますが，なかには受けつける人もいますから，あなたの心理士さんの方針をまずは聞いてみましょう。ショートメッセージやメールで連絡を取ることができる人は他にもいるでしょうか。グループセラピーの仲間や12ステッププログラムに参加している人であれば快く応じてくれるでしょうし，親友なら，大切な友人というだけで支えてくれるでしょう。いずれにしても，あなたのことを支えてくれて，あなたがその人のことを頼りにできて，実際にあなたが困っているときに手を差し伸べてくれる人をいずれは見つける必要が出てくるでしょう。

摂食障害に頼らずに周囲の誰かに助けを求めることができるようになるまでには，とても時間がかかりました。しかし，過食と嘔吐をしたあとで心理士さんに会い，心理士さんの目を見ることのほうが，そうした行動をしないで我慢しているよりも，もっと気分が悪いと感じ始めたのです。周りの人を自分の中に受け容れてみると，その人たちが私に語りかけてくれて，一緒に泣いてくれて，ときには良い意味でお尻を叩いてくれることに気がつき始めました。どれも，食べ物や摂食障害行動には決してできないことでした。それでも，誰かにわざわざ電話をかけたり，話を聞いてもらったりするよりも，摂食障害行動と食べ物に頼ることのほうが私にとっては簡単だったので，なかなか人に助けを求めるということができずにいました。気分が悪ければ，過食しました。つまり，そのときその場で解決してしまいたかったのです。待つことには耐えられませんでした。でも，ひとたび周りの人に助けを求め始めると，私の世界が変わり始めました。今では，私の人生にそうした人たちがいてくれることが，自分で思いつくどんな応急処置よりも価値があると実感できるようになりました。

——ＣＲ

● 周りの人に助けを求めると摂食障害の出番がなくなる

　これまでに他の秘訣で伝えてきた方法を使ってみても，何もかもが大変すぎる，何ひとつ役に立っていない，と感じる時期もあるかもしれません。たとえあなたの中の健康な部分が弱っていて，問題行動をやめられなくても，電話をかける，メールを送る，誰かと話をするくらいの力は残っているでしょうか。お店に駆け込んで過食のための食べ物を全部買い込みたい，下剤を飲みたい，トイレに行って嘔吐したい，ランチを抜きたい，と思う瞬間があったら，そのときこそ，**摂食障害の声を無視して誰かに助けを求めましょう**。摂食障害があなたのために何をしてくれているかにかかわら

ず，その役割を他の誰かに担ってもらえるとよいでしょう。

◉ 助けを求めたくない

　周りの人に助けを求めることがなぜこれほど大変なのかということについては，すでにいろいろと考えてみたかもしれません。私たちも，長年の治療経験の中でクライエントさんたちの理由を数えきれないほど聞いてきました。以下にいくつか紹介しましょう。

1. どれほど助けを必要としているかを周囲に知られたくない。
2. 助けてもらいたいと思っていることが恥ずかしい。
3. 困ったことになったと気がついたときには，手遅れになっている。
4. 何と言って助けを求めたらよいのかわからない。
5. 誰かに話して何の役に立つのかがわからない。
6. 電話をかけられる人がいない。
7. 助けを求めても，求められた人は何と言ってよいかわからないと思う。
8. これまで誰も助けてくれなかった。
9. 周りの人の重荷になりたくない。
10. いつでもその人がいてくれるとはかぎらないので，頼るのが怖い。
11. 摂食障害行動をやめたいと本当に思っているのかどうかが，自分でもわからない。
12. 助けを求めてみて効果がなかったらもっと嫌な気持ちになりそう。
13. 試したけど，うまくいかなかった。
14. 自分だけでできるはず。

練習：書き出してみよう
◉ 助けを求めない理由を探ってみよう

ノートを取り出して，先のリストを参考にしながら，あなたが周りの人に助けを求めない，または求めることが難しいと感じる理由をすべて書き出してみましょう。あなたがノートに書き出したリストは，後ほど振り返ってみることにします。

◉ 自分の中の助けを求めない理由に反論してみる

助けを求めることが難しいことはよくわかりますが，周りの人を頼れるようになることは，やはりとても大切です。私たちは，治療者として何年も取り組んできましたが，その間ずっと，たとえクライエントさんがどんな理由を持ち出して，だから他の人からの助けを受け容れないのだと言ったとしても，クライエントさん自身が自分の理由に反論してそれを打ち破れるように助けてきました。先ほどのそれぞれの理由への私たちの反論は以下の通りです。

1. どれほど助けを必要としているかを周囲に知られたくない。助けを必要としていることを周囲に知られたくないのはなぜでしょう。自分が弱いような気がして，批判されることを恐れているのでしょうか。それとも，助けを求める心の準備がまだできていないからでしょうか。ただ単に，これまで他の人を受け容れた経験がないからでしょうか。知られたくない理由の大元を探って，きちんとした根拠があるのかどうかを考えてみましょう。根拠があるのでしたら，それが誤っていないかどうか，また別な解釈ができないかどうかを

考えてみましょう。ただし，根拠があってもなくても，いずれにしても，恐怖を受け容れて助けを求めてみる必要があるのです！　実際には，批判されるのが怖くてあなたが一生懸命何かを隠しているつもりでも，たいてい相手の人はすでにあなたが問題を抱えていることに気づいていて，ただどのように助けたらよいのかがわからないだけだったりします。考えてみましょう。あなたの中の健康な部分が，誰かが助けを必要としながらその助けを求めることを怖がっている姿を目の当たりにしたら，その人に何と声をかけるでしょうか。思い出してみましょう。誰かが苦しい瞬間に助けを求められるほどあなたを信頼してくれていると思うと，あなたはどんな気持ちになるでしょうか。人は誰でも，誰か他の人の助けとなり，必要とされることを喜ぶものです。

2. 助けてもらいたいと思っていることが恥ずかしい。恥ずかしさの感情は，誰かに助けを求めようとするときや，摂食障害に苦しんでいることを打ち明けようとするときには，妨げになりがちです。しかし知っておいてほしいのは，苦しみや自分の本当の姿を他の人にわかってもらうにつれて，恥ずかしさの感情は薄れていく，という点です。自分の行動を恥ずかしく思う気持ちは，行動を隠し続けていても消えません。むしろ，わかってもらえないままでいると，かえって自分に対するマイナスの感情が強くなる一方です。恥ずかしさの感情を乗り越えるためには，周りに自分のことをわかってもらい，それでもほとんどの人があなたをありのままに受け容れてくれるのだ，と理解する方法しかありません。クライエントさんたちが恥ずかしさを乗り越えて助けを求められるようになると，ありのままの自分を見せる誠実さは，人を遠ざけるものではなく，人との関係を深めてくれるものだと気がつくようになります。なかには，親切ではない人もいるでしょう。なかには，さまざまな理由であなたを助けられないという人もいますが，最終目標は，あなたを助けてくれ

る人々を見つけることです。

3. 困ったことになったと気がついたときには，すでに誰かに電話をかけるには遅すぎる。「遅すぎる」という理由は，逃げにすぎません。電話をかけるのに遅すぎるというタイミングはありません。あなたがすでに過食，嘔吐，食事を捨てる，してはいけないときにランニングをする，下剤を飲む，などの行動をしてしまったあとでも，誰かに電話をかけることはタイミングとは関係なくいつでも正しい方向への第一歩です。何が起きたかを話して，きっかけがあるとしたら何がきっかけだったのかを理解することを助けてもらい，次回，同じような状況になったとしたら今回とどのように異なる行動ができるのかを一緒に考えることができます。行動してしまったあとでさえ誰かに電話をすることができれば，ゆくゆくは行動する前に電話をかけることができるようになる第一歩と言えるでしょう。ここで忘れないでほしいことは，完璧さを求めることではなく，前に進んでいくということです。

4. 何と言って助けを求めたらよいのかわからない。何を言うべきか，わかっていなくてもよいのです。「話をしたいの」や「今，苦しいの」で十分です。なにも大そうな深い考えがなければならないというわけではありません。なぜ今の気持ちになっているのかを知っている必要もありません。そのときの気持ちについて語ってもよいですし，まったく別な話題でさえよいのです。友達と話をするだけでも効果がありますし，友達が話すのをただ黙って聞いているだけで助けられる場合さえあるのです。話しているうちに，行動したい衝動が薄れるかもしれませんし，困難な気持ちが整理されて和らぐかもしれません。何人かの友達や治療者にあらかじめ連絡をして，あなたが摂食障害行動を必死にこらえているときや，ただたまらなく苦しくなったときに，その人に電話をするかもしれないと伝えておくとよいでしょう。そのときの気持ちや，何が起きているのかを正確に伝

えられないかもしれないけれど，その人と話をするだけでとても助かるのだ，とも伝えておくとよいでしょう。誰かに電話をかけられるようになるだけで，あなたの中の健康な部分が力をつけてきているのがわかるでしょう。

5. 誰かに話して何の役に立つのかがわからない。誰かと話をすることの効用について，混乱している人が大勢います。誰かと話をすれば，しばらく注意がそれて，その間に気持ちや衝動が収まるでしょう。また，誰かにいろいろと話をしているうちに，自分の気持ちや行動への理解が深まります。他の人と話をすると，新しい視点が得られるかもしれません。何よりもすばらしく，大切なのは，抱えている問題やさまざまな事柄についての自分の気持ちを話していくと，脳に影響が表れ，気持ちを上手に処理してそのままにしておけるようになり，感情面の反応も調節できるようになるということです。実際に，トラウマになるほどの出来事や問題があっても，そのことを話すことができ，対処できる人は，そうでない人と比べて，いつまでもその体験に苦しみ続けることはないと言われているのです。クライエントさんたちには，「名前をつけて，手なずけよう」を思い出してもらうと効果があるようです。対人神経生物学が脳研究から引き出した簡潔なフレーズで，秘訣4で紹介しました。誰かと話をすると，気持ちやトラウマ的な出来事がより上手に処理できるようになるのです。

6. 電話をかけられる人がいない。電話をかけられる人がいないという場合，その多くは，わざわざ電話をかけたいと思う人がいない，という意味です。電話をかけたいと思う人が今はいないかもしれませんが，そういう人を探し始めることが回復への一番の近道です。助けを求められる人が本当に誰一人いないのでしたら，それは，あなたが孤立しすぎている証拠です。はじめは，あなたの信仰する宗教の仲間に話す，支援グループに参加する，インターネット上で支援

グループのサイトを探す，などがよいかもしれません。助けを求められる社会資源はたくさんありますが，向こうからあなたを探してはくれません。あなたから動いて，電話をする，手紙を書く，メールを送る，または連絡を取る，といったことを試してみるとよいでしょう。待てば待つほど，助けを求めることは大変になります。

7. 助けを求めても，求められた人は何と言ってよいかわからないと思う。助けを求めるうえで一番大切なことは，相手が何と言うか，何をするかではなく，あなたが実際に助けを求めることができたという事実そのものです。助けを求めるだけでも，あなたには力がつき，苦しいときにも制御不能の状態になりにくくなります。電話をかけて，メールを送って，ショートメッセージを送ったとしても，毎回完璧な結果になるとはかぎりませんし，ちっとも役に立たないと思う場合さえあるでしょう。しかし，実際に助けを求めてみると，対応してくれるのは誰か，援助したいと思ってくれているのは誰かがわかるようになりますので，良いきっかけになるでしょう。助けを求められた人は，何と言ったらよいのかわからないかもしれませんが，あなたを助けたいと思う気持ちがあれば，どうしたら実際に助けられるかを熱心に考えようとしてくれるはずです。そんな人には，摂食障害についての本やその他の資料を読んでもらうと役立つかもしれません。あなた自身も，何が助けになりどんなことは助けにならないのかを伝えてみましょう。何があなたにとって効果的かということは，試行錯誤してみてはじめてわかるときもあります。どうしてもらうと一番助けになるのかということは，わかった時点でその都度伝えるとよいでしょう。話し相手になってほしいだけでしたら，そう伝えて，アドバイスやセラピストの役割まで期待してはいないと伝えると，友人も気持ちが楽になるでしょう。あなたとしては，苦しい気持ちがあることを認めてもらい，気をそらすための話し相手になってもらうだけで十分なときもあるはずです。また，周

りの人に話してみると，なかには案外気の利いた，役に立つ発言をしてくれる人がいることにも気がつくかもしれません。あなたがこれからもときどき話をしたいと思うのは，そのような人たちでしょう。最後に，もしも治療に通っているのでしたら，あなたを助けたいと思っている人にも一緒に参加してもらい，どのように助けてもらうことが一番役に立つのか，心理士さんにも相談してみましょう。自分にとって何が必要なのかを周りの人に伝える術は，回復するプロセスでは必ず身につける必要があるものなのです。

8. これまで誰も助けてくれなかった。これまでの何人かからの対応にがっかりしたからといって，その経験をずっと引きずって，どうせそんなものなのだと思い込んだままこれからもずっと過ごさなくてもいいのです。逆に，これまでがそうだったからこそ，全力でやり方を変えて，**実際**にあなたを支えようと気にかけてくれる人を見つける努力をしてみましょう。はじめは，よくわかってくれそうで安全に思える人，担当の心理士さんや，治療にかかわっている人，同じ苦しみを経験し回復した人に助けを求めるとよいでしょう。しかし，いずれはもっと枠を広げて，たとえ期待通りに対応してくれなかった人が以前いたとしても，周りにいる全員が同じように対応するわけではないということに心を開き始める必要があるでしょう。頼りにならない人も，あなたを助けたいと思わない人もいるかもしれませんが，それは仕方がありません。その人たちのことは忘れ，助けてくれる人を他に探せばよいのです。おそらく，あなたを支えたい気持ちはあっても，実際にできない人と，あなたを支えてくれるけれども，いつでも連絡が取れるわけではない人とがいるでしょう。大切なのは，助けられない，または連絡が取れない状態を，あなたを気にかけてくれていない証拠だと受け取らないようにすることです。家族や友人には無理のない範囲で期待することが大切で，いつでも連絡が取れるようにしなければ，必ず正しい言動をしなけ

れば，と思わせては負担になってしまいます。いつでも連絡が取れて，必ず正しいことを言ってくれる人などいるはずがありませんし，そんな役割を期待されてそれに応えようとすると，どんな人間関係でも相手の人は疲れてしまいます。期待を高くしすぎてもいけません。通常は，その人自身のそのときの言動よりも，その人がどれだけあなたのことを気にかけているかがわかると，とても救われた気持ちになるでしょう。

9. 周りの人の重荷になりたくない。誰かの役に立っている，必要とされている，と感じると，たいていの人は嬉しいものです。逆に信頼されていない，頼りにされていないと感じると，友人たちはおそらく傷つくでしょう。つまり，頼ることは悪いことではないのです。ただ，誰か一人だけに頼りすぎないように，連絡を取れる人が何人かいるとよいでしょう。また，支えてもらった，または支えてもらっている，と感じるときには，実際にそのことを，支えてくれている人にしっかり伝えることも大切です。感謝の気持ちを伝えるカードを送っても，会ったときに直接お礼を言ってもよいでしょう。その人たちの存在と支えがあなたにとってどれほど大きな意味を持つのかということをきちんと伝えましょう。あなたの友人がどうにか助けてあげたいと思っていても，実際に役に立っているという実感がまったく得られないと，あなたを支えることがだんだんと重荷に感じられるようになるかもしれません。何をしてあげても反応がなければ無意味に思え，手を差し伸べ続けることは困難になるでしょう。あなた自身の気持ちにはもちろんですが，周りの人の気持ちにも敏感になりましょう。そうしていれば，必要な支援も得られますし，周りの人との人間関係も良好に保てるでしょう。

10. いつでもその人がいてくれるとはかぎらないので，頼るのが怖い。一生その人がそばにいてくれる保証がないのはもちろんですが，そんな危険性はどんな人間関係にもつきものです。私たちはみな，遠

くへ引っ越し、愛は冷め、死にさえ直面します。誰かを失うことを恐れていては、結婚もできませんし、子どもも産めなくなるでしょう。人と人との関係は、永遠に続くものではなく、危険が伴うものです。人間関係に関して保証は何もなく、それを私たちはどうすることもできないのです。

　また、はじめからずっと続かないとわかっている人間関係もありますが、そうした関係のひとつひとつからも、私たちは何かを学んで成長しているのです。治療上の関係や、先生と生徒の関係、運動コーチと選手の関係などを考えてみましょう。生涯続かないとわかっている人間関係にも多様なものがありますが、どういう関係にしても、だからといってそれが重要ではないとか、目の前にいる人を信頼できないということではありません。どの人間関係を通じても、支え、支えてもらうこと、愛し、愛されることを学んでいると言えるでしょう。毎回、同僚として、友人として、恋人として関係を築くとき、そこから人間関係について学び、お互いに成長し、そしてその人間関係を発展させていく方法を学んでいるのです。

11. 摂食障害行動を本当にやめたいと思っているのかどうかが、自分でもわからない。自分の気持ちがはっきりわからず揺れているときでも、それは回復へ向かうプロセスの一部です。何かの行動をやめたいと思っているのかどうか、自分でもはっきりとわからないのでしたら、そうしたことを誰かに話して、聞いてもらいましょう。心にある曖昧さについて話していると、摂食障害行動をする意味とその弊害がわかりやすくなります。誰かに助けを求めても、やめることができるとはかぎりませんし、その人がやめさせてくれるわけでもありません。しかし、あなたはやめたいと思うようになるかもしれません。摂食障害に頼るのをやめ、摂食障害行動を手放すようにと、あなたに強制できる人はいないのです。ゆっくりだとしても、少しずつだとしても、もうそんな行動をやめたいと思い始めること

ができるのは，あなただけです．摂食障害を他の何かと置き換えつつそれらの行動をあきらめていくことになりますが，その過程では，人間関係も大きな助けになるでしょう．

12. **助けを求めてみて効果がなかったらもっと嫌な気持ちになりそう．**
周りの人に助けを求めると，人々との距離が縮まり，逆に摂食障害行動からは離れることができるようになります．なかなか信じられないかもしれませんが，誰かに助けを求めたというだけで，すぐに行動が止まらなくとも，回復への道を前に向かって進んでいると言えるのです．助けを求め始めると，自分自身に対する理解が深まり，何が自分にとって役に立つのかがわかるようになります．以前と比べて助けを求めやすくなり，反射的には行動しなくなり，自分が何を必要としているのかについてもわかりやすくなってくるでしょう．ただし，必要になった瞬間に助けを求めたからといって，すぐにも行動が止まるとは考えないでください．また，行動を止めるために助けを求めることだけが回復への道ではありません．しかし，そうして助けを求め続けることは，何かが必要になったときに周りの誰かを頼れるようにするための練習になります．助けを求めるときには，気持ちを包み隠さずに話す，何を考えているかを伝える，他の人と心のつながり合った人間関係を築く，といった要素も必要になります．周りの人に助けを求めることにどれほどの利点があるかということは，たくさんの人に何度でも実際に助けを求めてみるうちに，だんだんとわかってくるでしょう．

13. **試したけど，うまくいかなかった．**幼い子どもが歩き始めようとしているところを想像してみましょう．その子が，一度試しただけで歩くのをあきらめてしまったらどうなるでしょう．何かを新しく身につけるためには，練習が必要なのです．誰かに助けを求めても，はじめはうまくいかない理由はいくらでも考えられます．あなたの心の準備ができておらず，行動を手放せない，誰からの支援も受け

容れられない，意味のある人間関係を築けない，といった問題があるかもしれません。異なる人に助けを求める必要があるのかもしれませんし，何が必要なのかをはっきりと伝える必要があるのかもしれません。これまでにどんな問題があったとしても，これからのあなたの選択肢は，今までの問題を乗り越えようと取り組んでみるか，今まで通りに何もかも自分だけでこなそうとするか，のどちらかなのです。とても無理だと思われるかもしれませんが，必ず上手に助けを求められるようになります。なぜなら，私たち著者は，自らもその方法を学びましたし，他の大勢のクライエントさんたちが上手に助けを求められるように支えてきたからです。

14. 自分だけでできるはず。ここまで述べてきた理由のどれかを挙げて，だから自分だけでできるはずだ，と話す人もよくいます。しかし考えてみればわかるように，自分だけでできるのでしたら，あなたは摂食障害を発症していないはずなのです。自分だけで取り組みたいと思う理由には，プライドもあるかもしれません。他の人に助けてもらうことは「悪い」ことではありませんし，自分ではできないという意味でもないのです。それに，たとえ自分だけでできることだとしても，誰かに助けてもらいながら行うことは，ときにはなかなか良いものです。他の人に助けを求めてみると，あなた自身が内面を深く振り返ることを妨げるのではなく，むしろ促してくれるのです。自分の内面にしっかりと向き合い自分自身を支えられるようになる方法については，この秘訣の後半でまた考えてみましょう。

練習：書き出してみよう
● 助けを求めないあなたの理由に反論してみよう

先ほど書き出した，周りの人に助けを求めないあなたなりの理由をも

う一度見直してみましょう。少し時間をかけて，ひとつひとつの理由への反論を書いてみましょう。ここに紹介した私たちの反論がいくらかでも参考になって，あなたなりの反論が書きやすくなったでしょうか。覚えておいてほしいことは，反論しながら，助けをなぜ求める必要があるのかの理由をノートに書き出すだけで，あなたの健康な部分が強くなり，今はまだとてもできないと思っていても，必要になったときに助けを求めることができるようになるということです。

　厳しい現実を認めることが第一歩です。そう，周りの人の反応は予想できません。がっかりするときもあります。批判されることもあるかもしれません。ですので，誰かに助けを求めることには，確かに危険が伴います。**それでも**，ほとんどの場合，人々との関係は私の気持ちを豊かにして，回復に向かって進むことを助けてくれました。誰かを受け容れてみると，今まではあまりにひどいと思いこんでいたいろいろなことが，それほどひどいわけでもないと気がつくのです。独りで抱え込んで秘密にしていると，恥ずかしい気持ちが膨れ上がって，ますます孤立してしまいます。食べ物とは，とても具体的で確実なものなのです。だから，食べ物を支配し，操作し，あれこれしていると，安心できるような錯覚が得られます。しかし，それは錯覚にすぎないのです。心を豊かにしてくれるという意味で，試しに少しでも周りの人に助けを求めてみると，食べ物なんて人間関係にはとうていかなわないことにすぐに気がつくでしょう。

——TR

◉ 人間関係を役立てるための提案と方法

周りの人に助けを求める方法はたくさんあります。私たちが誰かに連絡をするときには，それほど急いで対応してくれなくても大丈夫という場合

がほとんどです。誰かに連絡するときには，連絡を絶やさないため，悩みを相談するため，意見を聞くため，気にかけてもらっていると感じたいため，といった目的があるでしょう。しかし，もしも緊急に助けが必要になったとき，どのように援助を受けられるのか，最善の方法を考えておく必要があるでしょう。助けを求めたい人が近くに住んでいれば，会えるかどうか聞いてみましょう。近くに誰もいないときには，電話をかけるか，メールを送るという方法があります。本当にその瞬間に助けが必要だと思うときには，メールでの返信を待つ余裕がないかもしれませんので，今の時代ならショートメッセージが一番便利で効果的な連絡方法かもしれません。

● ショートメッセージを送ってつながり合おう

　私たち著者は，次の面接までの間クライエントさんを支え続ける方法として，ショートメッセージを使います。また，クライエントさんたちには，他の人にもショートメッセージを送って助けを求めるように伝え，助けてくれる人たちにはやはりショートメッセージでの返信を頼んでおくようにとも伝えています。研究からは，行動を変えようと取り組んでいる人にはショートメッセージが実際に役立つことが示されています。最近行われた研究では，禁煙しようとしている人がショートメッセージを使うとどのような効果があるかを調べています。参加者のうち，ショートメッセージを使った支援システムを利用していた人たちは，利用しなかった人たちと比べて，6カ月半後にも禁煙を続けていた人の割合が2倍多かったということです（Free et al., 2011）。クライエントさんたちの中には，ショートメッセージを利用して，助けが必要になったときに誰かに連絡したり，回復への道からはずれないように周りの人にやるべきことを思い出させてもらったりしている人がたくさんいます。回復を助けるためにショートメッセージを利用する方法について，クライエントさんたちの提案をいくつか紹介しましょう。

- 摂食障害行動の直前，直後，または最中であっても，ショートメッセージを送ってみる。
- 気分が落ち込んだときに送ってみる。
- 食事プランにしっかり沿い続けるために送ってみる。
- 何らかの食事に関する困難に直面し，助けが必要になったときに送ってみる。
- 何かを達成したとき，評価して認めてもらいたいときに送ってみる。
- 何か新しいことまたは困難なことに挑戦する直前，支えが必要なときに送ってみる。
- 会う時間を決めるため，また電話をかける時間を決めるために送ってみる。

摂食障害行動を予防するためだとしても，回復への道を先へ進むためだとしても，ショートメッセージで誰かに連絡すると，あなたの中の健康な部分が前面に出てきます。ショートメッセージを送ることで，相手の人とのつながりが確認でき，自分の行動に責任を持てるようになり，摂食障害から気がそれるだけでなく，とても良い考えを思いつくことがあったり，どのように対処すればよいのかさえもわかるようになったりするかもしれません。ショートメッセージを送った人が毎回反応してくれる必要もないのです。辛い瞬間を乗り越えるためには，ショートメッセージを送信するだけで十分な場合もあるのです。それでも，素早い反応こそが一番助けになるというときはやはりあるでしょう。誰かに連絡するときにショートメッセージをどのように使うのが一番良いかということは，使っているうちにわかってくるでしょう。

◎ 助けてくれる人を思い出させてくれるもの

人間である以上，いつでも近くに必ずいられるわけではありませんので，

「移行対象」，つまり目の前にその人がいなくてもその人のことを思い出せる何かを用意しておくと役に立つようです。その何かを，その人の「代わり」だと考えましょう。たとえば，赤ちゃんの毛布はよく移行対象として使われており，幼い子どもに毛布を持たせておけば，その子は母親がいないときにも毛布をさわることで母親を思い出すことができ，慰められて落ち着くのです。クライエントさんが移行対象として使えるものは多くあり，励ましの言葉を刻んだ石，インテリアの水槽に沈めると美しい宝石のようにみえる曇りガラス，ひらめきをもたらす引用句などがありますが，どれも，私たち治療者がいないときでも，一緒に頑張っている取り組みをクライエントさんに思い出させてくれます。移行対象は，私たちが何に取り組んでいるのか，面接のときにどんな会話をしたのか，あるいは一緒に同意した取り決めなどを思い出させてくれます。あなたも，移行対象を使ってみるとよいかもしれません。親友に相談すれば彼女のブレスレットをくれるかもしれませんし，心理士さんや栄養士さんでしたら，気持ちを高める引用句をプレゼントしてくれるかもしれません。ボーイフレンドや子どもたちの写真を持ち歩くのもよいでしょう。あるクライエントさんは，移行対象が次のように役立ったと話してくれました。

　　あなたがくれた石を家に持って帰ってから，どうしたらそれを一番有効に使えるかを考えました。はじめはお財布に入れて持ち歩いてみましたが，目にする機会がほとんどなく，あまり役に立っているとは思えませんでした。次にベッドの脇に置いてみましたが，寝る前にしか見る機会がありませんでした。結局，トイレのタンクの上に置くことを思いつきました。そうしておけば，吐きたくなってトイレに行くたびに「あなた」のことを思い出せると思ったのです。特にある晩のことをよく覚えています。そのとき私はコントロールを失って，どうしても嘔吐したいと思っていました。トイレに入って石を目にしたとき，まるであなたがそこにいるかのように感じました。石をそこに置

いたことはすっかり忘れていたので，とても大きな衝撃を覚えました。まず不意打ちをくらったみたいに感じ，次に怒りを覚えました。そのうち笑いがこみ上げてきて，そして泣きました。でも，嘔吐はしませんでした。

——KL

練 習
◉ 移行対象になるものを探そう

　応援してくれる誰かに移行対象の考え方を説明して，あなたが苦しいときにその人のことを思い出せるものを何かもらえないかどうか聞いてみましょう。また，自分でも何かを探したり，つくることもできるでしょう。友達にもらったものでも，自分で見つけたものでも，それをいつも身近に持っていると，何のために頑張っているのかという目標を思い出すことができ，あなたの中の健康な部分とのつながりを保ちやすくなるでしょう。

◉ 回復した人にメンターとして助けてもらう

　私たち著者がこうして心理士として仕事をしていくうえで，摂食障害を自ら経験してそこから「回復した」という事実が持つ意味はとても大きく，実際に非常に役立っています。しかし，応援してくれる「回復した人」を探しているのでしたら，治療の専門家でなくてもよいのです。専門家かどうかにかかわらず，回復してメンターとして支えてくれる人がいると，さまざまな意味でとても心強く感じます。実際，摂食障害から回復した人たちに聞いてみると，「同じ経験を乗り越えてきた誰か」と一緒に取り組んだことが特に大きな支えになったと話してくれます。同じ経験をしてそこ

から回復した人でしたら，細かく説明しなくても，あなたの中にどんな気持ちがあるのかということをたいていは知っています。また，摂食障害行動をやめるためにどうしたのか，周りの人に助けを求めるためにどうしたのか，といった具体的な方法を話すことができるのです。新しい食品や新しい方法を試そうとするときに感じる自分の中の抵抗をどのように乗り越えてきたのか，症状の再燃，再発にどのように対処したのか，などについても話すことができます。さらに，回復した人でしたら，その人自身の姿を通して希望を示すことができ，あなたがあきらめずに取り組み続けたらどんな人生が待っているのかを実際に見せてくれるのです。私たち著者も，この本を通して，回復できたあとの姿をみなさんと共有しているつもりです。

◎ 回復に向けて一緒に励んでいる仲間たちに助けてもらう

　摂食障害から「回復途中」または完全に回復していないと話す人たちも，支えになってくれるでしょう。症状がすでになくなっている人も，まだ苦しんでいる人もいますが，どちらの人たちも頼りになります。摂食障害に関連したさまざまな問題を理解し，同じような経験をしている人たちですので，いろいろな意味で支えになってくれるはずです。あなたが頼りたいと思っている人は，回復への道をすでにあなたよりもずっと先まで進んでいるかもしれませんし，そうでないかもしれません。その人が回復のどの過程にいるのかを知り，あなたをどのように助けようとしてくれているのかを見極めましょう。私たちは，グループに参加するクライエントさん同士が，お互いに助け合う姿を日ごろから見てきています。グループで集まる場でもそうですし，その場でなく次のミーティングまでの間にも，お互いに助け合っている様子がうかがえます。さまざまなグループがあり，リーダーが定めるルールもそれぞれですが，私たちのグループでは，次のミーティングまでの間にもメンバー同士がお互いを頼りにして，それぞれが自

分の行動に責任を持てるようにし，お互いを助け合いながら心を穏やかに，寂しさを紛らしながら，支え合うようにと促しています。

● 私たちの振り返り

　キャロリン：グエンが回復するためには，ご主人と友人たちに助けを求められるようになることが大切な鍵になるとわかっていました。15年も摂食障害に苦しみながら生きてきていて，それを誰にも話さなかったとは，なんという驚きであり，悲しいことでしょう。ご主人も友人たちも何かがおかしいとわかっていましたが，グエンは守りが固く，他人に踏み込ませる隙をなかなか与えていなかったのです。徹底した姿勢を貫いて，誰の意見にも耳を貸さず，自分について話すつもりもない，というメッセージを周囲に突きつけていました。さらに，幼少期とその後の人生経験が彼女の中核となる信念を強めていて，グエンは，自分の感情には自分で対処しなければいけない，また自分の弱さを周囲にさらけ出すことはまったく自分のためにならず，また安心できるものでもなく，むしろ危険だ，と思い込んでいました。摂食障害を発症して人生をずっと支配され続けていたグエンは，人との絆こそが自分の感情を安定させてくれるものなのだということに気づけていなかったのです。

　感情を支えてくれる人々との絆を築けないと，その空白を埋めるために代わりの何かに頼るようになりますが，グエンの場合は，それが摂食障害でした。私は，治療の当初から，グエンとの間に人間的な結びつきを築こうとしました。その絆を通じて，私を支援者として受け容れ，この人なら自分のありのままを見せ，自分の心に誠実に振る舞ったとしても批判されることなく信頼できると感じてもらいたかったのです。また，摂食障害行動を用いなくても，彼女自身以外にも，私という他者が彼女のことを理解し，安心感を与えることができるのだと

いう経験をしてほしい，とも思っていました。他の人に助けを求めるところまではいかないとはわかっていましたが，私の当初の目標は，グエンが私になら安心して助けを求められるようになるまで導き，それからそのやり方を他の人にも応用し実践できるよう援助していくことでした。グエンがたどる回復への道の中でも，ここが特に困難なところだろうとわかっていましたが，同時にそれは，グエンがまさに必要としている生きる術を身につける段階でもありました。

グエン：この秘訣を教えてもらってから，私の人生のあらゆる事柄がいかに変わったかを考えると，あれほど長い年月，感情的に孤立した状態で過ごしていたことが信じられません。正直に言うと，感情の面でも，摂食障害を乗り越えるためにも，また摂食障害に関連したどんな問題のことでも，誰かに助けを求めようなどとは思いもつきませんでした。私は，すべての面において大丈夫なのだと思われたかったのです。何よりも，私が問題を抱えていて助けを必要としているという事実が周りの人に知られてしまったら，どう生きていけばよいのかわからなくなる，と恐れていました。一度でも自分について話してしまえば，他の人が私についてどう感じるか，どう反応するか，どう考えるかをコントロールできなくなるとわかっていましたが，そんな状態にはとても耐えられそうにありませんでした。キャロリンが，もう少し守りをゆるめて夫の支えを受け容れてはどうかと提案してくれたとき，それは治療者なら誰でもひとまず言う台詞なのだろうけれども，私の状況ではまったく現実的ではない，と考えていました。夫は私の状態を理解していないし，理解してくれると期待できるはずもない，と思っていました。夫はすでに，大変すぎる，こんな目に遭う何かをした覚えはないと感じているはずで，その上さらに私を支えてほしいとお願いするなんて，負担をかけすぎるだろうし，そんなことをしては一目散に逃げ出すに決まっている，と思っていました。夫を頼ると

いう考え方そのものに対してかなり強く抵抗して，そのときには説得力があると自分では思っていた反論をしました。でも，実を言えば誰かを受け容れることがとてつもなく恐ろしく，たとえ受け容れたいと思っても，どうしたら自分でつくり上げている守りをゆるめられるのかさえわかりませんでした。あるときキャロリンが使った比喩が面白くて笑ってしまったのですが，その言葉がそれからも頭を離れませんでした。キャロリンは，「砦の扉の前にこんなにたくさん護衛がいるので，誰も中に入れません。一日くらい護衛たちに休暇をあげてはいかがでしょう？」というようなことを言いました。私たちは一緒に少し笑いましたが，この比喩は自分を見るときに今までとは異なる新しい視点をもたらし，その視点がとても役に立つようになりました。私にとっての守りは，それまでは永久に不動なイメージで，「休暇を取って」一日いなくなる護衛というよりも，貫きようのない煉瓦の壁だったのです。

　ゆっくりとですが，危険をいくらか冒しながら他の人に本当の自分を見せても，完全に弱く，永久にさらし者になったかのような気分にならずにすむことに気がつき始めました。危険を冒すために守りを少しゆるめてみて，必要ならまた固めればよいと思えたのです。私は少しずつ危険を冒し始めました。夫や友人にもっと心を開くようになりました。夫には，何をしてもらうと助かるか，また何は役に立たないかということを伝えました。いつでも完璧にいくとはかぎりませんでしたが，うまくいくときもあり，誰かに助けてもらうことはなるほど嬉しいものだと認められるようになりました。夫がまだ私のことを愛してくれていて，助けたいと思ってくれていたことは，それだけでも癒される思いで，私が心の奥底で感じていた恐れを否定し，完全に打ち消してくれました。危険を冒して助けを求める気になってからはじめて理解できたのですが，夫は，私が病んでいて助けを必要としていることにちゃんと気づきながら，どうしたら私の状態をさらに悪化さ

せずに支えることができるのかがわからずに，夫自身も混乱し，恐れ，無力さをかみしめていたのです。夫を受け容れて，それから友人たちを受け容れたことが，どんな取り組みよりも私の摂食障害に大きな影響を与えました。私が回復できた最大の秘訣だったとさえ言えるかもしれません。私が周りの人に助けを求め始めた頃にはショートメッセージというものはまだなかったので，たいていは電話をかけて誰かと一緒にいる予定をつくり，たった独りで摂食障害と向き合う時間が多くなりすぎないようにしました。摂食障害行動に頼るのをやめ，周りの人たちに助けを求めるようになると，回復に向かって進みやすくなっただけでなく，症状の再燃も予防しやすくなりました。気持ちを誰かに伝えるだけでも，自分の中の健康な部分とのつながりを保ちやすくなるらしい，と気がつくことができたのです。

　食べられる食品やメニューを増やすためには，かなり長い時間をかけて，周りの人に支えてもらう必要がありました。しばらくの間は，栄養士さんと一緒に外食することも避けており，それ以外の人たちと食べることも嫌でした。周囲に支えてもらう取り組みでは，まず定期的に栄養士さんと一緒に外食する予定を立て，いずれは一緒に行ってくれる友人となら誰とでも外食ができるようになることを目指しました。苦しいときでも何も問題がないふりをせず，栄養士さんを受け容れて一緒に食事ができるようになったことは，私にとっては大きな一歩でした。栄養士さんと毎週一回の外食セッションをこなしながら，摂食障害に関連した自分のルールをことごとく打ち破り，食べられるものの範囲を広げていきました。食事セッションを始めたばかりの頃は，新しい食品，異なる種類の食品，油を使って調理してある食品などを口にすることがとても難しく，誰かと一緒に食べる状況にもとても抵抗がありました。そうした私の信念や食べ物への恐れを食事セッションのときに話すと，栄養士さんは，食品について詳しく説明し，正しく理解させてくれて，大丈夫だからと私を支え，不安を和らげて

くれました。私の中の健康な部分の声が強くなってくると，苦しくなったときにそうした言葉を自分に向かって語りかけるようになりました。じきに，友達に連絡してランチを一緒に食べようと誘い，実際に行けそうな一週間後くらいに予定を入れるようになりました。あなたの身近に相談できる栄養士さんがいなくても，食生活が健全な友達でしたら，誰でも外食の良い相手になってくれるでしょう。

練習：書き出してみよう
◉ 誰にどのように助けを求めるかを考えよう

周りの人に助けを求めることについて，あなたの考えや気持ちを書き出してみましょう。助けを求めるうえで妨げになる要素がまだあるとすれば，すべてを箇条書きにしてみましょう。次に，助けてもらいたいと思う人の名前のリストをつくりましょう。それから，助けを求める方法として試してみてもよいと思うものをいくつか書き出しましょう。さて，リストに挙げた人の中から少なくとも一人を選んで，一週間以内に連絡をしてみましょう。たとえば，次のような３つのやり方があるでしょう。a) あなたのことを支えてくれる気があるかどうか聞いてみる，b) その人にただ連絡し，時間を共有して，その中で自分のことを少し話してみる，c) 何をしてもらうと助かるかを具体的に伝える。実際に連絡をしてみたあとで，今回感じた問題点と，次はどこを改善できるかなどを書き出して，引き続き助けを求めていくための計画を立ててみましょう。

◉ 自分自身に助けを求めよう

あなたにとって，必要なときに周りの人に助けを求めることがどれだけ大切かということが明らかになったでしょうか。しかし，一方で私たちは，

周りの人だけを頼りすぎないようにとも話しています。クライエントさんたちの中には，周りに助けを求め始めると他人を頼りすぎてしまうのではないかと心配する人がたくさんいます。他の人に心を開いて頼りにできる力は，安定した健全な人間関係を築くうえで非常に重要な要素ですが，頼りすぎは確かにいけません。では，そうならないためにどうしたらよいかと言えば，同時に自分自身を頼る方法も身につけることが大切なのです。あなたにとって，あなた自身はとても頼りがいのある存在のはずで，実は一番頼りになるのです。ですから，周りの人だけでなく，あなた自身の**内面に向かっても**助けを求められるようになる必要があります。大切なことは，周りの人を頼りつつ，自分自身をも頼りながら，ちょうど良いバランスを見つけることです。他人はあなたを助けられますが，いつでもそばにいるわけではなくて，ひょっとしたら支援が必要だと最も強く感じる瞬間には，近くに誰もいないかもしれません。たとえ現実味がなくて無理だと思っても，遅かれ早かれ，自分自身を頼る方法を身につけなければいけない，ぜひ身につけたい，と思うようになります。自分の中にしなやかな回復力と豊かな対応力があることがわかると，とても嬉しいものです。本書で紹介している秘訣はどれも，今よりも強くて健康で頼りがいのある自己を育むうえで役に立つでしょう。周りの人に助けを求めても十分ではない，周りの人に連絡が取れない，ただ単に自分を気遣いたい，といったときに頼ることができるのは，あなたの中の健康な部分なのです。

　時間が経つうちに，ゆっくりとですが，なぜ回復しようと思うのかという理由に，自分自身のためという要素も加えられるようになり，ひとつの節目を迎えたことが自分でもわかりました。今では，何にしても行動する前にじっくりと考え，鏡に映る自分の姿を見ながら，その行動をすると次の日にどう感じるだろうかと想像します。摂食障害に関連した行動は，もう考えられなくなりました。今では，私の行動の動機は，その行動がはたして私と私自身との関係にとって良いもの

かどうかに左右されます。それから，毎日昼となく夜となく摂食障害との関係の中で過ごしていては，人生で願うものは何ひとつ達成できない，ということもよくわかるようになりました。

——ＬＬ

　さて，自分自身に助けを求めるといっても，それは何を意味するのでしょう。あなたはおそらく，他の人があなたの助けを求めてきたときには支えてあげるだけの力が自分にはあることに気づいているでしょう。しかし，その力を，自分自身を支えるためには使っていないでしょう。自分自身に助けを求めるということは，あなたの中の健康な部分が他の人に言葉をかけ，励まし，安心させてあげるように，あなた自身に対しても，その同じ方法を用いる，ということです。ちなみに，自分を頼りにできるようになったとしても，もう他の人を頼ってはいけないというわけではありません。あなたの健康な部分が強くなってくると，あなた自身が頼りになるので，他の人には以前ほど頼らずにすむというだけのことです。他の人を頼りすぎて負担に思わせたり苛立たせたりしてしまう状況は実際に起きるかもしれませんので，その人たちの気持ちをときには確かめることが大切です。クライエントのＪＭさんは，そうした経験を次のように語ってくれています。

　　周りの人に助けを求めることは簡単だと思っていましたが，「彼ら」の側の対応がどこか間違っているといつも考えていました。でもそのうち，周りの人に頼りすぎて，自分自身と向き合うことを避けている「私」に気がつきました。自分を頼ることは，他の人に助けを求めるよりもずっと大変なことでした。それだけでなく，私は周りの人とのつながりを築きたいと思っていたので，自分を頼ることは無意味にも思えました。不幸にして，私は多くを求めすぎ，支えようとしてくれる人たちを疲れさせたあげく，常時気にかけていてくれないからと

いって，その人たちに対して怒りをも感じていました。でも，やがて気づいたのですが，自らの内面に助けを求めて健康な部分とつながり合えるようなり，自分で自分を支えられるようになればなるほど，周りの人たちとも，長続きする，心から打ち解けた人間関係をやっと築けるようになったのです。皮肉にも，愛情を受け取りつつ，みんなを遠くに押しやらないでいられるただひとつの方法は，周りの人たちだけでなく，同時に自分自身をも頼れるようになるということでした。周りの人に何もかもを頼りきっていた頃は，そもそも無理な期待をしていたので，必ず失望していました。今は，他の人を頼り，自分自身をも頼って，健康なバランスを維持しています。

——JM

自分自身と向き合うための方法

　この本では，内面を見つめながらあなたの健康な部分を強くしていこうとするときに役立つ方法をたくさん紹介してきました。その中からいくつかを，もう一度簡単に振り返ってみましょう。

◆ 自己対話

　秘訣2で紹介した対話法を使って，あなたの中の健康な部分と摂食障害の部分に対話をさせると，回復への過程で自分の心と向き合うことができるようになり，自分自身を頼れるようになります。しかし対話をするたびに，どうも摂食障害の部分が必ず勝ち，健康な部分が小さくなって何と反論してよいのかわからなくなっているようでしたら，いよいよ他の誰かに助けを求める時期だと思いましょう。

◆ ノートに書き出す練習

　ノートに書き出す練習は，回復するうえでとても大切な方法です。あな

たの中の健康な部分を頼りにしようと思うのでしたら，心にある考えや気持ちをノートに書き出す方法が一番効率的で，それを続けていると自分で自分を支えやすくなります。回復への道を進むときには，ノートに書き出す練習が特に役立ったと感じる人が大勢いますので，それも踏まえて，本書でもそれぞれの秘訣ごとにたくさんの練習を載せました。ノートに書き出す練習については「はじめに」の中で説明していますので，もしまだ読んでいない方はぜひ目を通してみてください。

◆ マインドフルネス

マインドフルネスの実践は，私たちの内なる知恵とも呼べる部分とつながり合う方法として，かなり古くから使われてきた方法のひとつです。マインドフルネスには異なる定義や，それぞれ少しずつ違う多様な形式がありますが，その本質を言えば，思考や自己批判などからはあえて距離を置き，より開かれた心で状況をありのままに受け容れようとする試みです。マインドフルネスの考え方は非常に大切ですので，次の秘訣8「人生の意味と目的を見つける」の大部分を割いて説明していきます。

◆ イメージトレーニング

イメージトレーニングは，心にイメージを思い描く，なかなか興味深い方法です。何かをしている場面をイメージすると，脳の中で，それを実践しているときと同じ部位が活性化されます。だからこそ，スポーツ選手は，この技法を使った訓練で競技大会に備えるのです。イメージトレーニングを使うと，困難な状況にも対処しやすくなります。摂食障害でしたら，たとえば新しい食品に挑戦する，過食または嘔吐したい衝動に抵抗するといった状況が考えられるでしょう。イメージトレーニングでは，基本的に，ある状況にいる自分を想像して，健康的に対処している場面を心の中に視覚的に思い描きます。私たちが何かをイメージするときには，その方向にエネルギーを集中しています。イメージトレーニングをすると，あなたの

心の中に眠っている知恵とつながりやすくなって，脳の中に道筋ができ，心に思い描いている通りに実際に行動しやすくなると言えるでしょう。イメージトレーニングについては，秘訣8でももう一度説明します。

練習：書き出してみよう
◉ あなたの内側からの導き

　イメージトレーニングの練習を以下に3つ紹介します。いずれも，自分自身に助けを求め，自分の中の健康な部分に導いてもらおうとするものです。どの練習でも，はじめに指示を一通り読んでから，次に目を閉じて状況全体を視覚的に思い描いてみてください。練習をひとつ終えるたびに，どのような体験だったのか，役に立ちそうだと感じたのでしたら何を学んだのか，また疑問点がありましたらそれもノートに書き出しましょう。それぞれの練習で誰かに手伝ってもらいながら，イメージ中に表出してきた気持ちについても適宜話し合いができるととても役に立つでしょう。

1. これまでずっと試してみたいと思っていたこと，あるいは変えたいと思いながらまだ変えることができていないことについて考えてみてください。まさにあなたが助けを必要としていると思える状況を，とても具体的にイメージしてみてください。あなたがいる場所，周りにあるものすべて，他に人がいるのならそれが誰か，などを視覚的に思い描いてみてください。あなたはどんな服を着ていますか。情景を完全にはっきりとイメージできたら，次に，自分なりにこうしてみたいと思う通りにうまく行動できている場面を，細かいところまで詳しくイメージしてみてください。

2. 過去に，気分が不安定になり，自分に害を及ぼす行動への衝動に駆られたときのことを思い出しましょう。あなたがいた場所，着ていた服，周りに人がいたのでしたら誰だったかについても，思い出して視覚的にイメージしましょう。あたかもその状況が今まさに起きているかのように，なるべくそのときの経験を再現してみてください。ただし，問題行動を実際に行う直前で止めてください。さて，そこへあなたのメンターなり，あなたの信頼する頼りになる人が来てくれたとイメージしてみましょう。あなたが直接知っている人でもいいし，有名人でもいいですし，イエス・キリストやダライ・ラマなどでもかまいません。一番イメージしやすい人を思い浮かべてみてください。その人が，優しい声で，なぜあなたがその行動をしたくないと思っているのか，その理由を語り聞かせてくれている場面をイメージしましょう。その人は，あなたが本当に必要としているのはその行動ではなく，むしろ何かを教えてくれているのです。

3. その人があなたのそばに来て，今からあなたに未来を見せると話したとしましょう。その人はまず，このまま摂食障害行動を続けているとどんな人生になるのかを見せてくれます。あなたの姿やどこにいるかなどが，細かいところまで見えてきます。次に，回復したときの未来のイメージも見せてくれます。このイメージもとても具体的です。ふたつの違った未来にいるあなたのイメージが，どちらもくっきりと見えます。摂食障害行動をこのまま続けたときに待っている未来に行き着きたくないということは，あなたにもはっきりとわかります。では次に，回復したときのあなたのイメージだけに意識を集中してください。時間をかけて，細かいところまで想像しながら，あなたがいる場所，着ている服などを思い描いてください。そのイメージを心に抱いたままで，数分ほどじっとしていてください。回復したときのあなた自身のイメージをよく思い描けた，必要

なときにはいつでも思い起こせるようになったと感じたら，目を開いてください。

◉ 秘訣7の終わりに

　現実なのか，想像上のものなのか，また意識しているか，いないのかにかかわらず，摂食障害とはあなたにとって，必ず何らかの目的があるか，何らかの役割を果たしています。秘訣7では，周りの人を頼り，また自分自身を頼ることの大切さと，それが上手にできるようになれば，あなたの人生に摂食障害の出る幕がなくなるという点について話を進めてきました。この時点で，あなたの中にはまた新たな疑問がいくつか湧いてきているかもしれません。

- 「自分自身を頼る」とは，どういう意味だろう。
- 摂食障害に苦しまなくなったら，何をするだろう。
- 摂食障害に苦しまなくていいとしたら，いったい本当の私とはどんな人間なのだろう。
- 摂食障害から解放されてみても，人生がそれほど良いものではなかったらどうしよう。
- 何が私を待ち受けているのだろう。

　最後の秘訣「人生の意味と目的を見つける」では，回復したあとにどんな人生があなたを待っているかについて一緒に考えてみましょう。誰もが豊かで意義深い人生を切に願うものですが，症状が治まるだけではその願いを満たすことはできません。摂食障害から回復しようとするときにはたくさんの課題をこなして大変な努力をしますが，そうしているうちに，「これだけの苦労は何のためだろう」と，ふと考えている瞬間があるかもしれません。『星の王子さま』の作者，アントワーヌ・ド・サン＝テグジュペリは，

「船を造ろうと思うなら，人々を呼び集めて材木を持ってこさせるのではなく，作業と仕事を割り振るのでもなく，大海原に漕ぎ出したいと思い焦がれるように導くとよい」と言っています。秘訣7までにお伝えした内容と練習は，あなたが回復することを助けてくれます。しかし，未来に向けて完全なる回復を目指すためには，さらに意義深い人生を望み続けることが役に立つでしょう。次の秘訣では，その望みについて見ていきます。

秘訣 8
人生の意味と目的を見つける

　身体には，何らかの意味があります。……体重についての強迫観念という表層を破ってみると，身体への強迫観念を抱く女性は，彼女自身の感情面に限界があることにも苦しんでいるのです。体型へのこだわりとして表れていますが，根底にあるのは，心の中の魂に対する深刻なまでの憂慮なのです。

――キム・シャーニン
『強迫観念―すらりとした理想美に苦しんだ日々
(The Obsession: Reflections on the Tyranny of Slenderness)』

　女性が空腹でもないときに食べ物に向かうのは，言葉では言い表せない何かに飢えているからです。日々の雑事を超えた次元にある，何かとのつながりに飢えているのです。死を超越した，神聖な何かとのつながりに。しかし，大いなる存在とのつながりへの渇望を，甘いクリームたっぷりのオレオクッキーで満たそうとするのは，喉が渇いて死にそうな人に，さらさらの砂を満たしたコップを差し出すようなものです。それでは渇きをひどくして，パニックを引き起こすだけです。まったく効果のないダイエットを繰り返しつつ，自分が何を必要としているのかというスピリチュアルな気づきがないままでは，怒りに振り回されて，飢えて，ただただ自分を嫌悪する女性が増え続けるだけでしょう。

——ジェニーン・ロス
『女性，食べ物，神—思いがけない道がほぼすべてに通じていた
(Women, Food and God: An Unexpected Path to Almost Everything)』

　7つ目の秘訣までは，回復するにあたり，どんな状態**から抜け出そう**としているのかについて考えてきました。やめたい行動として，食べ物の制限・嘔吐・過食，自分の身体を嫌って受け容れない，根底の問題に対処しようとして自分にとって有害な方法を使ってしまう，周囲の人に助けを求めない，といった問題を見てきました。8つ目の秘訣では，方向を変えて，回復するにあたってどのような状態**へ向かう**必要があるのかということを考えてみます。最後の秘訣では，ただ単に症状を消すことを超えて，より深いところにある人生の意味と目的を見つけに出かけてみましょう。

　意味と目的を見つけることは，あるレベルでは，日常生活の中でたとえば新しいキャリアを積み始める，新しい趣味を始める，何かに夢中になって人生に新しい価値や意味を見出す，といったことになるでしょう。装飾品を作る，絵を描く，動物と触れ合う仕事をする，学校の先生になるなど，形は何でもかまいませんが，目的をもって情熱を傾けているという充実感を日常レベルで得られる活動を見つけることは，回復し，またその回復した状態を維持するためにはとても重要なことです。ただ，それとはまた別なレベルで，精神性により深く関連した，人生の意味と目的というものがあります。8つ目の秘訣では，このより深いレベルでの意味と目的がテーマになります。症状を超えてさらに先を見ながら，「あなた」の本質ともう一度つながり合い，人として生きる神聖さと再び関係を結びましょう。1つ目の秘訣で，「『回復した』ら，健康を害して自分自身の心を傷つけてまでスタイルにこだわったり，小さいサイズの服を着たり，自分の決めた目標値まで無理に体重を減らしたり，などということはなくなります」とお伝えしました。しかし，魂とつながることができないかぎり，話は始ま

らないのです。

● 炭鉱のカナリア

　人生で価値があるものとつながり合う力は，私たち一人ひとりが本来持っているものですが，物質主義と技術に重きを置く西洋文化によって妨げられるようになりました。その結果，流行のファッションやインターネットにつながる電子機器のほうが，自然の中で時間を過ごしたり，呼吸を意識したりすることよりも大切だと思われるようになりました。身体の外側の世界に注意が集中し，内面世界がおろそかになっているのです。イメージのほうが本質よりも重要とされ，社会が私たちに浴びせるメッセージは，あなたの外見がどのように見えるかということのほうが，あなたがどんな人間なのかということよりも大切だと伝え続けます。大切なのは容姿で，特にスリムな体型が良い，という文化的な強迫観念が蔓延しているので，程度の差こそあれ，誰もがスリムさの追求を幸せの追求と混同して苦しむようになってしまいました。

　メディアが人々に浴びせるメッセージは，西洋化が進むほど強固になり，身体を細かくチェックしダイエットをするよう促して，スリムを理想とする考え方を強めています。かつてフィジーで起きた現象を見れば，それがよくわかります。南太平洋に浮かぶ小国フィジーにテレビが初めて導入されたのは 1995 年でしたが，その当時，島にはダイエットの習慣も摂食障害も存在しませんでした。大柄でふくよかな体つきが美しいフィジー女性の基準と考えられていて，それもかれこれ千年以上にわたってそのようにみなされていました。ところが，テレビの導入から 3 年後には，若いフィジー女性の 15％が体重を減らそうとして嘔吐していたのです！　なぜかと聞かれれば，体重を減らして社会的なステータスを上げたいのだと彼女たちは説明しました (Becker, Burwell, Herzog, Hamburg, & Gilman, 2002)。文化が西洋化されるほど，摂食障害は広く見られるようになりま

すが，これはただの偶然ではありません。西洋文化は，メディアやその他の社会的なつながりを通じて，自分自身のイメージを意識させ，ダイエットする習慣，また何よりも「スリムを理想とする考え方」を促進しているのです。もちろん，容姿に左右され「スリムな人が得をする」風潮にさらされた人が全員摂食障害を発症するわけではありませんが，発症した人たちは，このようなメッセージの毒性に特に敏感だったと言えるでしょう。

　かつて炭坑夫たちは，有毒ガスが立ち込めているかどうかを知るために，カナリアを連れて石炭の採掘坑へ入っていきました。悲しい話ですが，カナリアが死ぬと，そこは危険な環境であることがわかり，炭坑夫たちはすぐにそこから脱出するのです。摂食障害を発症する人たちは，西洋文化のカナリアです。その人たちは，身体をありのままに受け容れることや自尊心をむしばむ社会からのメッセージに対して，本書でこれまでにお伝えしてきたさまざまな理由から，一般の人たちよりも感受性が強かったと言えるのです。社会が伝えるメッセージを極端に受け止めて，なかには死んでしまう人さえいます。しかし，注意が必要なのは，カナリアたちだけではありません。私たちが暮らす現代社会は，誰にとっても，より深遠な魂の部分，つまり存在としての「わたし」そのものにとって有毒であり，だからこそ，人生の本当の意味を探して奥底から満たされようと模索する人たちがこれほどたくさんいるのです。

● 目に見える表面上のものから精神的なものへ

　摂食障害に苦しんでいるのでしたら，あなたは，少なくともどこかのレベルで，表面的な世界を生きているはずです。あなたの人生に意味がないということではなく，人生の**本当**の意味を見失ってしまったと言うほうが近いかもしれません。体重計の数値であれ，平らなお腹であれ，食べ物や身体についてのその他の強迫観念であれ，あなたが注目し，エネルギーを注いでいることが何であったとしても，あなたは本当に大切なものを見

失っているのです。その状態では，たとえ体重計の数値が理想的になったとしても，「私は愛されているのだろうか」，「心が満たされているのだろうか」，「人生には目的があるのか」といった人生の意味にかかわる深い疑問が消えることはありません。愛と満ち足りた感覚を得ようとして，痩せた体型や食べ物からの安堵感を求めているかぎり，行動は一時的な意味と目的を持つかもしれませんが，あなた自身はずっとあくせくとして，みじめで，不幸せな状態のままでしょう。摂食障害に苦しんでいるあいだ，あなたは一種の錯覚に陥っていて，あなた自身の価値が内面ではなく外側の表面的な世界にあるもの，つまり外見や食べ物や身体を支配する力といったいわゆる自我（エゴ）と結びついていると思い込んでいます。私たち著者の最終目標は，あなた自身が存在している意味を，人間として生まれながらに持っている固有の価値と結びつけ，あなたが他の人たちや周りの世界と結びつくことができるようお手伝いすることです。そのために，精神性と魂という聞き慣れないテーマに目を向けてみましょう。

　グエン：精神性や魂という言葉をキャロリンが初めて使ったときには，私の中で気持ちが落ち着かず，懐疑的になりました。その頃の私は，自分を無神論者だと思っていましたので，「大いなる力」，「信仰を持つ」，「神にゆだねる」，「宇宙の秩序を信じる」などといった深遠な概念にはなかなかなじめませんでした。こうした概念は，私がこれまで生きてきた世界にはなかった気がして，信じることが難しく，理解できるとはとても思えませんでした。しかし，たとえあなたが私と同じように反応したとしても，それで精神性を探求できないというわけではありません。精神性を探るということは，外見の姿形，日々の生活の試練や苦悩を超えたところにある，より奥深い意味と目的とのつながりを見つける作業です。精神性や魂とつながり合おうとするときには，本物とも，真実とも，可能とさえも思えない概念を信じる必要はありません。人生に深みと価値を感じられるようになればよいの

です。そのためには，表面的な事象から離れて，あなた自身の振る舞い，あなたが息づくこの世界，愛する人たち，といったものとの深い絆を結ぶ必要があります。

●4つの方法：精神性に関する簡単な原理

　精神的で，魂にとって豊かな人生を生きようとするときに，指針となってくれる4つの主な原理があります。私たち著者は，自らの人生でも，またクライエントさんたちと一緒に取り組むときにも，それを活用しています。4つの原理は，もともとは Arrien (1993) から引用したものです。文化人類学者の Arrien 博士は，部族社会で受け継がれる知恵を研究して，人生を生きるための基本原理と言えるものを4つ認め，それが部族の人々における精神的な気づきと社会的な意識を高めていると考えました。4つの原理とは，魂とつながり合う，上手に注目する，批判せずありのままに話す，結果に固執しない，です。8つ目の秘訣では，この4つの原理を指針にしながら，自分自身とも周囲の人々とも，また私たちの住んでいる世界とも，今までよりももっと深くつながり合えるようになるための新しい方法を説明します。

◆ 原理1：魂とつながり合う

　あなたは，本当の意味で人生を瞬間ごとにありありと体験しているでしょうか。身体は思い通りの場所へ動かせるかもしれませんが，あなたの残りの部分もちゃんと同伴しているでしょうか。どの瞬間にも，全身全霊で没頭できていますか。気がつくと頭の中だけで考え，計画し，比較して，もしもこうなったらどうしよう，などとやきもきしていませんか。ひょっとすると，身体や思考する心とは別に，もっと前面に引っ張り出して育てたい部分が他にも自分の中にあることに気がついているのではないでしょうか。クライエントさんたちには，より深く，意味のあるやり方で今の瞬

間をしっかりと生きやすくするために，「魂の部分」という考え方を伝えています。「魂」という言葉が暗示するものに馴染みがなく，落ち着かないと感じる人がいることは承知しています。あなたもそうでしたら，このまま読み進めて，私たち著者が自我と魂をどのように区別しているかを理解できると，居心地の悪さがきっと少しは和らぐでしょう。秘訣2では，あなたの中に摂食障害の部分と健康な部分があると説明しました。8つ目の秘訣では，あなたの中の自我と魂についてお話しします。自我と魂を区別できるようになることは，私たち自身が回復してくる過程でも特に大切な要素でしたし，クライエントさんたちにとってもそうだとよく言われています。本書では「健康な部分」という言葉も使っていて，それがいかに役立つかについては秘訣2で読んでいただいた通りですが，この言葉では，誰もが一番奥底に持っている，知恵ある，あなたの中の本質とも言える部分を表現しきれていません。そこで，この本質の部分を指すときには，私たちは「魂の部分」という言葉をよく使います。この呼び方のほうが，私たち自身も，クライエントさんたちも，またもしかしたらあなたも，本物の「わたし」の感覚を見つけやすくなり，それとつながりやすくなるでしょう。「わたし」は，目に見える身体よりももっと奥の，あれこれ思考する心，もしくは自我よりもさらに奥の，あなたの本質とも言えるところにあります。この用語があなたにとって使いやすいかどうかは，魂の部分について読んでから判断するとよいでしょう。

◆ 自我と魂

　ごく簡単に言えば，自我は，ああでもないこうでもないと考えている心です。自我は「エゴ」とも呼ばれますが，「エゴ」はラテン語の「我」を意味します。自我は，私たちの内面にある一部分であり，個人のアイデンティティ（「私は心理士です」），何を達成したか（「私はオールAの成績だった」），何を持っているか（「我が家」）といったことや，感情（「私は怒っている」）さえ含まれます。こうした言葉は，どれも私たちのアイデンティ

ティについて何かしらを説明しています。しかし実は，そうしたものすべての奥にある私たちそのものについては何も説明していません。そうです，仮にあなたから仕事も家も成績をも取り去ったとしても，あなたはまだ「あなた」なのです！　自我は，たくさんの人の中で唯一無二の個人としてのあなたを感じさせてくれる部分ですので，あなたを周りの人々から区別するものでもあります。ですから，自我は比較し，評価し，批判して，「私は醜い」，「彼女のほうが痩せている」，「私は太っている」と伝えてきます。他の人を批判したり，批判されたと感じたりしているときには，自我が活発になっているのです。とはいえ，自我は悪い，重要ではない，などとは考えないでください。自我は必要です。自我があるからこそ，私たちはこの地球上に生息して環境にうまく働きかけながら，考え，計画し，準備し，貢献していけるのです。自我を，命ある人間として生きるときの「人間」の部分と考えるとわかりやすいかもしれません。自我が問題になるのは，それがあなたのすべてだと思い込んでしまい，魂の部分とのつながりが失われたときです。あれこれ考えるのをやめられなくなり，状況を**そのままに**受け容れたくないと抵抗を感じるようになったら，自我が支配しているということです。自我に支配されると，過去または未来の時間を生きることをやめられなくなり，「ああ，あのときああなってさえいれば」や「こうなってくれさえすれば」といった発言が多くなり，今この瞬間をありありと体験しながら存分に生きることができなくなります。あなたが摂食障害を発症しているのでしたら，自我が暴走しているのです。

　魂の部分は，自我とは対照的に，命ある人間として生きるときの「命」の部分と言えるかもしれません。あなたの中にあり，思考や感情とは別な部分です。「私はこうだ」，「私はああだ」などとは言わずに，魂の部分を簡潔に言い表すとしたら，それは「私は存在している」になるでしょう。魂を正確に定義しようにも，それはものではなくてあなたの本質そのものですので，なかなかうまくいきません。言い換えるとしたら，あなたは魂を**持っている**のではなく，あなたは魂そのものなのです。魂の部分は，あ

なたの本質ですが，同時に周囲の人たちの本質とつながり合っていて，世界ともつながっています。魂の部分は精神性の4つの原理の1つ目ですが，それが他の3つを実践すると言えます。つまり，魂の部分は，大切な事柄に上手に注目し，批判せず，結果に固執しないのです。こうした性質ですので，魂の部分は，周りからの批判や評価には影響されず，物事の在り方に固執もしません。体重計の数値は気にしませんし，体型はこうでなければといった先入観もありません。魂の部分の概念がなかなかとらえにくいのは，あなたの中には自我も存在し，ありのままにとらえようという視点や，この世で自然なままにいようとする姿勢を妨げるからです。しかし，魂の部分を理解しながら強化できるようになると，本当に大切なものとつながり合えて，自我を本来の役割に戻しつつ，摂食障害やその他さまざまな事柄をそのままにして，先へも進みやすくなります。

　以下に，アメリカ先住民に伝わる物語を紹介します。ちょっと考えてみましょう。

　　　老人が，過去にあった悲しい出来事への想いを孫息子に話していました。老人は言いました。「まるで，心の中にオオカミが二匹いて戦っているようだ。一匹は，復讐心に燃えて，怒りに震え，凶暴だ。もう一匹は，愛情深くて，思いやりがある」。そこで孫息子が聞きました，「心の中で戦いに勝つのはどっちさ？」。老人は答えました，「自分が餌をやったほうだ」

　摂食障害の部分と魂の部分についても同じで，「餌を与え」たほうが強くなります。回復に向かおうとするということは，魂の部分に栄養を与えて力をつけることに他なりません。「4つの方法」に含まれるどの原理も，**魂に栄養を与えて人生に意味をもたらそう**とするものです。摂食障害の症状や思考がすでに消えていても，また根底にある問題でさえ解決済みでも，魂に栄養を与えて気遣う作業はいつまでも続くもので，そうするなかで人

生がますます豊かになるでしょう。Moore（1992）によれば，魂は虐げられると，ただ追いやられるのではなく，依存，抑うつ，何もかもが無意味に思える感じ，その他の症状として表れてきます。魂を気遣うということは，問題を繕って，病を癒すのとは異なり，今この瞬間をありありと体験して，注意を向け，ありのままに人生を生き，魂そのものに備わった神聖さと豊かさと価値を認めることです。魂を気遣えるようになると，今までは必要だと感じていた過食，拒食，嘔吐，目標体重を達成するといった事柄が，意味を失っていくのです。

　運動したい，食べたくない，過食と嘔吐をしたいと思っているときに，私の魂は本当は何を求めていて，何と叫んでいるのだろうかと気にかけることが，私の回復には不可欠でした。今では，摂食障害行動に従事したくなるということは，魂の部分を虐げてきたしるしだとわかるようになりました。魂の部分に耳を澄まして，本当に願っていることに気づき，摂食障害行動の代わりにその本当の願いに沿って行動したら，ここまで回復することができました。本当の願いに沿って行動することは，摂食障害に関連したどんな行動をすることよりも気分をよくしてくれるものです。こんな私でも，以前は摂食障害行動ほど気分をよくしてくれるものは他にはないと信じきっていました。

——ＭＬ

こうした内容を読むだけでは，なかなか実感として理解できないかもしれません。感覚をつかむためには，実際に方向性を示してもらい，いくらかの信頼とやる気を持ち，自ら実践する必要があります。8つ目の秘訣を読み進めていくうちに，もっとよく理解できるようになるでしょう。

◆ 原理２：上手に注目する

　あなたは，何に一番注意を向けていますか。何があなたの心を強くとら

えていますか。あなたの注意を一日のうちに何度でも引きつけることはありますか。注目している物事は，喜びと幸せをもたらしてくれるでしょうか。自分をもっと好きになる事柄に注目していますか。おそらく，次のフレーズを聞いたことがあるでしょう。「グラスの半分まで水が入っているとします。このグラスは，半分空っぽに見えますか，それとも半分満ちているように見えますか」。おかしな例だと聞き流さず，この質問をよく考えてみてください。半分空っぽのグラスに見える傾向があるのでしたら，あなたはもしかしたら，人生を満たしてくれているものではなく，むしろ人生で足りていないものに注目しがちなのかもしれません。なぜそうなってしまうのでしょう。どうしたら，自分にとって心地よく，自分にぴったりで，自分の魂を「満たして」くれるものに注意を向けられるようになるのでしょう。アインシュタインは，「エネルギーは思考に従う」と言いましたが，私たち著者もそう考えています。たとえば，「私の太ももは太い」でも「私の太ももは力強い」でも，何かについて考えたり気を配ったりすると，その思考にエネルギーが流れ込み，そこからさらに特定の気持ちが生まれて，やがて行動に結びつくのです。視点を変える方法や何に注目するべきかはまだわからないかもしれませんが，注意の向け方と人生の質が直接結びついているということ，何を気にするか次第で人生で感じる豊かさが変わってくるということに，いくらかは気づき始めてきたでしょうか。

　どのようなことに注目するのかについて，簡単な実験をしてみましょう。あなたの家の近所にある木を一本思い浮かべてください。イメージをはっきりさせたら，次の質問に答えられるかどうか試してみてください。木の種類と樹齢はわかりますか。その木について何か知っていますか。どんな香りがしますか。さて，この木が，今では世界に残るたった一本の木だと考えてみましょう。木の存在意義がにわかに以前よりもずっと大きくなり，木そのものは何ひとつ変わったわけでもないのに，あなたも他の人々も，今までとは異なった形でその木に注目するようになります。いつもと同じ木が，世界に一本だけの木だとしたら，木の重要性と価値は明らかに高く

なり，おそらく世界規模の宝物とみなされるでしょう。あなたの近所の木は話題になり，研究が行われ，世界中から人々が訪れ，その美しさにみとれ，太陽の光と水と栄養素から見事な生命の形をつくり出す力に感動するでしょう。慣れ親しんできた日常の一部だった木が，非日常的で神聖とさえ言えるものになったのです。もしもこれが本当に起きたことだとすると，木そのものは変わっていないのに，あなたが木を眺めるときの見方と，注目の仕方が大きく変わったということなのです。次にこの馴染みの木のそばを通ることがあったら，ちょっと注意を向けて，壮麗な生命の奇跡に気づいてみてください。

　物事を眺めるときの視点を変えて，日常生活の中でさえ神聖なものに注目できるようになると，世界をもっと深く豊かに感じることができるようになり，人生にもより深い意味と目的と魅力を感じられるようになります。日常生活が忙しくてもしばし立ち止まって，本当に大切なものに注意を向けられるようになることが回復の一部だからこそ，回復する価値はやはり大きいのです。次の練習も試してみてください。今度，友人または近所の人を見かけたら，その人が世界に残されたたった一人の人間だと想像して，その人を眺めるときのあなたの視点がどう変わるかを見てみましょう。今度は難しい練習になりますが，同じ内容で，あなたをがっかりさせた人，またはあなたが怒りを感じている人を思い浮かべながら試してみましょう。その人を，この新しい視点から眺められるでしょうか。ちょっと論点を先取りしているかもしれませんが，ポイントは，上手に見方を変えると人生の質が高まり，豊かな人間関係が築けるようになるということです。

◆ マインドフルネス

　マインドフルネスとは，ある種の気の配り方と言えます。マインドフルネスと聞くと，はじめはどことなく難しい，または宗教的な技法だと思うクライエントさんが多いのですが，そうではありません。マインドフルネ

スは，この世界を生きるときの姿勢とも言えるでしょう。マインドフルであるとは，気づきを促し，ありのままの姿勢で，批判を一切せず，今この瞬間に気を配るということです。**ここで立ち止まって，ひとつ前の文章をもう一度読んでみてください。**簡単なようで，実際にそうしようとすると難しいことがわかるでしょう。もしもあなたが本当に，**何を経験したとしてもありのままの姿勢で，ありのままを受け容れ，批判せずに気を配る**ことができるとしたら，どんな人生になるでしょう。そこには，あなた自身の感情，他の人の「過ち」や犯罪など，すべてが含まれます。マインドフルネスの実践とは，状況をありのままに受け容れるように脳を訓練する方法ですので，それを身につけると，状況にとらわれずに自由になって，物事はひとまずそのままにして，あなた自身は次の段階へと進めるようになるのです。いつも必ずマインドフルでいられるわけではありませんが，練習を重ねると，より自然にマインドフルになれるようになります。クライエントさんたちには，マインドフルネスを実践すると，やかましくしゃべり続ける自我の思考を超えて，クライエントさん自身の本質または魂にもっと近づきやすくなる，と伝えています。精神性の哲学のほとんどには，たとえば伝統的な，瞑想，祈り，観想，儀式，沈黙による内省など，批判的な要素のない純粋な気づきを内面から引き出してこようとする手法が含まれます。それらはどれも，マインドフルネスを高めることのできる，異なった方法と言えます。対人神経生物学と呼ばれる分野で行われた研究からは，マインドフルネスを実践すると，実際に脳に変化が表れて，身体の反応や感情に振り回されずに，むしろそれを管理しやすくなることが示唆されています（Siegel, 2007, 2010）。親がマインドフルな姿勢で子どもの感情やニーズに注目して調子を合わせると，子どもの中で安定した愛着形成が起こり，しなやかな回復力が育まれるとされていますが，それと同じように，自分自身にもマインドフルな姿勢で共鳴できると，自分の中にしなやかな回復力が育ち，気持ちが安定するようになります。マインドフルネスを実践すると，内面の世界に上手に焦点を合わせ，感情を調節しやす

くなり，状況に反応するのではなく冷静に対応できるようになり，パニックモードや自動操縦状態を避けやすくなります。簡単に言えば，マインドフルでいられると，自我ではなく，魂の部分の視点から振る舞えるようになるのです。

　私の自我は，魂を「べき」だらけにしていました。はじめはわからなかったのですが，十分時間をかけて思考に気づくための努力を続けると，「べき」が見えてきて，そのうち理解できるようになりました。それは，内面を照らしてくれる光でもなんでもありませんでした。思考は，私に共鳴してくれるどころか，むしろ私を怒らせ，悲しませ，おびえさせ，混乱させるだけだということがわかりました。私は「べき」の山に埋もれていました。自我は，蜘蛛の巣のように，物語や空想，ついでに恐怖も一緒に紡いでいます。一歩離れて，自分の本質と思考を区別してはじめて，魂が呼吸するためのスペースができて，のびのびと成長するゆとりが生まれました。本当は，何をする必要もなかったのです。何かをする「べき」だというのは，自我がついている嘘にすぎませんでした。私はただ，待って，耳を澄ますだけでよかったのです。
　　　　　　　　　　　　　　　　　　　　　　　——ＶＡ

マインドフルネスは，摂食障害の原因となっているさまざまな問題に取り組むときにも助けになりますが，それだけではなく，人生で遭遇する多くの事柄に関しても役に立つはずです。マインドフルネスの実践法はたくさんあり，その多くは，自分の感情に気づき，その感情とつながり，管理しやすくしてくれる方法です。ここでは，マインドフルネスの実践法を二種類紹介します。ひとつ目は，伝統的な実践法で，身体を使って何かをするもので，たとえば，座った姿勢での瞑想，歩きながらの瞑想，ヨガなどがあります。どれも，ある種の内なる気づきに焦点を合わせて行われます。

ふたつ目は，私たち著者が「魂のレッスン」と呼ぶものです。これは，自分の中の魂の部分とのつながりを助ける概念であり方法でありながら，従来のマインドフルネスの実践法とは異なります。ここで紹介する練習の中には，簡単で時間もほとんどかからないものもあれば，少し難しく，練習を重ねてはじめてできるようになるものもあります。特に気が乗らない練習があれば，それは飛ばして，次の練習へ進んでもかまいませんし，この秘訣で紹介する他の練習に，順番とは関係なく取り組んでもかまいません。こうした練習に取り組んでいるうちに，それがいかに効果的であるかがわかると，きっと驚かれると思います。私たちもそうでした。ひとつひとつの練習に取り組んでいくと，あなたの回復にも，そして人生にも役に立つ，斬新で，興味深い方法をいくつか身につけることができるのではないかと思います。

◆ 伝統的なマインドフルネスの実践

　まず，呼吸に注目してみましょう。私たち著者が知っているマインドフルネスの実践法の中でも，これは一番簡単であるにもかかわらず，効果は絶大なものです。呼吸に注目すると，身体にみなぎる生命力への気づきが高まります。多くの人が呼吸に注目するメリットをそれほど深く考えませんが，実際にはたくさんのメリットがあります。呼吸はとても身近で，リズムがあるので，目を閉じれば，簡単に注意を集中することができます。呼吸に注目する練習の中には，呼吸に集中するだけで，他には何もしないものもあります。また，他の方法では，身体の特定の部分に注目しながら呼吸をするもの，呼吸を数えるもの，あるいはそれ以外の呼吸に関連した課題をこなすものもあります。なお，こうした練習をしているときには必ず途中で気がそれますので，そういうときには，ただ単に呼吸やその他行っている練習に注意を引き戻しましょう。

練習：マインドフルネスを実践しよう
◉ 呼吸に注目する練習をしてみよう

　呼吸を 20 回数えられるかどうか，試してみてください。静かな落ち着いた場所に座り，数分間だけ邪魔が入らない時間を確保しましょう。目を閉じて，座った状態で心地よい姿勢を見つけて，呼吸に注目してみてください。生命の力に注意を集中しているのだと意識しましょう。呼吸を数え始めてください。吸って吐くことをひとつのサイクルとして，それを 20 回まで数えましょう。注意がそれたら，はじめから数え直しましょう。ここで目指すことは，吸って吐く呼吸に注目しながら 20 回数えている間に，その他のあらゆる活動や思考には一切注意を向けないことです。できるでしょうか。これがいかに難しいかに，驚くことでしょう。

　また別な練習では，呼吸を意識しながら，特に吸う息の流れが止まって吐く息に変わり始める瞬間に注目します。これを 5 分間続けられるかどうか，試してみてください。途中で必ず注意がそれますが，そのときはそのままただ呼吸に注意を戻しましょう。これを試すことはとても簡単ですので，携帯か腕時計のタイマーをセットして始めてみましょう。しかし，実際に行ってみると，とても難しいことに気がつくでしょう。

　私たちは一般的に，生活のペースを落としたり，自分の内面に注目したり，呼吸に意識を集中したりするような練習にあまり慣れていません。しかし，そうした練習を続けていくと，どんどん取り組みやすくなり，気持ちが穏やかになり，自分が今いる場所にしっかりと立てるようになっていることに気がつくでしょう。練習しているそのときだけでなく，毎日の生活の中で，気持ちを落ち着かせて自分の立ち位置をしっかりと見極めない

といけない場面でも，それを応用できることが実感できるはずです。また，あなたの中に埋もれていて普段はなかなかつながることのない部分にも，気がつくようになるでしょう。マインドフルネスというと，たいがいの人が瞑想を思い浮かべるようで，瞑想は難しいと思っている人も多いようです。しかし，瞑想が本当はどういうものかを知っている人は意外と少なく，ほとんどの人が，謎めいたもの，また「心を空にする方法を知らない」から自分にはできない，と思っているようです。瞑想にはさまざまな形がありますが，共通しているのは，思考中心から気づき中心へと姿勢を変えて，奥底の本質（魂）と自我（あれこれ考える心）とを区別できるようにするということです。瞑想の考え方自体は簡単ですが，実践しようとすると難しいものです。「瞑想」という用語にマイナスの意味合いを感じるのでしたら，「内面に向かう」という表現に置き換えると，実際の取り組みをうまく表現しているのでよいかもしれません。重い過食症から回復したViola Fodor（1997）は，回復するプロセスで「内面に向かう」ことがどのように助けになったかということを，著書『切に自分を探し求めて―食事の問題を抱える人のための内なる世界の道案内（*Desperately Seeking Self: An Inner Guidebook for People with Eating Problems*）』の中で説明しています。

　ごく簡単に説明するとすれば，瞑想とは，静かに座って目を閉じた状態で，心に浮かぶどんな思考も手放す，または過ぎ去るままにしようとする試みです。さまざまな考えが浮かぶことは避けられませんが，浮かんできたら，ただそれに気づき，今この瞬間のあなた自身と身体の感覚にまた注意を戻します。思考の中で迷子になってしまっても，それは，瞑想のやり方が間違っているとか，瞑想できないという意味ではありません。ポイントは，注意がそれたときにそうと気がつくことです。上手にすると，自分に向かって「注意がそれた」，「私は今考えている」などと話しかけてから，思考が通り過ぎるにまかせることさえできるかもしれません。これを10分も試してみれば，この実践がどれほど単純であり，かつ難しいものであ

るかがわかるでしょう。じっとしたままで気づいていられるようになると，魂の部分を呼び出して，つながりを築けるようになります。瞑想の目的は，実際に瞑想中に経験するさまざまな利点だけにとどまらず，人生のその他あらゆる瞬間においても，自分自身や自分の感情，周囲の世界に対して，もっと自由に，気づきに満ちて，共鳴できる姿勢で生きられるようになることです。

　瞑想がもたらす健康上の効能については，昔からよく知られています。現在では，瞑想が身体的にも精神的にもストレスを軽減し，心理的な幸せを促すと一般にも認められるようになっています。具体的には，高次認知機能を高めて，逆に不安，慢性疼痛，高血圧，血清コレステロール値，ストレスがきっかけで遊離されるコルチゾールレベル，薬物乱用，心的外傷後ストレスの症状を緩和することが示されています（Rubia, 2009）。また，瞑想により脳の動きに変化が起こり，灰白質が増えることが示されていますが，それがおそらく集中力を高め，感情をうまく調節できるようにし，物事への反応をコントロールしやすくさせ，マインドフルに行動できるようにするのではないかと考えられています（Luders, Gaser, Lepore, Narr, & Toga, 2009）。

　瞑想を実践しようとするときには，まず，一日の中であなたにとって一番都合のよい時間帯を探しましょう。邪魔される心配が一番少なく，瞑想をするための特別な場所へ行ける時間帯がよいでしょう。瞑想用の特別な場所を決めておくと，場所と瞑想がすぐに関連づけられて，その空間に入るだけで心と身体がリラックスし始めます。何かを期待しないようにしましょう。忘れないでほしいのは，瞑想には正しい方法も間違った方法もないということです。実践こそが瞑想です。時間を区切って，一回あたり何分間，一日のうちのどの時間帯，一週間に何回，などというふうに，自分で守れそうな約束ごとを決めましょう。たとえば，一回当たり5分間を週に2日から始めてもよいでしょう。まずは同じスケジュールを守って続けながら，瞑想の実践が簡単に思えるようになったら，時間や日数を増やし

ましょう。しかし，増やすのはゆっくりでかまいません。一気に増やそうとすると，苛立ちの原因になり，やめたくなってしまうかもしれません。瞑想の実践についてまだしっくりこない，またはもう少し詳しく知りたいという方へのおすすめの本としては，ダニエル・シーゲル著『脳をみる心，心をみる脳（*Mindsight: The New Science of Personal Transformation*）』（邦訳，星和書店，2013）と，ヨセフ・アルパイアとロブサング・ラプゲイ著『一日たった数分，本物の瞑想を—仕事の効率を上げ，人間関係を良好にし，精神性と身体の健康のために（*Real Meditation in Minutes a Day: Optimizing Your Performance, Relationships, Spirituality, and Health*）』があります。

● 私たちの振り返り

　グエン：心の中をめぐる考え，つぶやき，恐怖，問題といったものに翻弄されて右往左往すると，いとも簡単に犠牲者のような気持ちになるもので，そこに摂食障害の声が朝から晩まで聞こえてこようものなら，なおさらです。私が初めて瞑想とマインドフルネスについて耳にしたとき，これはニューエイジ風の希望に満ちた方法なのかと思いました。しかし，病気からの癒しと自分の成長を求めて模索するなかで，形を変え，領域を変えて，同じ考え方に何度も行き当たったのです。そのうち，ひょっとしたらこの実践法には，目を向けてみるだけの価値があるのかもしれない，と考えるようになりました。まだ半信半疑でしたが，瞑想をひとまず心をジムに連れていく方法とみなすことで理解が深まり，やってみようと思えるようになりました。私が何よりの見本ですが，あなたも，たとえはじめは自分にはできないと思っても，自分の中の混乱と絶え間ない自己批判から注意をそらし，もっと穏やかで平和な空間に心を移動させることができるようになるでしょう。

私が初めてマインドフルネスと瞑想の考え方に触れたのは，治療施設のモンテ・ニードでしたので，マインドフルネスに基づいた瞑想のコースに参加してはどうかと誰かが勧めてくれたときには，試してみようかという思いがいくらかはありました。それでも，瞑想は私にとっては自然な営みでも簡単なことでもありませんでした。コースを始めて最初の数週間は，さまざまな練習をしながらもとても不安で気持ちが落ち着かず，いてもたってもいられなくなりましたし，セッション途中で眠ってしまったことも一度ならずありました。やめたいと思う気持ちもありましたが，それでも，回復できるかもしれないという希望にすがって通い続けました。私はもともと寡黙ではなくおしゃべりが大好きですので，完全に沈黙した状態で座り続けることはかなり骨の折れる作業でした。10週間のクラスを終えて，私は最終日に「最も上達した人」として表彰されました。その最終日は，全員で丸一日を完全な沈黙のうちに過ごしたので，そんなことができるようになったとは，私にとっては間違いなく快挙でした。呼吸とマインドフルネスの技法は今でも実践しています。今この瞬間に気を配ることができるようになり，忙しく考え続ける心から一瞬でも離れ，一息つく機会を与えてくれているのです。

　さまざまな理由から，瞑想が必ずしもあなたに合った方法とはかぎりません。瞑想するために目を閉じると落ち着かなくなる，頭の中の世界に「迷い込みすぎる」という人は大勢います。そんな人には，また別な形のマインドフルネスの実践法がおすすめです。もっと活動的な実践として，たとえば歩行瞑想などがよいかもしれません。歩行瞑想では，気づきと注意を身体の特定の部分に集中しながら歩くだけですが，集中する部分を移していく場合もあります。どんな形にしても，マインドフルネスの実践法の要は，常に意識的に気持ちをあるところに集中させることです。ですから，ガーデニングでも，ハイキングでも，自然の中で時間を過ごすことでも，

マインドフルで瞑想的な体験になり得るのです。自然の中にいると，マインドフルになりやすいと言われています。また，特定の身体の動きを重視するものとして，太極拳やヨガなどは，内面の気づきとマインドフルネスを高める方法として何千年も前から実践されています。ヨガは，私たち著者の人生にとっても，クライエントさんたちの人生にとっても，とても大きな効果があると実感していますので，ここでもう少し詳しく説明しましょう。

　キャロリン：秘訣6でお話ししたように，私がヨガを始めたのは，ランニングをしすぎて身体を傷めたためで，初めはしぶしぶとでした。半信半疑ながらもともかく続けていると，しばらくして，ヨガを実践していると自分の身体をしっかりと感じつつ気持ちが穏やかになり，気持ちを集中させながら目標を設定し達成できるのだ，とわかるようになりました。ヨガをしていると，身体の調子よさだけでなく，心も健康で柔軟に保てるように思えました。モンテ・ニードを開設したときには，ヨガは，プログラムの一部に必ず含めたいと思っていました。グエンに初めてヨガを紹介したときには，彼女はすぐに好意的にとらえたわけではありませんでした。しかし今では，私たち著者は二人とも，生活の一部としてヨガを取り入れています。ヨガは古くからある実践法で，ヨガという名称自体が，何かをつなぎ合わせるための「くびき」，つまり心と身体と神的なものの「合一」を意味しています。ここ数年で，摂食障害に対するヨガの効果に関する研究が増えており，研究結果からも大変期待できるものとされています。ヨガを実践すると，自分の外観をひどく気にすることがなくなり，身体への満足度が高まり，摂食障害の症状が減ることが示されています。クライエントさんたちからも，ヨガを始めてからいろいろな場面でとても役立っているという感想が寄せられています。その一部を以下に紹介しましょう。

ヨガをすると，いろんなレベルのつながりを実感できます。呼吸とつながり合っていますし，身体とも結びついているのを感じますし，身体にも心にも力が湧いてきます。身体の限界がわかるようになり，身体に耳を傾けることができるようになります。呼吸と一体になれる感じがします。今この瞬間を生きていて，身体と一緒に完全にここに存在しているのだと感じることができるのです。カロリーについては考えていません。太っているようにも感じません。食べ物についても考えなくていいのです。本当に生きているのだと実感できるのです。
——JL

　何カロリー燃焼できたかということを数えようとせずに運動ができたのは，ヨガが初めてでした。初めて，身体がどう見えるかではなく，どう感じるかに心から興味を持ちました。まるで，身体の中にある感覚に，初めて気がついたようでした。ヨガのクラスに出ることで，評価せずに身体にただ注意を向けることができるようになり，その後，人生のあらゆる領域にも同じ方法で注意を向けられるようになりました。
——JW

◆ 魂のレッスン

「魂のレッスン」と私たちが呼んでいる取り組みには，さまざまな実践，活動，練習がありますが，いずれも，精神性や魂に対してマインドフルになり，それとつながりやすくなることが目的です。なかでも一番すっきりとしていて簡単なのは，私たちが「魂に触れる瞬間」と呼ぶものに注意を向ける方法でしょう。魂に触れる瞬間とは，深く感動して，言葉ではなかなか言いつくせない畏怖や崇拝の念を経験する瞬間です。クライエントさんたちには，その週に体験した魂に触れる瞬間を覚えておいて，面接のときに話してくれるようにとよく伝えています。魂に触れる瞬間について誰

かに話して共有してもらうと、クライエントさんは自らの魂の部分とつながりやすくなるのです。クライエントさんたちが語ってくれた、魂に触れる瞬間をいくつか紹介しましょう。

- 儀式や祭事に参加したとき
- 他の人と一緒に歌ったとき、祈りを捧げたとき
- 夕陽が沈むのを見つめたとき
- 月や星を見上げたとき
- 誰かの瞳を覗き込んだとき
- 子どもの誕生場面を見たとき
- 滝からの水しぶきを感じたとき
- 音楽やコーラスを聴いたとき
- 森の中で静かに座っていたとき

魂に触れる瞬間を見失わないでいられることは、命の神聖さを見失わないでいられることと同じです。魂に触れる瞬間があらためて私たちに気づかせてくれるのは、感動できるものはその気になれば簡単に見つけられるということ、自分自身よりもっと大いなる何かとのつながりも簡単に感じられるということです。魂に触れる瞬間を大事にし、ゆっくりと時間を取り、そのことに集中し感謝するようになると、ある意味日常的ではあるけれども、それでも感動に満ちた出来事に喜びを感じ続けることができるようになるでしょう。

練習：書き出してみよう
◉ 魂に触れる瞬間

あなたが経験した魂に触れる瞬間をいくつかリストに書き出してみま

しょう。それがなぜ魂に触れる瞬間だと言えるのかも一緒に説明してみてください。もしもあなたが，その魂に触れる瞬間を，もう二度と体験できない世界に行ってしまったらと考えてみましょう。そう考えると，そうした瞬間の神聖さがわかりやすくなるでしょう。

◆ 初心者の視点

　自我ではなく魂の部分から世界を眺めることは，初心者の視点から眺めることだと言えます。私たちが行う魂のレッスンの多くは，本質としてはマインドフルネスの実践と言えるもので，物事を見たり経験したりするときに，まるで初めてのように，つまり初心者の視点でそうできるようになることが狙いです。初心者の視点を呼び覚ますためには，先入観をすべて取り除き，物事を今までとは異なる新鮮な角度から眺められるようになりましょう。先ほど説明した木の例と少し似ていますが，木の例では慣れ親しんできた木が非常に貴重なものになったと想像したのに対して，初心者の視点では，何かをあたかも初めて目にするかのように想像します。どちらの場合にも，注目の仕方を今までとは変えて，日常的なものを神聖なものとして眺めるようにするのです。幼い子どもが生まれて初めてアイスクリームや砂を発見して，喜びと畏怖の念に打たれている姿を見たことがあるでしょうか。それこそ初心者の視点というものを目にしたのです。以下にいくつか紹介する例や練習を通じて，みなさんが初心者の視点の概念を日常生活の中でも使いこなせるようになることを願っています。

練習：書き出してみよう
● 朝陽が昇るとき，また夕陽が沈むときを初心者の視点で眺めてみよう

　ノートを持って，朝陽が昇るとき，また夕陽が沈む瞬間を眺めに出か

けましょう。太陽が昇るところか沈むところを眺めたあとに，太陽と，その周りで何が起きているかについて，あなたの観察したことをすべてノートに書いてみましょう。色彩，光の加減の移り変わり，雲，他にも見たものをすべて描写しましょう。「太陽」という言葉を使わずに，太陽が実際にどのようなものかを表現してみましょう。書いたら，読み返してみましょう。地球を意識させるこの出来事を眺めた経験と，それについて書き出した経験とが，今までとはまた違った新しい味わいをその出来事に添えているでしょうか。

練習：書き出してみよう
◉ リンゴの発見

　あなたがどこか別な惑星から地球に降り立って，リンゴの木を見つけたと想像しましょう。あなたはリンゴが食べ物だと教えられて，味わってみるようにとひとつ手渡されます。ノートを取り出して，リンゴとはどんなものか，また見かけや味についても書いてみましょう。

　さて，初心者の視点で物事を見るための次の練習は，ふたつの部分から成り立っています。第1部では花を描写して，第2部ではあなたの身体を描写します。もしもこの部分はひとまず飛ばすと決めたのでしたら，ぜひまたあとで戻ってきて取り組んでみてください。これはとても大切な練習で，初心者の視点がどのように摂食障害だけでなく人生の他の領域でも役に立つのかを示してくれるでしょう。

練習：書き出してみよう　第１部
花を描写する

　ノートの他に花を一輪用意しましょう。あなたは別な惑星から来ていて，その惑星の人々に地球の花がどのようなものなのかを知ってもらうために，目の前の花について説明する役を頼まれていると考えましょう。色，形，香り，手触り，その他にもあなたが感じ取る要素をすべてノートに書いてください。例えを使っても，比喩を使ってもかまいません。クライエントさんが書いてくれた短い例を紹介しましょう。

　私の花は，バラと呼ばれています。薄いピンク，淡いサーモンピンク，濃いピンクの部分があります。全体としては少しいびつな円形をしていますが，花びらが集まってできています。花びらは，一枚一枚が少しずつ異なっており，ベルベットのしずくが落ち，平たく押しつぶされたような感じに似ています。内側にある花びらは，海に沈もうとする夕日のような色をしています。開いた花びらが４層くらい交互に重なり合いながら中心を取り囲んでいますが，中心には花びらがもっときつく閉じたつぼみがあります。バラは，美しくて，良い香りがします。花びらの一枚一枚は，それだけを取り出すと，美しいわけでもそれほど良い香りがするわけでもありません。花びらが全部まとまってはじめて，バラ全体の美しさと芳しさが表出されるのです。

　花について描写し終えたら，書いた内容を黙って読み返し，そのまま心に受け止めましょう。さて，少し時間をかけて想像してみてください。たくさんの花同士が，あの花の茎のほうが平たい，この花の花びらのほうが大きい，などとお互いに比べ合っている世界があるとしたらどうで

しょう。思い出してみましょう。体型を比べ合うことは学習された行動なのです。しかし，自分なりに努力を重ねていけば，その学習された行動も修正していくことができるのです。

練習：書き出してみよう　第2部
◉ 自分の身体を描写してみる

　この練習は先ほどのものより難しいかもしれませんので，ぜひ時間をかけて，十分に注意を集中して取り組んでみましょう。ここでもあなたは別な惑星から来ていて，地球で過ごす間だけ，人間の身体を，言ってみれば「地球用の衣装」をまとっているものと考えましょう。花のときと同じように，人間の身体について，あなたがまとっている身体をモデルに描写してみましょう。どんな形をしているか，たくさんある部分がそれぞれどんな機能を果たしているのか，身体が存在する目的，どんな仕組みがあってどんな動きをするのか，などを書いてみてください。身体に対して軽蔑的な内容を書いていることに気がついたら，その部分は書き直してみましょう。花を説明したときとまったく同じように，身体を描写するときにも，詳しく客観的に説明して，評価はしないでください。以下は，クライエントさんの描写からの抜粋です。

　　身体は，私の魂，私のスピリット，私の中を流れるエネルギーの乗り物と言えます。突起のような付属器官が4つあって，人生を通じてさまざまなことに使います。下のほうにあるふたつは，脚と呼ばれ，私を支え，地面に立てるようにしてくれていて，地球との接点になっています。それがあるおかげで，走る，跳ぶ，歩くといったことができます。脚はとても強くて，曲線美が女性的です。胴は身体の中心の部分で，愛，周りとのつながり，創造性，勇気などはここから発信さ

れます。胴からは，残りふたつの付属器官である腕がのびています。腕は，何かを受け渡しするときに使われて，先端には5本の指がある手がついています。手を使って，つかみ，触り，愛撫し，感じ，他の人間を助けることができます。私の腕は強くて，肩と呼ばれる箇所で胴とつながっています。肩もかなり丈夫ですが，感情が揺れるときには硬くなる傾向があります。身体の中でもう一カ所，とても女性らしい部分が，乳房です。乳房は，生まれて間もない子どもに命をつなぐための栄養を与える部分です。

――KM

身体についての説明を書き終えたら，読み返してみましょう。このとき，他の誰かにも一緒に聞いてもらうとよいかもしれません。身体について描写したこの体験をじっくりと振り返るときには，次の問いへの答えを考えてみましょう。否定的な言葉を一切使わずに身体について説明することはどんな感じでしたか。書き始める前はどんな気持ちでしたか。また，書き終えたあとで書いたものを読み返したときはどんな気持ちでしたか。この練習では，身体があなたのためにしてくれている役割を初心者の視点から描写しましたが，容姿や体型に注目して他者と比較し，好ましくないと思う点を次々と指摘していく作業と比べて，どんな体験だったでしょうか。

最初に花を，それからあなたの身体を初心者の視点から眺めて，ありのままに，それがあなたのために何をしてくれているのかについてじっくりと考えてみましたが，こうした姿勢は，毎日の生活で魂とより強く結びつきながら，ボディイメージを癒そうとするときにもとても大切です。身体と自分とを同一視しすぎるのは，自我のなせる業で，身体を自分そのものだと考えるようになってしまいます。ここまで取り組んできて，あなたの身体はあなただけの特別なものなのだと，少しずつ理解することができて

きたでしょうか。身体は、あなたの大切な「地球用の衣装」で、それがあるからこそ、走る、跳ぶ、誰かを抱きしめる、遊ぶといったことや、他のさまざまな活動ができるのです。この感じがなかなかつかめなくても大丈夫です。身体への今までの考え方を変えて新しい関係をつくろうとするときには、時間がかかる場合もあります。ですから、根気よく続けましょう。

　否定的なボディイメージは、治療することがとても難しく、摂食障害から回復するときにも一番最後に癒されていく症状だということが知られています。しかし、そうしたマイナスのボディイメージを癒すことは、回復へのプロセスではとても重要です。ボディイメージに関連して従来から行われてきた治療には、たとえばそのまま大きな紙の上に寝て、体型をなぞってみるボディトレーシングのように、クライエントさんに自分の体型を見定めもらい、そのイメージが実際とどれほどかけ離れて歪んでいるかを指し示す方法などがあります。ただし、私たち著者の治療では、そうした方法は役に立たないと感じるので使ったことはありません。その理由として、たとえば私たちが「白い馬を思い浮かべないでください」と言ったとしましょう。ほとんどの人がそうですが、あなたもおそらく、真っ先に白い馬を思い浮かべたのではないでしょうか。ボディイメージに取り組むための従来の方法は、身体に注意を向けさせるものがほとんどですが、私たちは、むしろ注意をもっと意味のあるもの、あるいは本当に重要な事柄に向けたほうがよいのではないかと思うのです。否定的なボディイメージについて言えば、私たち著者は、アメリカ独立宣言にかかわった政治家であるベンジャミン・フランクリンの、「闇を呪うよりも、ろうそくを灯そう」という言葉に同意しているのです。

　思い出してみてください。摂食障害と診断される基準のひとつに、**自己評価が体重と体型に極度に左右されている**という項目がありました。従来のようにボディイメージに「一生懸命取り組む」のではなく、私たちは、むしろ自己評価を身体の問題から心と魂の問題へと置き変えられるよう促すことに意味があると考えています。あなたの生活が魂に触れる瞬間に満

ち，マインドフルで，日常的にも神聖さを感じられるものになれば，あなたの意識は自然にボディイメージから離れ，「あなた」そのものとあなたの周りの豊かな世界へと移っていくでしょう。容姿をまったく気にしなくなってほしいのではありません。そうではなく，私たち著者の最終目標は，あなたが，**健康を損ねたり魂をないがしろにすることなく自分には何が変えられて何は変えられないのかをありのままに受け容れられるようになる**ことなのです。

魂を大切にすると必ず身体も大切にするようになりますが，それは身体を変えることを意味するわけではありません。そうではなく，身体に対しても敬意の念を抱くようになるということです。目標は，身体を切り離すことではなく，身体に魂からの意味を与えることと言えるでしょう。魂を気遣うことで，ボディイメージを癒しているのです。マインドフルネスを実践して魂のレッスンに取り組んでいくと，日常生活の中に神聖さを再発見し，身体との結びつきに気づき，身体に感謝し，身体に対して愛情までをも感じられるようになるでしょう。

練習：書き出してみよう
◉ 魂の部分からあなたの身体へ手紙を書いてみよう

ここまで読み進めてきて，自我と魂の違いを理解できたと思いますので，次に，あなたの魂の部分からあなたの身体へ手紙を書いてみましょう。魂の部分が，身体についてどう考え，どう説明し，それにどのように対応しているのかということを見てみましょう。手紙を書き終えたら，鏡に貼っておくか，コピーを取って持ち歩くかすると，苦しいときの助けになるでしょう。

◆ 原理３：批判せずありのままに話す

　指針となる３つ目の原理は，批判せずありのままに話す，です。これは私たち著者も毎日自ら実践しており，クライエントさんたちにも伝えている大切な考え方です。誰かがあなたの気持ちを傷つけて不愉快にしたとしたら，そのとき傷ついているのはあなたの自我です。自我はそれに反応して，お返しをしたがるかもしれません。もしもあなたが怒りと批判を武器にその人に激しく反応するとしたら，それはあなたの自我が相手の自我に反応を起こしていて，自我同士のぶつかりあいになっているのです。自我と魂の考え方が理解できると，洞察力が身につき，自我が勝手に反応しているときに気づけるようになり，さらに内なる知恵または「魂の部分」とつながることで，自分は本当はどのように対応したいのかがわかりやすくなります。

　批判せずありのままに話すということは，状況に満足しているときや，誰かに感謝しているとき，また何かしてもらったことに感謝しているときには簡単にできるでしょう。しかし，満足していない，不愉快に思っている，または何かを変えたいと思っている，といった場合には，はるかに難しくなるのです。批判せずありのままに話すためには，ひとまず自我から離れて，魂の部分を前面に出して，否定的な印象や批判を交えずに自分の考えや気持ちを正直に伝えなければなりません。そして，こうした姿勢で接することができると，伝えようとする内容を受け止めてもらいやすくなります。とはいえ，批判せずありのままに伝えるということは，たいていはかなり難しいことなのです。

　たとえば，友達があなたに嘘をついていたことがわかったとしましょう。そこであなたの自我が傷ついて，否定的で批判的に反応し，友達に対して大声で罵ったらどうなるでしょう。こうした反応は，どれもあなたが本当に望んでいる結果をもたらしてくれるものではありません。このような状況で，批判せずありのままに話すことを実践しようとするときには，まず「目指す目標は何だろう」と自分に問いかけます。次に，「この会話を終え

たときには自分自身をどのように感じていたいだろう」と考えます。もしもあなたの目標が，友達を怒らせて，場合によっては友人関係を終わらせてしまおうということでしたら，大声で罵ることで目的を達成できるかもしれません。しかし，もしもあなたの目指していることが，友人関係をもっと良くしたい，同時にあなたの気持ちも伝えて，友達にはその行動を振り返ってもらい，できれば変えてもらいたい，ということであれば，大声で罵るよりも，批判せずありのままに話をすることのほうが望ましいアプローチだと言えるでしょう。批判せずありのままに話すと，自分の気持ちを正直に伝えても相手を非難することはないので，相手の人は言い訳をしたり無視したりする必要がなく，あなたの言葉をそのまま聞きとってくれる可能性がずっと高くなります。批判せずありのままに話すためのとても大切な第一歩として，あなた自身の内にある怒りや激しい気持ちをすべて落ち着かせ，平穏な状態にする必要があります。相手との会話を試みるのはそれからがよいでしょう。これは，言葉だけの問題ではなく，言葉の背後にあるエネルギーや感情にもとても大きく関係しています。否定的なエネルギーを身体からすべて外に出すには，散歩に出かける，音楽を聴く，日記を書く，瞑想する，マインドフルネスの練習をするなど，気持ちを穏やかにして平常心に戻ることができるような活動でしたら何でもかまいません。心のバランスを取り戻して，穏やかにし，「魂の部分」とつながり合えたら，あなたの準備はできたことになります。批判することなくありのままに友達に話をしてみましょう。

　　キャロリン：批判せずありのままに話すことを学ぶと，私の人生の質も人間関係もとてもよくなりました。批判せずありのままに話すという原理は，実践してみるとすぐに効果がわかり，ますます応用したくなります。なぜなら，実際に行ってみると，伝えたい内容が批判や否定的な力に妨げられることなく直接聞き取ってもらえて，目標を達成できたことがその場で実感できるからです。ブッダは「怒りを持ち

続けることは，真っ赤に燃えた石炭をつかんで誰かに投げつけようとするようなもの。火傷を負うのは自分だ」と言っていますが，これは，怒りにとらわれず，批判せずにありのままに話すことの大切さを思い出させてくれます。

　批判せずありのままに話すのは大切なことですが，実際に行うことはなかなか難しく，相手が身近な人であればあるほどそうでしょう。感情面でかかわりあってきたそれまでの時間が長ければ長いほど，否定的なエネルギーが呼び覚まされ，自我は興奮しやすいのです。私の場合，穏やかに魂の部分から会話することが一番難しいのは，妹と夫に対してです。この二人が相手だと，自分で気づくよりも早く，自我が即座に反応してしまいます。この難題へのアプローチとして今のところ一番良いと思っているのは，彼らを精神的な面で最も偉大な先生として考えようとすることです。なぜなら，この二人に**反応**するのではなく**対応**できるようになれば，私はさらに成長できると思えるからです。自分の中に怒りや非難する気持ちがあり，批判を交えずに対応する方法がわからないときには，まず，「ダライ・ラマなら何と言うかしら」と自分に問いかけます。ダライ・ラマが実際に何と言うだろうかを考えると，私の中心にある魂の部分とつながることができます。あなたの自我が一番反応しやすい人たちを思い浮かべ，こうした人たちへの対応を学ぶために，どんな「先生」に助言を求められるのか，考えてみましょう。

練習：書き出してみよう
◉ 批判せずありのままに話をする練習

あなたが腹を立てている人，あるいはあなたとの間で何らかの問題が解決されないままになっている人を思い浮かべてみましょう。ノートを

取り出して，状況についてのあなたの気持ちを書いたら，次にその人に何と声をかけるか，否定的なコメントや批判などを一切入れずに書き出してみてください。たとえば，嘘をついていたとわかった友達には，「嘘つき！　なんてひどい人なの！」とは言わずに，「私を信頼して正直に話してくれなかったことに傷ついたわ。私たちはもっと良い友達だと思っていたのに」と言えるかもしれません。次に，相手の人に何を伝えたいか，また具体的にどうしてほしいかも書き出しましょう。たとえば，「このことで，私は辛い思いをしているの。どんなに苦しくても，お互いに本当のことを話し合えたらいいと，心から思っているのよ」などと言えるかもしれません。決して悪口や，レッテル貼り，また責任を押しつけるような言葉が入らないようにしてください。さて，書き出した内容を，怒りや激しい感情とは完全に切り離して話す練習をしてみましょう。練習しているうちに怒りが湧いてきたり不機嫌になったりするようでしたら，あなたはまだ用意ができていないということでしょう。もう少し時間が必要かもしれません。批判せずありのままに話す方法を初めて身につけようとしているのでしたら，相手の人に伝えようと思う内容をこのようにあらかじめ書き出してみて，それを読むとうまくいくことがあります。

「批判せずありのままに話してもうまくいかなかったらどうしよう」と考えているでしょうか。確かに，何にしても他の人がそれにどう反応するかは定かではありませんし，その人の反応をコントロールすることもできません。私たちにできることは，自分自身として最善を尽くし，誠心誠意振る舞うだけです。しかし，特定の周波数の共鳴を引き起こす音叉のように，自分が魂の部分とつながり合っているときには，周りの人も同じ状態を体験しやすいようです。ですから，批判せずありのままに話すことを実践していると，周りの人とのやりとりや人間関係がよくなっていきます。これを否定する人にはまだ出会ったことがありません。次に紹介する体験

談から，こうした考え方がクライエントさんの一人にどのように役に立ったのかがよくわかるでしょう。

> 自我は反応するけれども魂は対応するものなのだと，今ならよくわかります。いざというときに思い出すのは大変なことですが，それでもだいたいいつも一歩下がって，私はこの状況をどのように受け止めたいのだろう，私のどの部分が表れてきているのだろう，と自分に向かって問いかけられるようになりました。今は，一番賢明で「正解」と呼べる振る舞い方は，議論に勝つことでも，相手が間違っている証拠を多く挙げることでもないと，わかるようになりました。正解は，本当の自分との結びつきを失わず，一歩下がるべきタイミングを判断して，魂の部分を前面に押し出せるようにすることです。正しいと思っているのはもちろん私の自我にすぎないのですが，自分が正しいとわかっているときに反応しないでいることは特に難しいものです。時間をかけて，私はついに，私の想いを聞きとってもらうことのほうが大切で，怖いと思われても意味がないと理解できるようになりました。魂の部分に従いながら，批判せずありのままに話さないかぎり，あなたの想いは聞き取ってもらえないのです。
>
> ——ＣＲ

◆ 原理４：結果に固執しない

精神性に満ちた人生を生きるための指針となる４つ目の原理は，「結果に固執しない」ですが，最初は感じがつかみにくいかもしれません。固執しないと言うと，何が起きたか，将来に何が起きるかを気にしないことだと思われがちです。しかし，そうではありません。何が起きたか，将来に何が起きるかを気にすることは大切です。ただ同時に，変えられない事柄，あるいは余計な労力，お金，努力を費やしてまで変えるほどの価値のない事柄は，そのまま受け容れるということも大切なのです。つまり，固執し

ないでいるのは，過去には執着せず，未来に向けて開かれた希望に満ちた気持ちを持ち，今この瞬間に起きていることやこれから起きることはありのままに受け容れる姿勢です。「固執しない」のは，さまざまな事柄に抵抗するのではなく，あらゆるものを受け容れられる姿勢だと言えるでしょう。

　何かに対処しようとするときの方法は，実はふたつしかありません。受け容れるか，抵抗するかです。ちょっと考えてみてほしいのですが，実際問題として，そのふたつ以外にやりようはないはずなのです。この基本的な原理が示す真実を常に意識しておけるようになると，人生のあらゆる経験が変わってきます。例を挙げて説明してみましょう。あなたがこの一週間ずっと，次の土曜日には屋外でうららかな陽ざしを堪能しようと計画していたとしましょう。ところが土曜日の朝起きると，雲が厚く，雨まで降り始めました。このような状況の展開に対処しようとするときには，ふたつの方法しかありません。まず，抵抗して，せっかくの計画を台無しにされたような気持ちを抱いて怒りを募らせ，不機嫌になることができます。こんな状況は信じられないと言いながら，雨を呪うかもしれません。人によっては，あまりにも失望して，雨が降っているという，ただそれだけの理由でその日一日を無駄にしてしまうかもしれません。あるいは，晴天に**固執しないで**，雨を**受け容れる**という方法もあります。受け容れるということは，物事をあるがままに受け止め，それに抵抗しない姿勢と言えます。ここで，嫌な気持ちを引き起こしているのは雨そのものではなく，雨に対する**自分の反応**だということを受け容れることができると，幸せも不幸せも自分自身でつくり出していることがわかります。雨を雨として受け容れてしまえば，それに対してどうしたいのかを決めることができるのです。雨が降っているという事実を受け容れた，まったく新しい計画をその土曜日に立てることができるでしょう。状況をすぐには受け容れられず，計画を変えることが悲しくてがっかりだという気持ちを誰かに話さずにはいられないかもしれませんが，ひとたび受け容れてしまえば，否定的な気

持ちや不必要な不幸せからは解放されて自由になることができます。もちろん，お天気を期待していた日の雨くらいの話なら，友達に裏切られた，交通事故に巻き込まれたといった状況よりは受け容れやすいかもしれませんが，根本的な考え方は同じなのです。どんな状況になっても，大切なのは，自分の気持ちをしっかり感じて，何ができて何ができないかを受け容れて，状況に合わせて前に進むことです。交通事故を例に考えると，固執しない姿勢は次のようになるでしょう。1）感情はいずれ過ぎ去るものであることを踏まえたうえで，内面にある怒りや悲しみをしっかりと感じる。2）事故が起きてしまったのは事実で，消し去れないと受け容れる。3）その場でできることを判断して，たとえば，どこか怪我をしていないかを確かめたり，警察を呼んだり，友人に連絡したりする。逆に，固執して抵抗する姿勢は次のようになります。1）別な道を使わなかった自分を繰り返し非難する（「他の道を使うべきだったのに，どうしてそうしなかったのだろう」）。2）相手に事故の責任を押しつけてののしる（「なんてことしてくれたの！ あなたがきちんと見ていないから，こんなことになったのよ！」）。3）状況を受け容れず，**できる**こともしないで，責任を押しつけて議論し続けたまま，状況から抜け出せないでいる。

　固執しないという原理は，人生のどんな場面にでも当てはめて使うことができます。ともかくできることをして，あとは執着しない，と考えましょう。この次に親友やパートナーとケンカになってしまったら，「私はいつまで怒っていたいのだろう」と自分に問いかけてみましょう。固執しないでいられると，怒りや，どうしても自分の思い通りにしたいという気持ちを手放しやすくなります。固執しないで受け容れるか，それとも抵抗するか次第で，はじめは些細なことであったとしても，下手をすると一日を台無しにするほどの状況を，上手に切り抜けられるかどうかが変わってきます。クライアントさんからのショートメッセージがそれをよく示していますので，紹介しましょう。

今，高速道路で渋滞に巻き込まれています。ちっとも進みません。だんだん機嫌が悪くなってイライラしてきたのですが，「受け容れるか抵抗か」を思い出したら，思わず笑い出してしまいました。ラジオをつけて歌い始めました。この考え方を教えてくれて，ありがとうございました。物事の見方が変わりました。

――ＣＲ

◆ 固執しないで身体をありのままに受け容れる

「固執しないで受け容れるか，それとも抵抗するか」の考え方を人生にどのように取り入れられるかを，あなたも考え始めているでしょうか。クライエントさんたちは，この原理が数えきれないほど多くの場面で役立つと繰り返し話してくれます。この考え方がとても役に立ちながらも応用することがなかなか難しいのは，身体との関係に関することのようです。あなたが身体やボディイメージの問題で苦しんでいるのでしたら，結果に固執しない原理がどのように役立つかを考えてみましょう。先ほどの雨の例と同じように，あなたの身体そのものが嫌な気持ちを引き起こすのではありません。身体は単に身体です。嫌な気持ちを引き起こすのは，身体に対するあなたの抵抗と，その抵抗から生まれてくる感情的な反応です。しかし，実を言うと，このことで幸せになるか不幸になるかはあなた自身がコントロールできるのです。本当の幸せは，外見または周りの何かを変えてみても，まず達成できません。幸せかどうかということには，外に見えるものよりも自分の内面の状態が，はるかに大きく影響を及ぼすのです。人生をどのように経験していくのかということは，あなたが人生に向き合うときの心の状態で決まるのです。想像してみてください。物事に抵抗せずに本当の意味であらゆる事柄を受け容れられたら，どんな毎日になるでしょう。自然な体重と体型を心から受け容れられたら，どうなるでしょう。病気になり不幸になってまでも達成したいと願う体重や体型への執着をすべて手放せたとしたら，どんな生活が待っているでしょうか。毎日身体に

不満を持ちながら生活するのではなく，ありのままの身体を受け容れて毎日を生きると，**どんな人生になるでしょう**。実際に身体をありのままに受け容れることは可能ですので，あなたがたった今想像した人生は，現実のものになり得るのです。

　精神性に満ちた豊かな人生を生きるための4つの原理の説明は，これで終わりです。みなさんもすでにお気づきのように，魂とつながり合い，上手に注目し，批判せずありのままに話し，結果に固執しないでいられるようになると，回復しやすくなるだけでなく，人生を歩むうえで必要な意味と目的を見つけやすくなります。だからこそ，どの原理もあなたの人生に取り入れるだけの価値があるのです。クライエントさんには，自宅に祭壇のようなちょっとした場所をつくることをよく勧めています。祭壇には，4つの原理を思い出させてくれるものや，その人にとって意味深い特別なものを置いておくように勧めています。または，家の中で特定の位置を決め，人生のための4つの原理や8つの秘訣，あるいはお気に入りの引用句を書き出して貼っておきましょう。クライエントさんたちは，そうしたものを日ごろから目にするだけで，人生で意味深いと感じる考え方や物事とのつながりを保ちやすくなる，と話しています。

練　習
◉ 特別な場所をつくろう

　あなたにとって意味のあるもの，大切な思い出のある品物を置くための特別な場所または祭壇をつくりたいと思えば，この練習に取り組みましょう。特別な場所は，静かでこぢんまりとしている空間で，たとえばベッドルームとか，それと代わるような人目に触れないところにつくりましょう。鏡台の上，小さなテーブル，棚などを利用するとよいでしょ

う。特別な布などを使ってみると，周りとは別な神聖な空間らしくなるかもしれません。布は何でもかまいませんので，お気に入りのスカーフ，レース，または大切な誰かの古着から切り取った一部でもよいでしょう。

　祭壇に置く品物としては，人生の４つの原理や８つの秘訣を象徴するもの，または自分の中の魂を感じさせてくれるもの，地球用の衣装を大切にすることを思い出させてくれるものなどを用意するとよいでしょう。あなたが何らかの意味を感じるものでしたら，写真，お気に入りの言葉，愛する誰かからの個人的な贈り物など，何でもかまいません。たとえば，あるクライエントさんは，「魂とつながり合う」ために小さな鏡を準備しました。別のクライエントさんは，「批判せずありのままに話す」を表すために天使の絵を使いました。秘訣１の「回復への動機」を表すのでしたら，たとえば，こんなハイキングに出かけられるくらいまで回復したいと思うハイキングコースの絵が使えるかもしれません。また，秘訣７の「助けを求めよう」を表すのでしたら，支えが必要になったときに電話をかけようと思う人たちの電話番号やそれぞれの人の写真などがよいでしょう。

　伝統的な祭壇には地，水，火，風をそれぞれ象徴するものが置かれているようです。たとえば，地を表すのは石または水晶，風は羽，火はキャンドル，そして水は小さな貝殻か新鮮な水を入れた小さな器などです。また，人間の５つの感覚，つまり聴覚，嗅覚，味覚，触覚，視覚をそれぞれ表すものも人気があります。ベルかチャイム，切り花，お香，ミント，チョコレート，ビロードの布きれ，他にもあなたの感覚を自然に心地よく刺激してくれると思うものなら何でもかまいません。神聖な気持ちを高めるために，キャンドルを灯したりお香を炊いたりすることも好まれるようです。多様な方法が考えられますが，あなたにとって意味深いと感じることだけを実践してみましょう。重要なのは，この特別な場所に置いてある品物が人生の意味と目的を思い出させてくれ，魂の部分や価値を感じるものとつながり合うことを助けてくれるという点で

す。祭壇とそこに置いてある品々を眺めながら時間を過ごすことは，とても健康的な習慣だと言えるでしょう。

　特別な場所または祭壇は，あなたが一番心地よいと感じるように使ってみましょう。ときどき眺めて大切なものを思い出すだけでもよいですし，そばに座って，重要な決断について思いあぐねても，ただ感謝の気持ちを感じていてもよいでしょう。その空間とそこに置いてある品々は，日々の雑事を超えたところにある大切なものとのつながりを思い出させてくれます。あなたの内面の世界を身体の外の世界に表現したもの，と考えましょう。それらは，魂を忘れないようにと，毎日ささやきかけてくれるのです。

　グエン：私はこの８つ目の秘訣で紹介してきた練習のほとんどを直接体験しましたので，それがどれほど役に立って意味深いかということがよくわかります。どの練習も，キャロリンが，中庭を慈しむようにして何年もかけて工夫しながらつくり上げてきたものです。私が摂食障害にどっぷりとつかりきっていた頃には，感覚がかなり鈍っており，精神的なレベルではなかなかつながり合えなかったことを覚えています。身体からも，感情からも，周囲の人たちからも切り離されていたので，自分の一番奥深い部分にある魂とも切り離されているように感じられたのは，当然だったのでしょう。あなたが８つ目の秘訣を難しいと感じるなら，以下のコツが役に立つかもしれません。まず，**摂食障害行動から少し離れて立ちましょう**。症状が完全に消えている必要はありませんが，摂食障害があまりにもすべてをコントロールしていると，自分の中に何か他のものが入り込む余地がほとんど残っていません。私の場合，摂食障害がまるで鎖のように巻きついていたので，本当に大切なものとつながり合うことができませんでした。次に，**体験を誰かと共有してみましょう**。こうした練習に興味をもって一緒に取り組んでくれる友達を見つけてみるとよいでしょう。魂に触れる

経験を誰かと共有できると，体験の意味がますます深まります。こうした練習をしてみてもつながり合った感じがしないときには，私は，自分に向かって「まだできていない」とだけ言いました。それ以上は何も言いませんでした。取り組みを馬鹿げている，意味がないなどと評価せず，自分が悪い，自分には魂がないのだとも批判しないようにしました。そんな批判的な考えが浮かんできたら，すぐに「まだできていない」とだけ言うようにしました。

この秘訣の紹介もほぼ終わりに近づき，本書全体を締めくくるときがきました。クライエントさんの一人が希望に満ちた言葉を贈ってくれましたので，ここで紹介したいと思います。人生を豊かに生きるための4つの原理と摂食障害から回復するための8つの秘訣を上手に生かしながら回復への道を進み続けている様子がよく伝わってきます。

その日その日で困難に直面しますが，**魂を感じる**ようにしているので，もう以前のように摂食障害行動に振り回されることはありません。ひとたび摂食障害**行動に反撃し**，しばらくの間行わないでいたら，本当の根底にある問題が別の形で表れてくるようになり，それらの問題がわかりやすくなりました。大切なのは，**上手に注目する**ことです。そうすれば，人生をはっきりと明らかにとらえることができ，恐れずにいられるようになるのです。自分の感情に責任を持ち，それが自分の身体の中に存在していることに気づき，それを**感じて表現する必要**があるのです。身体をありのままに，**批判せずに受け容れる**ようにしましょう。周りの人々に対して誠実に振る舞い，**批判せずありのままに話す**ようにしましょう。「あるがまま」ではなく，常に何かのふりをして行動しているとしたら，私の望んでいることがどこに根差しているのかに決して気づくことはできないでしょう。私は，今も毎日の生活の中で**マインドフルネス**を実践していますが，そのおかげで**魂の**

部分とつながり合えていると思っています。

　あるとき，自分の中の**摂食障害の部分**に手紙を書いて，最後の段落を次のようにまとめました。「あなたの恐れが伝わってくる。あなたはまるで傷つきやすい小さな子どものよう。私は腕を差し伸べて，あなたを抱きしめてあげる。あなたの恐れを無視したりはしないから。一緒に世界を信頼できるようになりたいの。摂食障害に関連した行動は，私たちどちらにとっても役に立たないから，もう使わなくてもいいの。私たちに必要なものを満たしてくれるまた別な方法を，一緒に探しましょう。私もちょっと不思議で驚いたけれど，身体と魂に愛情を注いで大事にできるようになったら，あなたと私が良い雰囲気で一体化し始めたの。今は，私の中の**健康な魂の部分**がコントロールを取り戻しているけど，あなたの一部がまだはっきりと**摂食障害の部分**として小さな欠けらのように残っている。最終的に目指しているのは，あなたを追い出してしまうことではなかったの。魂を気遣うことができるようになったら，あなたのエネルギーが弱まって，形が変わってきたの。あなたは今も変わり続けているわ。あなたは，今は私の**警報システム**になっていて，何かが私の中で起きているときには知らせてくれる。私たちは，同じ人間，私の中にいるの。私が生きているのは，あなたが生きているから。だから，この手紙は，ある意味ではさよならを言っているけれど，別な意味では，おかえりのメッセージとも言えるわ。あなたと私が本当に**統合されて**，豊かさと意味に満ちた人生を誠実に生きられる世界へ，ようこそ，おかえりなさい」

　どうしてこんなふうに考えられるようになったのでしょう？　まず，自分の本質，または魂の部分を思い描くようにしました。一定の形をした身体がなかったとしたら，私はいったい何者なのでしょう。この問題を毎日考えて，本質または魂の部分を思い描きながら意識的に食べて，運動して，あらゆる活動をするようにしました。そのうち，物理的な身体については考えずに，代わりに魂の部分を強く思い浮か

べながら生活することに慣れてきました。それから，物理的な身体を感じながら瞑想するようになりました。これは，はじめはとても悲しく辛かった経験です。身体に注目しながら自分の視点を身体のある部分からある部分へと移し，それぞれの部分について心に浮かんだ考えや思い込みに気づくようにしました。否定的で**歪んだ思考**が特に強くなるとき，たとえば食事の直後などにこの練習を行いました。しかし同時に，自分の本質または**魂の部分**から湧いてくる肯定的な考えや信念も忘れないようにして，心の中に蓄えていきました。それを続けていたら，**否定的な思考が湧いてきたときに健康な魂の部分からの言葉で反論して反撃する**ことがどんどん上手になりました。**私の中にあるふたつの部分と長い対話をして**，あまりにも難しくなったときや，ただ助けてもらいたくなっただけのときも，**周りの人を頼って助けを求める**ようになりました。

　やっと気がつくことができたのは，私の身体，この**地球用の衣装**とは，この世での人生を生きるための，また人生から喜びを引き出すための授かりものだったということです。だから，**無条件に好きになって受け容れよう**と思います。身体に栄養を与えて，育み，癒し，大切にし続けていると，私の人生に摂食障害が入り込む余地はなくなりました。今では，摂食障害ではないものに目を向けられるようになりました。以前，摂食障害が見せてくれた幻の意味や目的ではなく，**本当の意味**をもたらしてくれるものが，人生にはたくさんあることがわかるようになりました。

——KM

◉ 私たちから最後に

8つ目の秘訣，そして本書全体を読み終えて，摂食障害から抜け出し，人生においてさらに深い意味を見つけるためにどんどん前進していきた

い，とあなたが思ってくれているとすれば，とても光栄に思います。あなたには，魂に耳を澄まして選択をする力がもとからあるのです。もしかしたら，ただ誰かに正しい方角を示してもらい，人生に絆や喜びをもたらしてくれるものに注目するようにと促してもらうだけでよかったのかもしれません。少し時間をとって，マインドフルネスを練習し，魂のレッスンに取り組み，初心者の視点から眺めて，あなた自身にも周りの人に対しても尊さと神聖さを感じられるようになると，あなたの人生はより精神性に満ちた，魂と強く結びついたものとなるでしょう。あなたの身に起きることをすべてコントロールできるわけではありませんが，何かが起きたときにそれにどう対応するかということはコントロールできるのです。物事を受け容れようという姿勢で生きていると，必要のない苦しみを軽減でき，これまで何かに固執していたとしても不必要なものは手放しやすくなります。ただしこれは，ただ座ったままで何が起きても受け容れ，変えるための働きかけを一切しない，という意味ではありません。そうでなくて，受け容れることとは，まず上手に注目して，物事をありのままに受け容れたうえで，その状況であなたに何ができるのかを見極めるということなのです。人生では，物事にいつまでも抵抗し続けることもできますが，タイミングを見て物事を受け容れ，状況を変えて，先に進むこともできます。摂食障害を手放すともっと有意義な人生を生きやすくなりますし，逆に，有意義な人生を生きていると摂食障害を手放しやすくなります。どちらもその通りで，あなたはどちらでも自由に選べるのです。

　8つの秘訣をすべて読み終えた今でしたら，あなたも，私たち著者のように，摂食障害を過去の出来事として振り返って語れるようになったとき，どんな感じなのかをイメージしやすくなったでしょうか。摂食障害を過去のものとして振り返ることができるようになったとき，あなたは回復したと言えるのです。あなたの中に摂食障害の部分はもう存在しておらず，あなたは統合された一人の人間としての人生を生きていくことができるようになるのです。抱えている問題に気づきつつ，それに対処しようとすると

きに，摂食障害に関連した行動をもう使う必要はないのです。気持ちをしっかり感じて，自分の中の考えに反論する方法をすでに身につけているのです。食事は食べたいものを自由に，意識的に食べて，体重を量ったり，ダイエットをしたりして食べ方をコントロールしようとはしません。問題行動には，引き続き注意を向けて取り組むことができます。何かが必要になったときには，摂食障害ではなく人間関係を頼りにして助けを求め，魂とつながり合う人生の中で，人生の意味と目的を見つけられるようになるのです。

練習：書き出してみよう
◎ 回復したある日

　とうとう最後の練習です。この練習に取り組むと，あなただけの「最後に」を書く機会となって，この本を読んだことのあなたなりの締めくくりができるでしょう。秘訣1では，回復した人生のある日を想像して書き出してもらいました。少し時間をとって，もう一度，摂食障害から自由になった将来のある日をイメージしてみてください。どこに，誰と一緒にいますか。細かい部分までとても具体的にイメージしてみてください。何を着ていますか。その頃に，人生では何が起きていますか。働いていますか，それとも学生ですか。恋人はいますか。食事のためにテーブルについている場面を想像しましょう。誰かと一緒ですか，それとも一人ですか。食事をしている場所はどこですか。何を食べていますか。目の前の食べ物と身体について否定的な考えや恐怖がまったくないというのは，どんな気持ちですか。どんな友達がいますか。あなたの人生に意味を添えているものは何でしょう。このイメージトレーニングを少し続けたら，ノートに書き出してみましょう。覚えておいてほしいのは，人生がどんな感じになるかをはっきりと思い描いて書き出すことは，

あなたがどこへ向かいたいのかという目標を定めるためのひとつの方法です。この練習でイメージを書き出したら，コピーをとって，一枚は持ち歩き，一枚は毎日目に入る場所に貼り出しましょう。

あなたの回復への旅路が実り多いものとなりますように。

ナマステ，キャロリンとグエンより

私たちは，人間だから精神的な体験をしているのではない。精神的だから，人間としてのあらゆる体験をしているのだ。

——ピエール・ティヤール・ド・シャルダン

エピローグ

　私のモンテ・ニードという治療施設では，クライエントさんたちがここでの治療を終えるとき，卒業式をします。卒業式では，クライエントさんの一人ひとりに，「食べる人としての約束」を書いてもらい，それを読み上げてもらいます。これは，デイビッド・マーク著『体に栄養を与えるための知恵（*Nourishing Wisdom*）』の中で紹介されていた考え方です。「食べる人としての約束」を書くことにより，自ら誓いを立て，未来への目標を定めることになります。あなたも，いずれは自分への約束を書きたいと思うときがくるでしょう。しかし，ひとまず，クライエントさんたちが書いてくれた約束をいくつか紹介しておきましょう。今はまだ晴れやかではないかもしれないあなたの心に少しでも栄養を与え，回復への気持ちを高めるひらめきがもたらされ，希望の光が射しますように。

　ここですでに何度も話してきましたが，身体が私とは別物だったらよかったのにと思っています。そうすれば，私がこれまで15年間も辛い思いをさせてきたことを身体に謝ることができるからです。身体が自分とは別物だとしたら，あなたは何も悪いことはしておらず，ここまでの仕打ちを受ける筋合いはなかったのだと伝えたいと思います。最初から最後まで，あなたは私の頭の中にある暗闇によって傷つけられた罪のない犠牲者だったのだと伝えたいと思います。そして，身体が，わかっているという眼差しで私の目をしっかりと見返して，「これからはどうするのかしら」と私に尋ねる場面を想像します。私は，次のように答えます。……これからも制限していきたいと思うけれど，制限するのは，食べ物ではなく，私の自己嫌悪に突き動かされていた

部分。これからも栄養を与えずに飢えさせるのは，恥ずかしいという思いと，罪の意識と，恐れの気持ちだけ。外へ吐き出すものは，食べたものではなく，摂食障害に関連した気持ち。そうした気持ちは，必要なときに身体から全部吐き出すようにして，どうしたらよいかがわからずに自分で抱えきれなくなるまで溜め込まないようにします。過運動も当たり前に行います。しかし，ジムに通ったり身体を動かす運動ではなく，生きるための権利を求めて，過剰なまでに活動していきたいと思うのです。理解して認めてもらい，話を聞いてもらい，何よりも自分をありのままに愛するために私の権利を行使するのです。最善を尽くし，それでも前進を続ける強さがないと感じたり，自分が信じられなくなったりしたときには，周りの人に助けを求めます。この過程で，常に気を配り，周りの状況に敏感に気づくことを約束します。本当の自分を見つけ，自分が思っていたよりも多くのものを持っているということを受け容れることを約束します。食べ物にしても，人生にしても，愛にしても，決して妥協はしないと約束します。

———ＣＲ

　摂食障害を受け止め，摂食障害行動の責任を引き受けることを約束します。20年以上の年月を一緒に過ごしてきた摂食障害を手放すことをここに誓います。私のための特別な人生，私だけの人生を生きることを選ぼうと思います。私の人生は，誰にでも理解できる普遍的なものですが，その中には私独自の感覚，感情，方向性，選択肢が与えられているのです。これからは，ただ生き延びるのではなく，どの瞬間もしっかりと感じて，前進しながら，人生そのものの素晴らしさを味わいながら生きていきます。自分自身を受け容れて気遣いながら，批判せずありのままに話し，魂を虐げずに自我に振り回されない人生を生きることを選びます。家族とテーブルを囲んで座り，今まで私を傷つけてきた人たちのことも許していこうと思います。今この瞬間を

しっかりと感じ，過去のしがらみや，未来への不安からも私の魂を自由にしてあげたいと思います。

　そうなりたいと願いながらずっと追い求めてきた痩せた女性像と，それに関連した事柄を，すべて手放すことを約束します。スリムジーンズに執着することも，無脂肪ラテも，痩せへ憧れる気持ちも，すべて手放すことをここで誓います。なぜなら私は，十分に満たされた豊かな人生を歩みたいと思うからです。今のありのままの身体を選び，この身体の中で生活ができることに，わくわくしています。身体が，お腹が空いたと伝えてきたら食べることにし，満腹になったときに食べることをやめようと思います。栄養を摂ることは私にとって最低限必要なことであり，食事を奪ったり，制限したり，身体も心も魂も傷めてしまうようなことは決して行いません。身体が飢えているときには食べ物で満たし，感情が飢えているなら愛情を注ぐことにします。私の大切な「地球用の乗り物」には，燃料を供給し，この世界で私の魂を宿らせてくれるように愛おしみ，同時に十分な休息も取らせてあげます。ひと頃は強迫的で操作的な運動のルールを自分に課していましたが，それも手放します。もう私の役に立たなくなったものは，すべて手放します。混乱して，方向を見失い，恐ろしくなったら，周りの人に助けを求めます。最後に，とても大切なことですが，人生でめぐり遭った人たちとは，体裁を気にせず心を開いてかかわり合い，その人たちの自我ではなくて魂へ働きかけ，信頼してつながり合うことを約束します。なかには，魂をありのままに受け容れる勇気があり，評価を一切せずに思いやりの気持ちで対応できる崇高な人たちがいます。一緒にいると私の魂も同じように呼び覚ましてくれるので，そんな女性たちと人間関係の輪をつくっていこうと思います。そして，他の人たちにも私の学んできた生きていくための知恵への道を示し続け，また自分自身もその道からはずれることなく前進していこうと思います。この身体の中に永久にいられるわけではないので，ここに息

づいている間は，身体を祝福し，生き生きと生きることを誓います。

——ＪＳ

　ただ生きながらえるのではなく，充実した生き方をするときが来たようです。さあ，食べ物よりも友情を大切にし，無気力よりも感情を感じて，過去よりも未来へと思いを馳せるようにしたいと思います。食べ物をきちんと食べる。多すぎないように。吐き出さないように。これが生まれたときから従っていた食の哲学で，私の一番の指針となってくれました。つまり，昔はお腹が空いたら食べて，お腹がいっぱいになったら食べることをやめるという先祖からの生理的な合図に従って生きていたのです。これからはもう，身体を虐げません。罰や報酬として食べ物や運動を使いません。太ももの形，お尻の大きさ，お腹の丸さ，胸の形などを理由にして自分を低く評価したりはしません。もうそんな必要はなくなったのです。完璧なものは求めないようになったので，私の身体を，希望する形に無理やり当てはめる必要もなくなったのです。その代わり，今は，何かを疑いたくなったら思いやりで落ち着かせ，寂しくなったら友達に連絡し，混乱したときは先輩に相談して気持ちを和らげています。幼い子ども時代の自分を思い出して心から耳を傾けられるようになったら，女性としての今の自分を満たせるようになりました。少女時代に傷ついて自分を見失ったことがあるかもしれませんが，変わるために必要な力は今でもすべて持っているのです。私が向かうところは，何てことはない，もともと私がずっといたところなのです。いよいよ，出発のときです。

——ＡＳ

　今日，ここに約束します。私は，強迫観念よりも人とのつながりを，痩せていることよりも幸せを，罪の意識よりも愛を選びます。……独立した一人の人間として，自由の中で，しっかりと人生を舵取りして

いくことを選びます。身体が私にしてくれることを愛し，感謝することを約束して，身体が理想とずれている部分ばかりを嫌がって，批判し，評価し，変えるようにあがくことはしません。この身体を授かったことには理由があります。それは，速く走るためでも，Ａの成績を取るためでも，美しく見せるためでもありません。喜びを感じ，人生を心ゆくまで味わって，自分も周りの人も幸せになるためなのです。この身体の中でこうして生きていられることは，この上なく恵まれたことなのだと気がつきました。もう，決して当然なこととは思いません。

　身体を愛して尊重すると，その内側深くにある私の存在そのものまでも愛して尊重していることがわかります。魂の乗り物であり，魂を守ってくれる自分の身体を誇りに思います。身体を使って，心地よさと愛を感じ，癒し合い，触れ合い，感情に触れ，抱きしめ，跳びはね，踊ります。身体を宝物のように大切にして，感覚や苦しさを麻痺させるために傷つけたり栄養不足にしたりはしないと約束します。完璧さと成功をただただ追求するために身体を限界まで試してみることはもうしません。自分を定義するため，また気持ちを落ち着かせるために，運動や食べ物に頼ることはもうしません。腕立て伏せを何回できるのか，何キロ走れるのかによって，人が私を好きになってくれるわけではないのです。そうしたものは，ただの私の行動にすぎず，多くの側面を持つ私という人間がたったそれだけで説明できるはずがないのです。摂食障害の陰の中で亡霊のようにして生きることを拒否します。暗闇の中で，私の存在をもう曖昧にはさせません。私は内側から光を放って辺りを照らし，一番深い暗闇においても，内面からのエネルギーと生命力の輝きにより，自分が見えなくなることはもうないでしょう。さらに良いもの，もっと自分にはない何かを探し続ける必要はなくなり，私自身は統合された一個体となりました。摂食障害が，私の中の欠けた部分を食いつぶし，私の魂をかじり続けていたのです。

何らかの問題に直面したときには，周囲の人に相談して支えてもらい，友達の手を握って助けてもらってもいいと，自分に言い聞かせます。人生を祝福し，人生のあらゆる出来事を軽んじないと約束します。強迫症，依存症，摂食障害へと逃げ込むことはしません。これは，新しい人生への出発なのです。もしも摂食障害に足を引っ張らせなければ，この世の見え方も一変し，可能性は無限に広がることでしょう。これほど長く私を縛り続けてきた鎖から自由になったときに，私にどんな力と才能があるのでしょう。私は一人の女性として自分を，強く，独立心があり，有能で，知的で，美しいと思えるようになりました。私は大きく息を吸い，空の星を見上げ，今この瞬間を生きて，愛され，何事からも自由でいることができるのです。私には，生き生きとした人生を生きるだけの価値があり，またそのように生きることを選ぼうと思います。

――ＣＦ

　私が過食症になったのは，隠そうとするものがあって，麻痺している状態の苦しさに耐えきれず，気持ちを食べてしまうことと気持ちを感じることの違いを知らなかったからだと思います。しかし，過食症になっても結局何も解決しませんでした。残念なことに，辛さを麻痺させると，喜びも一緒に麻痺させてしまうのです。また，不確かな何かを確かにしようとすると，霧散してしまい何も残りません。それに，完璧を装おうとすると，誰も私のことを理解できないようでした。私が周りの人たちに理解してもらえるようになったのは，思いやりのある人間関係を築き，批判せずありのままを受け容れる姿勢で，魂に従って生きるようになってからなのでした。それ以外に，本当に生きる方法はないし，本当の愛し方もないのだと，今ならわかるようになりました。こうした姿勢で生きられるようになったことに，感謝の気持ちでいっぱいです。それから，私自身とこの病にも感謝します。私を強

制的に立ち止まらせて，よく考えさせ，自分のことを心の底から愛していることに気づかせてくれました。これからも，私の内面奥深くを見つめ続け，またこの世の中についても探究していきます。ありのままを話し，自分を信頼します。笑うときとは，笑わなければいけないときではなくて，笑いたいと感じたときです。苦しみはいずれ終わるもので，他のことについてもそうでしょう。気持ちを感じて，落ち込むこともあるかもしれません。弱さこそが私の美しさをかもしだし，不完全だからこそ私は愛される存在なのだと，毎日自分に言い聞かせるようにすると約束します。7週間前には，毎日私は摂食障害の言いなりになっていました。私には，神聖さも，優しさも，今を生きているという感覚もありませんでした。赤い服を着て，駐車違反のチケットだらけの車を街じゅう乗り回していましたが，魂ここに在らずという有様でした。昨日は，戸外に座ってウサギたちを眺めながら，深呼吸をしてみました。風が勢いよく右の頬にそよぐのを感じ，生きているのだ，と思うことができました。

——LS

　モンテ・ニードにたどり着いたときには，すっかり文字通りの運命論者になっていて，自分は慢性の拒食症患者として，摂食障害患者数の統計を増やすだけの存在と思っていました。絶対に回復できないのになぜ回復のための努力をしなければいけないのだろう，と治療にあまり納得していませんでした。摂食障害は自分よりも力が強くて，巨大な武器や仕掛けを隠し持っていて，私はなす術のない完全な犠牲者だと強烈に信じきっていました。寂しくて，悲しくて，人生が自分の前をすり抜けていくことにうんざりしていました。でも，私にはよくわかっておらず，受け容れてもいなかったのですが，ここ数年，ただ受け身で摂食障害に降参していたわけではなく，摂食障害に人生を引き渡していたのは他でもない私自身だったのです。私が甘んじてい

たのは，摂食障害は私そのもの，私には他の人の関心を引く要素が摂食障害以外に何もない，摂食障害に立ち向かおうとすれば負けるに決まっている，といった事実にです。摂食障害を私自身として完全に認めて，それになりきってしまえばよほど簡単なのだと感じていたことを覚えています。摂食障害が歩いて話しているのが，私そのもののようでした。好き好んで選んだわけでもないのに摂食障害になってしまったのだから，完全に摂食障害の囚人だと思っていました。そばにいてくれた人たちから私が学んだことは，たとえ摂食障害を発症しようと自ら選んだわけではなくても，回復するということは自分で選べるということです。ビクトール・フランクルは『夜と霧 新版（Man's Search for Meaning）』（邦訳，みすず書房，2002）の中で，第二次世界大戦中にポーランドにあった強制収容所の囚人たちについて，次のように記しています。「たとえカロリーの乏しい食事や睡眠不足，さらにはさまざまな精神的『コンプレックス』をひきあいにして，あの堕落は典型的な収容所心理だったと正当化できるとしても，（中略）人間の内面にいったいなにが起こったのか，収容所はその人間のどんな本性をあらわにしたかが，内心の決断の結果としてまざまざと見えてくる。つまり人間はひとりひとり，このような状況にあってもなお，収容所に入れられた自分がどのような精神的存在になるかについて，なんらかの決断を下せるのだ」（邦訳書，p.111）。……「考えこんだり言辞を弄することによってではなく，ひとえに行動によって，適切な態度によって，正しい答えは出される。生きるとはつまり，生きることの問いに正しく答える義務，生きることが各人に課す課題を果たす義務，時々刻々の要請を充たす義務を引き受けることにほかならない」（邦訳書，p.130）。だから私も，自分の運命は自分で決めることにします。完璧なふりをすることも，食べ物を隠すことも，摂食障害行動を利用することもやめて，摂食障害のように振る舞うのではなく，人間として振る舞おうと思います。それも豊かな人間として，うんち

くがあり，目標があり，関心をもって探求できる何かがあり，育む家庭のある人です。もう時間を無駄にしないし，人生も無駄にしません。それはもうたくさん。摂食障害は私を選んで，私にしがみついて情け容赦なく人生の半分を一緒に過ごし，それに対して成す術がないと私にうまく思い込ませてきましたが，もはやそうではないのです。私は力を取り戻します。人生を選びます。大変でも，心の準備はできたのです。

- あとには戻らないで，前進すると約束します。
- 体重計にも，数字の暴君にも，もう二度と隷属しません。
- 「食べる人としての約束」を書いている今この瞬間に私の中にある誇らしさを，これからも持ち続けます。
- 運命というよりも自由意思で決定をできるとわかった瞬間，人生がはるかにすっきりとして管理しやすくなったことを覚えておきます。
- 正しいことを選んでいきます。
- 困難に進んで立ち向かいます。
- 人生を選び取ります。
- 摂食障害から自由になった人生を祝福したいと思います。

―― J A

文　献

American Psychiatric Association. (2000). *Diagnostic and statistical manual of mental disorders* (4th ed., text rev.) Washington, DC: Author.

Arrien, Angeles. (1993). *The Four-Fold way: Walking the paths of the warrior, teacher, healer, and visionary.* San Francisco: Harper SanFrancisco.

Arpaia, J & Rapgay, L. (2008). *Real meditation in minutes a day: Optimizing your performance, relationship, spirituality, and health.* Boston: Wisdom Publications.

Astrachan-Fletcher, E. & Maslar, M. (2009). *The dialectical behavior therapy skills workbook for bulimia: Using DBT to break the cycle and regain control of your life.* Oakland, CA: New Harbinger publications.

Bass, E., & Davis, L. (1998). *The courage to heal: A guide for women survivors of child sexual abuse.* 3rd ed. New York: HarperPerennial.

Becker, A. E., Burwell, R. A., Herzog, D. B., Hamburg, P., & Gilman, S. E. (2002). Eating behaviors and attitudes following prolonged exposure to television among ethnic Fijian adolescent girls. *British Journal of Psychiatry, 180,* 509-514.

Brewerton, T. (2004). *Clinical handbook of eating disorders: An integrated approach.* New York: Marcer Dekker.

Brewerton, T. (2007). Eating disorders, trauma, and comorbidity: Focus on PTSD. *Eating Disorders: The Journal of Treatment & Prevention, 15*(4), 285-304.

Brewerton, T. (2004). Eating disorders, victimization, and PTSD: Principles of treatment. In Timothy Brewerton (Ed.), *Clinical handbook of eating disorders: An integrated Approach* (pp. 509-545). New York: Marcel Dekker.

Bulik, C. M. (2010). Specialist supportive clinical management for anorexia nervosa. In Carlos Grilo & James E. Mitchell (Eds.), *The treatment of eating disorders: A clinical handbook* (pp. 108-l28). New York: Guilford.

Burns, David D. (1980). *Feeling good: The new mood therapy.* New York: Morrow.

Chernin, Kim. (1994). *The obsession: Reflections on the tyranny of slenderness.* New York: HarperPerennial.

Costin, Carolyn. (2007a). *The eating disorder sourcebook: A comprehensive guide to the causes, treatments, and prevention of eating disorders.* New York:

McGraw-Hill.

Costin, Carolyn. (2007b). *100 questions and answers about eating disorders.* Sudbury MA: Jones and Bartlett Publishers.

Costin, Carolyn. (1997). *Your dieting daughter: Is she dying for attention?* New York: Brunner/Mazel.

DiClemente, Carlo C., & Velasquez, M. M. (1991). Motivational interviewing and the stages of change. In William R. Miller & Stephen Rollnick (Eds.), *Motivational interviewing: Preparing people to change addictive behavior* (pp. 191-202). New York: Guilford Press.

Fodor, Viola. (1997). *Desperately seeking self: An inner guidebook for people with eating problems.* Carlsbad, CA: Gurze Books.

Free, C., Knight, R., Robertson, S., Whittaker, R., Edwards, P., Zhou, W., Rodgers, A., Cairns, J., Kenward, M. G., and Roberts, I. (2011). Smoking cessation support delivered via mobile phone text messaging (txt2stop): A single-blind, randomised trial. *The Lancet, 378,* 49-55.

Geller, Josie. (2002). Estimating readiness for change in anorexia nervosa: Comparing clients, clinicians, and research assessors. *International Journal of Eating Disorders, 1,* 251-260.

Hennes, R. (2007). *One day at a time: Food journal and fullness monitor.* New York: RJ Communications, LLC.

Keel, Pamela K. (2006). *Eating disorders.* New York: Chelsea House Publishers.

Keys, Ancel Benjamin, et al. (1950). *The biology of human starvation* (2 vols.). Minneapolis: University of Minnesota Press.

Koenig, K. R. (2005). *The rules of "normal" eating: A commonsense approach for dieters, overeaters, undereaters, emotional eaters, and everyone in between!* Carlsbad, CA: Gurze Books.

Kornfield, J. (1993). *A path with heart: A guide through the perils and promises of spiritual life.* New York: Bantam Books.

Leitch, L., & Miller-Karas, E. (2010). *The trauma resiliency model workbook.* Claremont, CA: Self-published. www.traumaresourceinstitute.com

Lelwica, M. M. (2009). *The religion of thinness: Satisfying the spiritual hungers behind women's obsession with food and weight.* Carlsbad, CA: Gurze Books.

Levine, P. A. (1997). *Waking the tiger: Healing trauma.* Berkeley, CA: North Atlantic Books.

Luders, E., Gaser, C., Lepore, N., Narr, K. L., and Toga, A. W. (2009). The underlying anatomical correlates of long-term meditation: Larger hippocampal and frontal volumes of gray matter. *Neuroimage, 45*(3), 672-8.

Maine, M. (2000). *Body wars: Making peace with women's bodies: An activist's guide.* Carlsbad, CA: Gurze Books.

Moore, T. (1992). *Care of the soul: A guide for cultivating depth and sacredness in everyday life.* New York: Harper-Collins.

Powers, P. S., & Thompson, R. A. (2008). *The exercise balance: What's too much, what's too little, and what's just right for you!* Carlsbad, CA: Gurze Books.

Rorty, M, & Yager, J. (1993). Speculations on the role of childhood abuse in the development of eating disorders among women. *Eating Disorders: The Journal of Treatment & Prevention, 1*(3-4), 199-210. doi: 10.1080/10640269308251160.

Roth, G. (2010). *Women, food and God: An unexpected path to almost everything.* New York, NY: Scribner.

Rothschild, B. (2010). *8 keys to safe trauma recovery: Take-charge strategies to empower your healing.* New York: W. W. Norton.

Rubia, K. (2009). The neurobiology of meditation and its clinical effectiveness in psychiatric disorders. *Biological Psychology, 82,* 1-11. doi: 10. 1016/j.biopsycho.2009.04.003.

Siegel, D. J. (2007). *The mindful brain: Reflection and attunement in the cultivation of well-being.* New York: W. W. Norton.

Siegel, Daniel J. (2010). *Mindsight: The new science of personal transformation.* New York: Bantam,

Smeltzer, D., Smeltzer, A. L (2006). *Andrea's voice-silenced by bulimia: Her story and her mother's journey through grief toward understanding.* Carlsbad, CA: Gurze Books.

Strober, M. & Peris, T. (2011). The role of family environment in etiology: A neuroscience perspective. In Daniel Le Grange & James Locke (Eds.), *Handbook of assessment and treatment for children and adolescents with eating disorders.* New York: Guilford.

Tolle, E. (1999). *The power of now: A guide to spiritual enlightenment.* Novato, CA: New World Library.

Tribole, E., & Resch, E. (2003). *Intuitive eating: A revolutionary program that works.* New York: St. Martin's Griffin.

Wade, T. D., Bulik, C. M., Neale, M., & Kendler, K. S. (2000). Anorexia and major depression: Shared genetic and environmental risk factors. *The American Journal of Psychiatry, 157*(3), 469-471.

訳者あとがき

　このたびは,「摂食障害から回復するための8つの秘訣」をお読みくださり,どうもありがとうございました。最後まで読み終えてくださった方,パラパラと斜め読みされた方,初めだけを見て本を閉じた方,それぞれかもしれません。それでも何かしら,今の状況を打破するためのヒントをこの本の中から見つけてくだされば,と願っています。

　この本の中には,摂食障害から回復する過程,そこでどのような困難に直面し,どのような課題をこなしていくと「完全なる回復」へと向かっていけるのかがわかりやすく書かれています。摂食障害とは,その方がわざとやっている行動ではなく,わがまま病でもなく,きちんとした病理に基づいて起こされている精神疾患なのだということが少しはおわかりいただけたのではないかと思います。また摂食障害に苦しむ人々が,このような苦悩,葛藤の中で,毎日暮らしているのだという点をも理解していただけたのではないでしょうか。摂食障害の治療とは,日本の現在の医療モデル,身体管理,体重を増加させるという狭義の目標から離れ,その方それぞれの生きる目的にまで発展していくものであり,その方を包括的に捉え,長期的にサポートをしていく必要性があるということにお気づきいただけたのではないかと思います。摂食障害は,とても複雑で,特効薬があるわけでもなく,回復することが難しい病気と,ここアメリカでも言われています。しかし,完全に回復することが可能な病気である,というのが,最近のアメリカでの一般的な見解になってきています。アメリカでは多くの方々が摂食障害から回復し,その経験を生かし,摂食障害の治療,啓蒙,教育にあたっています。日本においても,摂食障害は完治し得るものなのだという認識のもと,摂食障害についての専門の教育,訓練を受けた医療従事者がこれからは絶対に必要になるでしょう。日本において,少子化を

危惧するならば，摂食障害の好発年齢が10代の思春期であること，放置しておけば自然に治る病気ではなく，長期化する危険が高いこと，また精神疾患の中で一番致死率が高い疾患であるということを踏まえ，早急に治療環境を改善していく必要があると思います。

　この本の著者コスティン氏は，30年近く前から，ここアメリカ，ロサンジェルスにおいて，摂食障害の治療に心理セラピストとしてかかわってこられました。彼女自身が，15歳の時に摂食障害を発症し，30年近く前のその当時，摂食障害という言葉自体もそれほど知られていないなかで，どうにか自力で回復されました。その経験を踏まえて，心理セラピストとなり，ご自分の体験をクライエントさんとも共有しながら，これまで何千，何万人という方を回復へと導いてこられました。回復者である彼女だから，という視点が，この本の中でもあちらこちらにちりばめられています。同じ病気を経験したからこそ理解できる病状，そしてその困難さを知っているがゆえの彼女からあふれる温かさ，忍耐強さ，柔軟さに，クライエントさんたちは安心し，人を信じること，頼ることに再び目を向け，そしてありのままの自分をさらけ出しても大丈夫という体験を，治療の中で彼女や他の治療者を通して再獲得していくのでしょう。そして，それぞれの段階が一般の人からは一見とても簡単そうに思えても，実はご本人たちにとってはとてつもなく大変な作業なのだということを知っているからこそ，その困難さにつきあい，サポートし続けていける根気強さもあるのでしょう。ときには厳しく治療を行うことがあっても，基本的な信頼関係の上では，クライエントさんたちは，それを脅威として捉えることもなく，理解されているがゆえの必要な段階なのだと，自分なりに納得もできるのではないでしょうか。

　コスティン氏は，全米でも初めてとなった摂食障害を専門とする24時間体制の宿泊中間施設をつくり，今では，宿泊施設，デイプログラム，集中外来プログラムなどを全米に展開しています。安心できる環境において，安全な人間関係の中で，クライエントさんが心穏やかに治療を受けること

ができる，自分自身に向き合うことができるように，という彼女の治療信念のもと，中間施設はどこも自然の中の素敵な環境に位置しています。一施設には，それぞれ8人から10人くらいのクライエントさんを受け容れることができ，スタッフとの密な関係の中で治療が進められていきます。興味のある方は，英語のページですが，ぜひ www.montenido.com をご覧ください。

　さて，この本の翻訳は，「摂食障害ホープジャパン」としての活動の中での2冊目となります。私事ですが，私は2001年よりアメリカ，ロサンジェルスにあるカリフォルニア大学ロサンジェルス校（UCLA）メディカルセンター内の思春期摂食障害病棟において，正看護師として勤務しています。アメリカで普通に行われている治療をどうにか日本でも広められないか，日本の摂食障害治療環境を改善したい，向上させたいという思いから，2014年「摂食障害ホープジャパン」を立ち上げました。毎月2回，私たちの活動についての最新情報をメルマガにて発信しています。すでに250名を超える方が購読申込みをされていますので，ぜひみなさんにもお申込みいただければと思います。同じ志を持つ仲間が増えていけば，社会を変えることができる大きな力になると思っています。（www.edrecoveryjapan.com トップページ右上より，メルマガ購読のお申込みができます）

　1冊目に翻訳出版したのは，アメリカでも時間をかけてベストセラーになった，ジェニー・シェファーさんの『私はこうして摂食障害（拒食・過食）から回復した』という，実際に摂食障害から回復されたご本人の視点から書かれた本です。2015年の3月に星和書店から出版されて以来，摂食障害に苦しむご本人のみならず，ご家族，医療従事者にも広く読まれており，「初めてどうしたら摂食障害から回復できるのか理解することができた」，「自分の中に起きていることが，まさに本に書かれている通りだった」など多くのご感想をいただいています。この1冊目では，摂食障害からは回復できる，そのためには回復の過程でどのようなことが起こり得る

のか，をみなさんにお伝えしたく，日本にも紹介させていただきました。「摂食障害は一生つきあう病気です」という日本の医療界の常識をどうにかしたいとの思いからでした。

　そして今回のこの本では，それでは具体的に，日本の今の環境の中で回復へと向かうためには，ご本人なりに何に取り組めばいいのかをお示ししたいと思い，翻訳，出版させていただきました。これがまさに，アメリカの治療施設において，実際に行われている治療といっても過言ではないでしょう。決して，これに一人で取り組んでほしいと思っているわけではなく，もちろんアメリカのように，この過程を支えてくれる医師，看護師さん，心理士さんなり，栄養士さんなりの存在は必須だと思います。しかし日本の現状で，そのような専門家を身近に見つけられないのであれば，せめてご本人なりに取り組めるものを具体的にお示しできれば，と思ったのです。あるいは，ご家族，お友達，医療者が，ご本人たちの葛藤をどのように支えていくことができるのかという指針になるのではないかと思ったのです。摂食障害という病気は，回復したい，摂食障害症状から自由になりたい，摂食障害行動を手放したい，とまず思えるまでに，なかなか時間がかかる病気です。自分には問題なんかない，特に困っていない，困っているけど行動を変えたくはない，体重を増やしたくない，など，まず治療に入る前の段階で，さまざまな両価的な葛藤に苦しむものです。その葛藤をも踏まえて，それはご本人のせいではなく，複雑な病気のなせる業なのだというメッセージも，読者にとっては安心感を与えてくれるのではないでしょうか。決して強制的ではなく，ご本人を責めているのでもなく，あくまでもそれぞれのペースに合わせて，回復への道を進んでいってもいいというメッセージが，回復への希望を与えてくれていると思います。

　現在，著者のコスティン氏は，ヨーロッパやオーストラリアの治療施設のアドバイザーとしても活躍されています。アメリカと日本という文化の異なる国においても，摂食障害の治療の基本という点では，私は個人的に同じだと思っています。日本の方々からの要望があれば，いつか彼女を日

本に招いて，講演会を開催し，実際に治療施設を開設する，アドバイザーになっていただくという可能性も無きにしも非ずではないかと個人的には思っています。私一人の力ではできないことでも，多くの方からのご賛同があれば，できることは数倍，数百倍にも広がります。近い将来，日本においても摂食障害に苦しむ患者さん，ご家族が安心して治療を受けることができるよう，またそんな環境が整うように，これからも活動を続けていきたいと思っています。

　最後になりましたが，この翻訳本を出版することを快く引き受けてくださった星和書店の石澤雄司社長に心よりお礼申し上げます。また，その他お世話になりました星和書店のみなさんにも，この場を借りてお礼申し上げます。

　2015 年 7 月

摂食障害ホープジャパン代表

安田真佐枝

●訳者紹介

安田 真佐枝（やすだ まさえ）

1989年，聖路加看護大学卒業。
3年間の精神科，小児科臨床経験，2年間養護教諭としての勤務を経て，
アメリカ，テネシー州バンダービルト大学看護学部大学院へ留学。
オレゴン州オレゴンヘルスサイエンス大学看護学部大学院修士課程修了。
オレゴン州立病院急性期病棟，慢性期病棟勤務を経て，帰国。
兵庫県立大学看護学部精神看護助教として2年勤務。
2001年よりカリフォルニア大学ロサンジェルス校メディカルセンター思春期精神摂食障害病棟勤務。
2014年，摂食障害ホープジャパンを設立し，2020年までに摂食障害専門施設を日本にも開設しようプロジェクト展開中。
アメリカ生まれの2人の息子と日本人夫の4人家族。
摂食障害ホープジャパン代表。
訳書：『私はこうして摂食障害（拒食・過食）から回復した―摂食障害エドと別れる日』（星和書店，2015）

摂食障害ホープジャパン

HP：www.edrecoveryjapan.com
FB：www.facebook.com/EatingDisorderLosAngeles
Email：edrecoveryjapan@gmail.com
Twitter：@edhopejapan
掲示板：www.buildingedcenter.jp/project/by2020/

●著者紹介

キャロリン・コスティン Carolyn Costin
20代で拒食症より完全に回復した経験を持б,その後心理セラピストとなり,1979年からは摂食障害のクライエントさんの治療にあたる。
摂食障害専門プログラムにおいて責任者として勤務した後,1996年には,病院ではなく個人の住居を改築し,全米初となる摂食障害専門レジデンシャル・プログラム,モンテ・ニードを設立する。そこでは,摂食障害から回復した人をスタッフとして雇用する初めての試みもなされた。モンテ・ニードの総責任者として,全米にレジデンシャル・プログラム,デイ・プログラム,集中外来プログラムを展開している。

グエン・シューベルト・グラブ Gwen Schubert Grabb
モンテ・ニードが開設されたときの最初のクライエント。
15年間摂食障害に苦しんだ後,キャロリンのもとで治療を受け,その後完全に回復する。現在は,心理セラピストして自らの経験をもとに摂食障害のクライエントさんの治療に積極的に取り組んでいる。
夫,3人の子どもと共に南カリフォルニアに在住。

摂食障害から回復するための8つの秘訣
―回復者としての個人的な体験と摂食障害治療専門家として学んだ効果的な方法―

2015年9月22日　初版第1刷発行
2021年1月18日　初版第3刷発行

著　者　キャロリン・コスティン　グエン・シューベルト・グラブ
訳　者　安田真佐枝
発行者　石澤雄司
発行所　㈱星和書店
　　　　〒168-0074　東京都杉並区上高井戸1-2-5
　　　　電話　03 (3329) 0031（営業部）／ (3329) 0033（編集部）
　　　　FAX　03 (5374) 7186
　　　　URL　http://www.seiwa-pb.co.jp

ⓒ 2015　星和書店　　　Printed in Japan　　ISBN978-4-7911-0912-8

・本書に掲載する著作物の複製権・翻訳権・上映権・譲渡権・公衆送信権（送信可能化権を含む）は（株）星和書店が保有します。
・JCOPY 〈(社)出版者著作権管理機構 委託出版物〉
本書の無断複写は著作権法上での例外を除き禁じられています。複写される場合は,そのつど事前に(社)出版者著作権管理機構（電話03-3513-6969,FAX 03-3513-6979, e-mail：info@jcopy.or.jp）の許諾を得てください。

摂食障害から回復するための8つの秘訣ワークブック

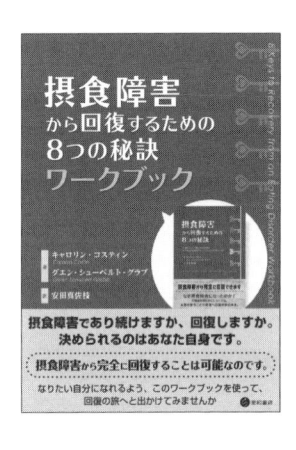

〈著〉キャロリン・コスティン、
　　　グエン・シューベルト・グラブ
〈訳〉安田真佐枝

B5判　並製　332p
定価: 本体2,600円+税

高い評価を得た『摂食障害から回復するための8つの秘訣』の内容を強化するワークブック。「なぜ」病気になったのかで行き詰まってしまうのではなく、摂食障害から完全に回復するための具体的な道筋を紹介する。8つの秘訣それぞれの課題をこなしていくことで、食べ物や体型、自分自身に対する新たな視点がもたらされ、完全な回復へとつながるような行動・対処方法を身につけることができる。個人的な体験談や、本人だけでなく家族や治療者にとっても有用な情報が数多く紹介され、本人の支援にも役立つ。前著と併用でも単独でも使用可能。開きやすいB5判サイズ。

発行：星和書店　http://www.seiwa-pb.co.jp